114

新知

文库

XINZHI

The Human
Superorganism:
How the Microbiome
Is Revolutionizing the
Pursuit of a Healthy Life

This edition published by arrangement with Dutton,
an imprint of Penguin Publishing Group,
a division of Penguin Random House LLC.

微生物改变命运

人类超级有机体的健康革命

[美] 罗德尼·迪塔特 著　李秦川 译

生活·讀書·新知 三联书店

图书在版编目（CIP）数据

微生物改变命运：人类超级有机体的健康革命 /（美）罗德尼 · 迪塔特著；李秦川译. —北京：生活 · 读书 · 新知三联书店，2020.6 （2022.3 重印）
（新知文库）
ISBN 978－7－108－06753－1

Ⅰ. ①微…　Ⅱ. ①罗… ②李…　Ⅲ. ①医学微生物学　Ⅳ. ① R37

中国版本图书馆 CIP 数据核字（2020）第 020904 号

责任编辑　李　佳
装帧设计　陆智昌　康　健
责任印制　卢　岳
出版发行　生活 · 讀書 · 新知 三联书店
（北京市东城区美术馆东街 22 号 100010）
网　　址　www.sdxjpc.com
图　　字　01-2018-6777
经　　销　新华书店
印　　刷　三河市天润建兴印务有限公司
版　　次　2020 年 6 月北京第 1 版
2022 年 3 月北京第 2 次印刷
开　　本　635 毫米 × 965 毫米　1/16　印张 22
字　　数　264 千字
印　　数　08,001－11,000 册
定　　价　48.00 元
（印装查询：01064002715；邮购查询：01084010542）

新知文库

出版说明

在今天三联书店的前身——生活书店、读书出版社和新知书店的出版史上，介绍新知识和新观念的图书曾占有很大比重。熟悉三联的读者也都会记得，20世纪80年代后期，我们曾以“新知文库”的名义，出版过一批译介西方现代人文社会科学知识的图书。今年是生活·读书·新知三联书店恢复独立建制20周年，我们再次推出“新知文库”，正是为了接续这一传统。

近半个世纪以来，无论在自然科学方面，还是在人文社会科学方面，知识都在以前所未有的速度更新。涉及自然环境、社会文化等领域的新发现、新探索和新成果层出不穷，并以同样前所未有的深度和广度影响人类的社会和生活。了解这种知识成果的内容，思考其与我们生活的关系，固然是明了社会变迁趋势的必需，但更为重要的，乃是通过知识演进的背景和过程，领悟和体会隐藏其中的理性精神和科学规律。

“新知文库”拟选编一些介绍人文社会科学和自然科学新知识及其如何被发现和传播的图书，陆续出版。希望读者能在愉悦的阅读中获取新知，开阔视野，启迪思维，激发好奇心和想象力。

生活·讀書·新知三联书店

2006年3月

献给我亲爱的妻子、爱人、最好的朋友、睿智的作家、

畅销小说家贾尼丝（Janice）

目录

Contents

第三部　关注自我健康

序　言　医学新天地

20世纪充满了新思想、新发现和新发明，其目的均是让人类免受细菌、病毒及寄生虫的毒害。令人惊叹的科学发现明显降低了婴儿的死亡率、延长了人类寿命并带动了医学技术的发展。然而让人意想不到的是，隐藏在此类进步背后的人类生物学的基本方法却诱发了各种流行性疾病。这在21世纪让人类痛苦不堪。

具有决定性错误的两种基本概念是：

（1）如果纯粹的有机体免受微生物的影响，人类的境况会更好。

（2）在创造人类美好未来的过程中，人类（哺乳动物）基因组是最重要的生物因子。

本书第一部展示了这两个被误导的原则是为何并怎样支撑我们对医学科学的理解并形成一个有缺陷的范式的。这种范式对人这个物种的长期健康具有无数负面影响。期待根本不存在的生物纯洁性以及仅仅构建在哺乳动物基因组基础之上的对医疗未来的梦想，会让我们误入歧途。我所提出的观点会与很多医学历史有冲突，也会与许多获得过诺贝尔奖的杰出科学家和教育家的思想相悖。然而，我们对人类到底是什么的理解正在发生深刻的转变。科学界越来越多的研究人员逐步认定了这种转变。

1890年，德国内科医生和微生物学家罗伯特·科赫（Robert Koch）提出了后来被称作科赫法则[1]的假说。这些概念推动了人类医学传染病案例的发展。简单地讲，在微生物和疾病之间有四个标准形成了因果关系：

（1）每当特定的疾病出现的时候，普遍认为必然会出现导致该疾病的同一种病原体（细菌或病毒）。

（2）可以从病人身上提取该疾病的样本，然后在实验室培养该病原体。

（3）实验室培养的病原体可以被提取并转移到一个健康的动物或人身上，然后形成相同的疾病。

（4）从接种患病的动物或人身上提取病原体样本，能够被证明与实验室培养的病毒样本一样。

按照科赫的标准，人们很快发现特定的微生物能导致很多20世纪早期的致命疾病，包括伤寒、霍乱、结核病和流感。很快大家发现，如果使用疫苗，杀死致病菌，使人类免受这些致病菌的影响，或者形成针对某些病菌保护性的免疫力，可以降低致命性传染病所造成的危害。

因此对某些病毒性疾病，我们愉快地进入了这样一个时代——用抗生素对付细菌所引起的疾病，用疫苗对抗特定的病毒。“二战”期间[2]，青霉素的使用改变了游戏规则。之前，受伤的士兵多死于随后的细菌感染。唯一可用的药物却具有相当大的毒性。但青霉素的量化生产使得士兵可以在战场上接受治疗，也可以进行手术治疗。这有助于防止因坏疽或败血症（血液中毒）导致的死亡。有人将青霉素称作“二战”期间所发明的最厉害的武器。反讽的是，这是一种针对各种病原体的武器，因此成为了救星。

抗生素有助于控制霍乱和伤寒。多数情况下它们取代了之前治疗细菌感染致命性的疾病唯一的办法——对病人进行隔离，直到死亡。导致数不清的人死亡并让很多家庭支离破碎的两种疾病是肺结核（又称为白死病）和麻风病[3]。（TB）对埃及人和希腊人来说肺结核再熟悉不过，在19世纪和20世纪[4]导致大约10亿人死亡。在20世纪上半叶，人们将结核病病人送到被称为疗养院的特殊医院。在开发出除青霉素外的第二代抗生素（链霉素）前，对疾病的相对控制是不可能的。20世纪初，结核病疗养院在美国星罗棋布，本质上是让病人较为舒服地等死[5]的地方。1919年，甚至在得克萨斯州建成了一个偏僻的村镇，使之背上了“得克萨斯疗养院”[6]的称号。麻风病是一种古老的细菌性毁容的疾病，麻风病患者被送到特定的聚居地隔离。莫洛凯岛上的麻风病移民点安置了至少8000人，这些人大概是从19世纪60年代到20世纪60年代[7]被强行迁移到这里的。他们住在一起，直到死亡。抗生素疗法挽救了很多生命，使他们与家人团聚[8]。

病毒时时刻刻令人恐惧，而这刺激了疫苗的研发。脊髓灰质炎（小儿麻痹症）是一种病毒引起的疾病，攻击脊柱中的中枢神经，形成一种可以致命的神经肌肉逐步衰弱的状况。因为儿童比成人更容易得这种病，在20世纪初的几十年中[9]，这种病一直让父母恐惧不安。尽管很多人因小儿麻痹而致残，但在20世纪50年代早期[10]，造成5岁到9岁儿童死亡的病症中，小儿麻痹症仅占6%。

或许，小儿麻痹症最突出的患者是富兰克林·D. 罗斯福

（Franklin D. Roosevelt）总统。因为自己的经历及与病魔斗争的经验，罗斯福成为一位医疗慈善家。开始时他到佐治亚州温泉镇去洗温泉浴，体验不同的疗效。他特别感动，因此买下这个地方并在1927年创建了一个基地，然后说服其法律搭档巴兹尔·奥康纳（Basil O'Connor）来营运[11]。1933年罗斯福与奥康纳致力于一些早期的众筹，当时奥康纳在每年1月罗斯福的生日那天举办生日舞会，为关爱小儿麻痹症患者筹集资金。舞会举办得相当成功，在1938年合并入全国性的组织，并最终变成出生缺陷基金会（March of Dimes）[12]。

更重要的是，罗斯福的小儿麻痹症激发他发起了一项主要的研究，寻找方法根除这种疾病。1954年，当时最大、最昂贵的医疗实验开始了，其中包括使用匹兹堡大学乔纳斯·索尔克（Jonas Salk）博士所开发的一种灭活病毒疫苗。超过一百万的青少年在随机双盲研究（孩子和医生均不知道他们注射了什么）中接种了索尔克的灭活病毒疫苗或注射了含灭活病毒的生理盐水。其总价值超过500万美元。在这项研究完成后，美国国家小儿麻痹基金会（NFIP）批准了索尔克的疫苗，从此小儿麻痹症的幽灵很少抬头了[13]。

在问题出现的时候，找出罪魁祸首是人类的天性，至少在西方社会是这样的。我们更倾向于避免考虑如何朝更健康的方向推动一个复杂的生物系统。或许，与小儿麻痹症不同，无法使用一个单一的因素取得更好的健康状况。这类问题更难。但是如果涉及人类健康，那终归是无法避免的。

在传染病医疗模式的黄金年代不为人知的是，这些新的治疗方法均有致命的副作用。青霉素不但摧毁了致病的细菌，而且杀死了很多其他细菌。对要杀死哪种菌类，青霉素一视同仁。不幸的是，它破坏了病菌周围友善的细菌。大家认为这种敌我对抗的心态清除了微生物并按照理想的结果创造了一种具有生物纯粹性的人类。在整个20世纪，这成为治疗肺结核、伤寒、流感、麻风病和小儿麻痹症的指导性途径。但在今天，在这些抗药性传染病面前——从艾滋病、疯牛病到埃博拉和耐甲氧西林金黄色葡萄球菌（MRSA），针对微生物的战争很难打赢。

在致命的流行病及20世纪生物学面前，这种思路是合乎逻辑的。但情况已经发生改变。我们已经遇到了微生物，而且它们就是我们。

在追求人类哺乳动物的纯粹性及20世纪花费大量时间杀死微生物的过程中，最大的问题是，这违背了我们人类的本性。人类，作为一个整体的健康人，本身就由成千上万种微生物和大约100万亿个细胞组成。但90%的细胞是微生物[14]。如果不分青红皂白地发动对微生物的战斗，那么我们就是针对自己发动了战争。

人体中居住着1万多种不同的微生物，尽管并不是每个人都有[15]。一个携带着健康微生物群系的人的肠道中可能有大约1000种不同的细菌种类，口腔中有另外300种，皮肤中有850种[16]，泌尿生殖道中[17]有数十种到上千种。这还不算同时构成人体微生物群系的病毒、真菌和寄生虫。每平方英寸的人体皮肤可以囊括60亿个微生物，而人体面积大约有3000平方英寸[18]。日常生活中我们每天携带着几十亿个微生物。人体的不同部位所居住的特定微生物差别极大。例如，脚上的细菌种类比前臂的少，但假如算上那些绝对喜欢居住在出汗的脚指头[19]上的真菌，其数量不相上下。

我们绝不仅仅是哺乳动物。我们需要自己的微生物伙伴。它们与我们一起已经很久，帮助支撑着我们的先祖。只是近来我们才无意中将它们从自己的生命中剪贴下来，在现代化的世界，城市环境中成长的婴儿被剖宫产、使用抗生素、以配方奶喂养，被洗手液和抗菌皂所包围。在这么做的过程中，我们已经对自己的健康做出妥协。一种新的生物学正在出现，我们需要不同的模式来思考这对人类来说意味着什么，从整体上追求一种对我们自身和孩子来说都健康的生活。

从综合医学的角度，从业者谈论照护和诊疗的是整个人类。这是一种有用的方法。但我们目前所面临的挑战是，治疗“整个人类”通常意味着用营养学和医药治疗策略，考虑所有生理、心理和精神系统。但现在，我们必须远远超越这些熟悉的概念，考虑什么对我们的微生物有用。拥抱新生物学第一次革命性的步骤是，开始思索我们不仅仅是单纯的哺乳动物。

这与你可能最早在小学阶段所学的一些基础的生物学原理相矛盾，这是由18世纪最著名的瑞典生物学家卡尔·林奈[20]（Carl Linnaeus）首次提出的。林奈发现了可以显示生物有机体身份和关联性的分类学领域。他将秩序带入看起来混乱不堪的生物学，而且他的成就为几代进化论生物学家指引了方向，特别是让哈佛大学的斯蒂芬·杰·古尔德[21]（Stephen Jay Gould）得到灵感。甚至在分析微生物群系的过程中，分类学也是极为重要的。问题在于物种分类的思路。假设人类一直是一个单一的物种。使用旧的林奈分类法，可以将人归类为智人——一种高级的哺乳动物；但在操作上，这90%是错误的。不仅在我们的身体是如何构成上，而且在我们传递到下一代的基因上都是错误的。在操作上的分类是将人作为一个单一的物种标记为人类哺乳动物；相反我们每个人都是一个超级有机体，由无数物种组成，具有生物学上的多样性。这是值得我们骄傲的。

人类疾病的新面孔

21世纪人类疾病呈现出新的挑战，也就是我们习惯叫作慢性病的，现在叫作非传染性慢性病，简称为NCD。这些病起初叫作慢性病是因为一直在个体身上存在。不像病毒引起的感冒，这些疾病不会在一周内被祛除。事实上一旦得上，通常会终生携带。它们不会被咳嗽和打喷嚏传染，但同样可以使人致残甚至丧命。

非传染性慢性病包括过敏、癌症、心脏病、肥胖症甚至像抑郁症等心理疾病。其所呈现出来的是我们的先祖甚至在一个世纪前所从未遇到的情况。21世纪这些疾病似乎不知道从哪儿冒出来的，不但改变了人的死亡时间及死亡原因，而且改变了生活方式，即生活质量、范围以及生存中我们所面临的挑战。这些新的疾病包括流行病，一种我们到目前为止还没有准备好如何对付的疾病。

目前日益增多的流行病比流感、麻疹和埃博拉加起来更加致命、更加昂贵。事实上根据世界卫生组织的报告，非传染性慢性病致死人数（占死亡率的68%）几乎是传染病致死人数（占死亡率的23%）[22]的三倍。然而非传染性慢性病往往是一种看不见的疫情。对于传染病，我们有政府机构和学术部门严阵以待，与之做斗争，但对于非传染性慢性病，整体来说却并没有那么多办法。确实存在的努力通常被零零散散地分割到各种计划，导向仅仅某一种类型，如癌症、肥胖症、心脏病、自闭症或阿尔茨海默病。相对这种流行病而言，解决非传染性慢性病的综合性努力一直远远滞后。

非传染性慢性病的流行并不局限于任何一种文化、经济社会阶级或地理范围。非传染性慢性病导致的死亡有将近四分之三发生在中低发展程度的国家，然而按照人口比例，富裕国家的死亡率更高，全部死亡者中，87%是非传染性慢性病造成的[23]。令人不安的是，形势在未来几年将会更加恶化。但在新闻上—— 包括美国有线电视新闻网、福克斯新闻网或赫芬顿邮报，你听到过这种流行病的任何消息吗？在自己的脸书反馈页面或雅虎提示上，这是不是您关注的部分？在推特上是不是一种趋势呢？不是？如果流行病是全球性的，那为什么不是？为什么人们都保持沉默？

与流感、麻疹和埃博拉不同，形成这种流行病的媒介是非传染性的。无法通过咳嗽、打喷嚏或握手传染给家人、朋友和邻居，我们根本看不到其感染，也没有任何东西可以免疫。也就是说检疫根本没用。没有能力预防，没有能力接种或治疗这类疾病。通常保健医生在用药物管理这些症状时被挤兑到束手无策的状态。反过来说，这种状态大大影响了个人的工作效率、生活质量及社会经济活动。个人不得不用一生的时间来学习如何用药，这常常形成一个整体层面新的复杂情况。大多数药品可能有副作用，而当出现副作用时，通常通过开更多的药品来抑制。那么我们的生活就会变得让人提心吊胆，每天都在提醒自己必须吃什么药，而且药量也越来越大。这难道就是你为自己规划的生活吗？这难道就是我们期望让自己的孩子体验的东西吗？

非传染性慢性病很难抑制。人类一旦发生疾病，就习惯性地从细菌、病毒或病原体找原因。直到最近，仍然有很多人试图用同样的方法对付各种非传染性慢性病，如癌症。但这种流行病不一样。它涉及失衡的生态系统，无法找到同质源，很难归类为某一种疾病或某一个特定的病原体——如形成感冒的病毒，而是由无数不同的疾病组成。每一种疾病都针对人体不同的器官，涉及不同的治疗方法。正因为如此，这种流行病一直很难作为一个整体被确认，很难察觉，要搞定具有更大的挑战性。因此对健康专家和政客来说，一直很容易被驳回。要看到这种疾病需要新的视角——即人类生物学的一种新范式。

每天，在我们的生活中都可以看到疾病的新面孔。它们无处不在，在我们周围，在我们接触的环境中。它们奋力呼吸着空气，吃着母体的食物并到处活动，在某些情况下会聚集在一起。对周围的环境，它们不得不越来越小心谨慎，谨慎地注意与其互动的方式。如今，对越来越多的人来说，此类互动现在变得危险起来，因这些人在成长的过程中病魔缠身，常常孤立无援，似乎无法适应当今社会，尽管不是他们自身的过错。

欢迎加入21世纪的非传染性慢性病。除造成68%的死亡率外[24]，非传染性慢性病也是残疾的首要原因，并造成经济的巨大损失。仅仅在最近十几年中，它们每年大约耗费47万亿美元的人类财富。这已经变成全球性危机，更因其增长性，需要世界卫生组织[25]和联合国[26]最高水平的关注。

所有的非传染性慢性病都让人再熟悉不过，像自闭症、自闭症谱系障碍、食物过敏症、阿尔茨海默病、关节炎、哮喘、癌症（包括所有种类的癌症！）、心脏病、腹腔疾病（乳糜泻）、Ⅰ型和Ⅱ型糖尿病、肠炎、狼疮、代谢综合征、骨关节炎、结节病、甲状腺炎（包括桥本病和弥漫性毒性甲状腺肿）、甲状腺功能低下或亢进等等，不胜枚举。从心理健康，到我们可以吃什么，到我们的每一块骨头，各种疾病令人惊诧而可怕的蔓延将身体的几乎每个地方都当作目标。

除了过早死亡，非传染性慢性病还对我们的日常生活造成了损害。父母为6岁孩子的生日派对准备食物有多难？困惑不解的父母觉得自己在为家庭做每一件正确的事情，但当医学界似乎不能及时有效地做出反应时，家长就在目睹健康和功能的丧失。我们在逐步走向一个日益衰弱的社会，越来越多的孩子无法体验他们的父母所了解的生活，而且很多成年后要面对不确定的未来。未来我们还能不能以对人类家庭、社区和社会最有意义的方式相互关联？

在我们试图理解非传染性慢性病的兴起前，我们先仔细查看一下这种日益肆虐的流行病的后果。为了简单起见，我们先看一下现代生活的一个方面。1966年约翰·丹佛写了《坐着喷气飞机离开》，1969年彼得、保罗和玛丽让这首歌变得很有名，航空旅行从此风生水起。航空已经成为我们经济的重要组成部分，养活了很多人，并且占用了我们不少的闲暇时间。记得我的祖父（得克萨斯州的市议员）就坐过爱田航空从圣安东尼奥到达拉斯的首批喷气式商业飞机。这段旅程有287英里，但作为一个孩子，我记得开车需要很多小时，漫长而炎热，实在让人受不了。而祖父坐飞机到达拉斯只用了45分钟，还拍了照，然后立即返回。整个行程只飞行了90分钟。我简直不敢相信这是真的，就不停地问祖父："你真去了吗？"飞机让长途旅行变得焕然一新。但随着非传染性慢性病的上升，航空旅行也再一次发生变化，却不是往更好的方向。

2014年8月，英国埃塞克斯4岁金发女孩法埃·普拉滕与父母一起登上飞机，从加那利群岛的特内里福回家。她有严重的花生过敏症，她的母亲已经提醒航空公司，而且乘务员也分三次进行广播，要求所有人在航行中不得打开花生吃。在3万英尺的时候，距离她四排座位的一位男士打开了一袋花生，灾难来袭了。法埃的嘴巴立即肿了起来，嘴唇起泡，她挣扎着呼吸，但最终还是去世了。仅仅注射一针肾上腺素就可以挽救她的生命。造成这一令人恐怖的情况的原因是飞机空调系统中所回收的花生微尘。新闻报道说打开花生的人"自私到难以置信"[27]。但很有可能他只不过是心不在焉，任何人都随时可能这样。或许另有别的原因。他的不幸在于生活在非传染性慢性病的灾难时期。

对糖尿病患者来说，血糖的急剧下降可以像一粒花生对小法埃·普拉滕造成过敏那样威胁到自己的生命。假设那个人是Ⅱ型糖尿病，离不开胰岛素。梅奥诊所为糖尿病患者制定了一长串旅行指南，尤其是出国旅行时[28]。

首先，当糖尿病患者准备出国时，最好随时准备好胰岛素并随身携带医生开具的信函。所用胰岛素必须是日常使用的同一个品牌和型号，因为其血糖水平的任何改变均可能造成危险。同时胰岛素必须保存在冷却容器中。不仅如此，糖尿病患者还必须考虑时区改变、海拔变化及饮食变化。面对任何不寻常的变化，患有糖尿病的人必须更加频繁地测试其血糖并做出相应的调整。血糖显著下降可能导致患者意识丧失。假如不迅速补充糖分，就会昏迷死亡。

最重要的是，梅奥诊所建议糖尿病患者随时携带食物。其中最主要的一种食物是花生酱，因为这是提高并稳定血糖水平[29]最理想的一个来源。

现在我不得不怀疑，坐在距离法埃·普拉滕四排之外的那个人是不是一位依赖胰岛素的糖尿病患者？或许当飞机飞行到30000英尺高度时，他按照医生的吩咐测试了血糖。也许他注意到自己的血糖急剧下降，顺手给自己采取了急救措施？真是进退两难呀！打开花生可能会危及一个小女孩的生命。但如果不打开就会危及自己的生命。那天飞机上的情形是不是这样？或许不是，但这很有可能。事实上这样的情形每天都有可能在增加。

但飞机上需要让血糖迅速上升的糖尿病患者并不是问题的关键。如果是一个患有腹腔疾病（乳糜泻）的患者呢？这又让人进退两难。以前航班上所提供的免费小吃只有花生、椒盐脆饼和曲奇饼干。但对于腹腔疾病（乳糜泻）患者来说，烤盘上残留下的一丁点儿小麦就可能会导致严重的反应。那么对这个人来说，必须排除椒盐脆饼和曲奇饼干，花生成了他唯一安全的小吃。

我和妻子去得克萨斯，与一位熟悉的朋友一起到一个工艺品村。到那儿后我们进入一个小面包店，一位妇女在卖软糖。她的热情让我们每个人都欣慰不已，然而我的朋友有腹腔疾病（乳糜泻），因此他已经习惯了小心谨慎，仔细询问那位妇女做软糖用了什么材料。

她搬来箱子，箱子里放着那些东西。我们仔细查看了所有成分，没看到面粉或麸皮。这让我们松了一口气，而且很高兴，就买了几种口味的软糖。在我们朝他家开车的路上就轻松地嚼了几块。他刚到家，就感到肚子特别痛，那天晚上一整夜都把自己锁在卫生间里。第二天早晨他返回工艺品村，再次仔细询问卖软糖的妇女。很快就找到了答案，她把软糖放在托盘里，而这些托盘之前用来烤过饼干。虽然清洗过，但残留的麸皮渣足以让他痛苦几个小时。

这三种非传染性慢性病，很容易在同一架飞机或同一艘轮船甚至同一所学校餐厅的人群中出现。这一问题已经很普遍，而且特别具有挑战性，2009年，《美国残疾人法案》将腹腔疾病（乳糜泻）和食物过敏患者置于保护伞下，从而要求各类学校调整食谱。而这些仅仅涉及食物过敏、糖尿病和腹腔疾病（乳糜泻）带来的挑战。那么像自闭症或呼吸道过敏呢？2002年，每150名美国儿童中就有一名患有自闭症谱系障碍（ASD）。到2010年上升到每68名中就有1名。2014年上升到每45名中就有1名[30]。

曾经有俄勒冈州的一家人带着患有自闭症的15岁女儿到佛罗里达州的迪士尼乐园去玩。患有自闭症的人通常对温度和身体接触到的东西特别敏感。对这个女孩来说，她绝对需要吃热气腾腾的食物。而且一觉得饿就必须马上吃东西，否则就会崩溃，变得暴躁，而且因为适应能力有限感到不适甚至有种挫败感，会到处乱抓。由于这一状况，女孩在飞机上引起一些混乱。母亲说服乘务员热了一些食物，女孩吃过后安静下来，开始静静地看电影。尽管如此，这架飞机还是在盐湖城紧急迫降，因为之前的混乱，警察介入，全家都被护送下了飞机。虽然没有威胁到生命，但这种特殊的非传染性慢性病给空乘人员带来了麻烦，而令家人困窘不堪，感到屈辱甚至恐惧。如果这位母亲坚持自己的意见的话，这也将意味着该航空公司将面临巨额诉讼。

大多数人都不清楚的是，肥胖症也是一种非传染性慢性病，这并非意志力缺乏的结果。就其本身而言也已经成为一种流行病。自1976年以来，这类患者增加了一倍多。目前美国人口有超过三分之一的人肥胖，到2030年这一数字预计会提高到42%[31]。对航空旅行来说，所隐含的东西可就不是微不足道了。

假如航空公司想方设法在同样的空间安放更多的座位，在飞行的时候，肥胖的乘客就会面临越来越多的问题。例如一位来自威尔士的重达518磅的乘客，买了张往返爱尔兰的机票。航空公司逼着他买了两个座位。然而航空公司的职工本身并不清楚为什么要让他买两个座位，给了他两个不相邻的座位——一个靠过道，另一个靠窗户，第一趟航班中间空着一个座。回程的时候工作人员给他定了两个相距两排的座位，显然对他来说毫无用处[32]。这可能听起来只是很傻，但对肥胖症的人来说这并非个案，肥胖症造成很多问题，而我们却选择了忽视。

凯文·舍奈，一位22岁体重500磅的法国人，患有严重的荷尔蒙紊乱症，从法国飞往美国去就医。一年半后，也就是2013年，他试图搭乘英国航空公司的飞机回家，英国航空公司通知他“所有机型均无法安全满足这位客户的需要”[33]。为了回家，凯文与陪同他的家人被迫搭火车到纽约，然后坐船横渡大西洋。

此类应对措施正迅速成为航空旅行的标准政策。三家美国航空公司（西南航空、美国航空及联合航空）要求体形过大无法系上一条安全带的旅客购买两个座位。萨摩亚航空已经实行根据旅客体重确定机票价格的政策。

在我们几乎注意不到的时候，社会正在变成一个生物功能失调的社会，我们的活动或远或近都在受到限制。2008年迪士尼-皮克斯公司推出动画电影《机器人瓦力》，特写出超级肥胖的人令人恐怖的未来。影片暗示，肥胖是由营养不良的饮食习惯和缺乏运动[34]造成的。但这一社会现象还有另一种解释。

除航空旅行外，肥胖也正在变成一个政治、法律问题。2015年春，波多黎各政府引入法案，提出对肥胖症儿童的父母进行处罚并将其登记为虐待儿童者[35]。当然，也有家长不愿或不能为孩子提供健康的饮食选择。在快餐店很容易发现年轻的母亲给自己的婴儿喂法式薯条。父母工作忙碌且问题多多，很容易让电视、DVD播放机及Xbox变成保姆——特别是现在，提倡父母“自由放养”，在这种情况下，孩子可以在没有成人的陪同下到户外玩耍。

波多黎各这条立法忽视了最近的科学证据，证据显示，儿童肥胖可能是因为体内微生物失调。乖乖遵从医生建议的父母进行剖宫产（最后用预防性抗生素完成手术），并经常接受医生为孩子上呼吸道感染和耳道感染所开出的一轮又一轮抗生素，他们并不知道这在不知不觉中造成孩子微生物紊乱的问题。这些国家级的医疗规范阻碍了孩子身上的微生物根据需要从播种到成熟的过程。这反过来明显增加了儿童肥胖症的风险。那么在现实中，医生、父母和政客到底是谁对人类生物学缺乏理解？不久以后到底是谁应该对虐待儿童负责？

这只是冰山一角。各种不同的非传染性慢性病成百上千，而且每一种都有一套自己特定的禁忌和日常风险。如果说你的居住和工作环境让你致命呢？这就是英国上议院副议长、工党成员简·西蒙子爵所面临的问题。他有哮喘病，对香水、烟草的烟雾和化学气味严重过敏。剃须后哪怕一丁点儿香水或者香烟的烟雾都会让他呼吸困难20秒。正因为这个原因，当一位伯爵夫人用带有香味的洗发液洗头后坐在他的旁边，他晕倒了，需要吸氧。又有一次，在他担任副议长时，有人递过来一张有清淡香味的纸条。只轻轻嗅了一下，西蒙爵士就大喘不止，不得不让人搀扶出会议室。

根据西蒙子爵的报告，他从1986年以来，就没在电影院看过一场电影，也一直没法坐火车、汽车或飞机旅行，而且到餐馆去吃一次便饭也是过去的事情了。他的妻子不得不换掉以前经常使用的个人护理产品。她的鼻子很灵敏，通常她走在他前面，以检测任何可能对他造成威胁的气味。甚至到他家拜访的客人也必须严格遵守指导规范清单，这样他才能安全地招待客人[36]。

学校已经设立了无花生区，父母在聚会前必须检查食谱，而且在封闭的公交系统上处于风险中的人几乎无法保护自己免受其他乘客的伤害。二十年后是否有一天，我们在马路上会看到一个隔离时代的开始？绝对不是针对种族而言，而是完全针对威胁到生命安全的非传染性慢性病。想象一下，如果学校到处都是为各种各样食物过敏的人划定的区域或配备的设施，会是什么样？很多老师已经为这种新型的疾病接受特殊训练，学习如何紧急使用肾上腺素注射。

作为人类，我们已经发生了改变，为此我们正在进行其他社会适应。2009年美国疾病控制及预防中心（CDC）首先设立了自己的无香水工作区，并鼓励其他单位效仿[37]。此外，加拿大职业健康与安全中心为无香水工作环境政策[38]的实施提供了指导。我们先辈所享受的东西，我们已经无法容忍。香水过敏问题如此普遍，以至于最近欧盟禁止三种特别的过敏成分，而这三种成分是很多流行香水配方[39]的构成部分。受到影响的两款香水是香奈儿5号和迪奥的迪奥小姐。前者至少可以追溯到1921年，被誉为全球最流行的香水（以销售为基础），在20世纪中叶因玛丽莲·梦露[40]而受到追捧。

这些令人爱不释手、历史悠久的香水在几十年前还是好的，为什么突然之间变得对越来越多的人有毒了？香水的配方没有改变，而我们确实变了[41]。越来越多像西蒙爵士一样的人出现在我们当中。

对我妻子和我来说，非传染性慢性病的社会限制并不只是理论性的，而且是基于实验室的研究结果。我们各自都有自己的非传染性慢性病问题，涉及各种食物和气味。最近我们俩参加了在纽约举办的一次会议，会上我做了一个主题演讲，而且我们俩一起做了一整天的研讨。这次会议是对智力的激发，而且与会人员天资聪慧。然而，食物变成一个迫在眉睫的问题。会议食品供应商所准备的东西好像是故意针对所有食物过敏的人而来。第一天晚上和第二天上午，我们俩都病了。

与之形成鲜明对比的是，我刚刚应邀在华盛顿的国际益生菌益生元科学协会（ISAPP）做了一次演讲。在会议前所有与会人员都提前接受了饮食禁忌的调查。而且在整个会议期间各种各样的食物一应俱全。当然这是新常态，但对任何组织人类聚会的团体来说却是一场噩梦。这影响到一切活动，从教会活动到共济会团体的聚会，到学校体育颁奖仪式。非传染性慢性病的流行似乎将我们导向一个隔绝的世界，将我们与自己的同辈、同僚甚至家人隔离。我们慢慢变成了残疾一族的人。

本书提供了一个另外的选择。

第一部

生物学的认知转变

第一章

旧生物学的终结

假如一个人是什么的根本基础与我们小时候所学到的完全不同，会怎么样？一方面这可能是一个具有挑战性的问题。毕竟我已经活了大半辈子，而且仔细想一想，我很愉快地认为，作为一个人，很多地方我可以如数家珍。但并不是这样。在关于人的最基本最重要的概念上我错了，而且很多人都错了。

关于什么是人的教育通常是从孩提时开始的。其中包括人类与生俱来的本性及其生物学。通常这类学习是在学校。但通常也与教堂和宗教集会密不可分。而且当然，我们每天都会从家人身上得到有关人的各种想法。父母或者兄弟姐妹可能会问这样究根结底的问题，如："你为什么那么干？"或者："你到底在想什么？"我家里也是问题多多，预言了超级有机体这一思路，诸如："你到底哪部分在想这是一个好主意？"

我们的公众甚至政府机构可能会按照人类的本性及/或生物学来权衡。但作为一个人，关于我是什么，如何按照我们所了解的那样融入这个世界，学校、教会和家人已经呈现给我相当完整的概念。儿时从这些不同的源头所学到的东西并不总是完全一致，甚至那些让我最敬仰的人也有不同的看法。那好，就我个人来说，关于人类，没有任何信息来源坚持我的观点必须与他们的观点一致。嗯，除了在学校为生物学考试所掌握的达尔文的进化论之外——这是通常要求的。

学校教给我一个进化论的观点，即人类是地球上生命巅峰的代表，从早期的生命形式历经磨砺演化而来，而且从生物学的角度，证明人类经历了一个严格的筛选过程。这是达尔文生物学总体观点的延伸，说明物种是如何受到挑战并演变的。这就是我在整个生物学教育中所遇到的学术箴言。

记得我曾经被一本通常被大家忽略的书所吸引，作者是狄奥多西·杜布赞斯基（Theodosius Dobzhansky），一位非常著名的植物遗传学家、进化生物学家及科学家，他最著名的成就是在20世纪发现了基因，进一步发展了达尔文的进化论。虽然我欣赏他在遗传学和进化生物学上的贡献，但这本书吸引我的地方却并非他进化生物学巨著的任何一部分。相反，是遗传学和对人类本质[1]的一个看法，标题为《人类自由的生物学基础》（*The Biological Basis of Human Freedom*，1954）。在这本书中，杜布赞斯基超越了对遗传学狭隘的研究，而去处理更全面的话题，如人与自然的亲属关系以及基因、环境和文化之间的关系。他赞同健康和人类自然选择的合作行为所带来的好处。当然，杜布赞斯基一直在思考人与人之间的合作。而在本书中，我考虑的是人体内部的合作。我们人体就像一个村庄。杜布赞斯基独特而涉及面更广的世界观是促使我在大学选择遗传学专业的部分原因，而且这些在遗传学上的研究成绩确保我获得了康奈尔大学的教授职位。令我钦佩的是，杜布赞斯基从更广泛的角度一直在思考将自己的研究用于作为个体和作为社群的人类的可能性。

在我即将毕业时，一位才华横溢的科学家为进化论增添了奇妙的新想法。1976年，前牛津大学教授理查德·道金斯（Richard Dawkins）出版了《自私的基因》（*The Selfish Gene*）一书。书中提出，人类从本质上说是“基因机器”[2]，其生物学的运作是由自身精挑细选的基因所决定的。这是一场激烈的争论，基于20世纪对哺乳动物生物学的普遍理解，而这已经证明有其自身缺陷。如果我们是基因控制的机器人，那么那些控制我们的基因到底是什么？有些基因从未打开；有些基因从未关闭；有些基因时开时闭。是不是我们应该只考虑那些打开的基因呢？但到底是谁，又是如何控制打开或闭合的呢？

表观遗传学领域的这些见解，认为基因机器人和自私的基因的思路已经过时了。但也许最重要的是，我们现在知道，在我们称作“你”的这个空间，99%的基因信息是你的基因组里没有的。你的基因只占自己身体的1%，引导着细胞进入或成长在你的身体里。问题是，每当我们认为了解在生物学上是怎么回事时，就有人发现我们遗漏了某些东西，有时遗漏的部分还相当大。回想一下《自私的基因》的思路，可能更准确地说，如果像其他东西一样我们是由什么构成的，我们就是微生物储存机器，目的是将我们的微生物传递给后代。

在成长的过程中，教会教给我人类的创世观，该观点认为人类是被神设计好的，并安置在以前没有人居住的地球。关于人类如何在世界运作，神也提供了指导。我选择了能引起我共鸣的部分，并灵活运用在我思考生命是如何起源的问题上。

关于人类，我不信仰无神论的家人处在各种科学观和宗教概念中间的某个地方。幸运的是，他们给了我空间，在我形成自己对人类、其他物种、地球和宇宙的观点时，让我自己思索如何掌握这些不同的观点。到25岁的时候，我对这种达尔文与教会融合的观点深信不疑，并持续了几十年的时间。对地球上的人和生命有一个可操作的观点很令我满意。直到最近，我继续按照这种思路思索着人类。

几乎没有人理解人类生物学真正的秘密。关于人类生物学，最聪明的人——生物学界的泰斗包括查尔斯·达尔文、狄奥多西·杜布赞斯基、理查德·道金斯、詹姆斯·沃森（James Watson）和弗朗西斯·克里克（Francis Crick），都忽略了基本信息的一个关键部分。即我们并不是之前认为的那样，从自己的DNA、自己的基因组开始。我们并不是孤独的，甚至在我们自己的身体内部。

1953年詹姆斯·沃森和弗朗西斯·克里克发现了DNA的性质，并在1962年获得诺贝尔生理学或医学奖。在沃森和克里克发现DNA的性质后仅仅不到50年，科学家就发现被视为人类魔法钥匙的东西：一系列几乎完整的人类基因组序列。随着我们所有的DNA完整序列（包括所有基因在内）的发布，现在我们已经了解了人类的本性、健康和疾病所需要的任何东西。

20世纪80年代末，人类基因组项目开始规划，计划用三个五年计划来完成分析。项目本身由美国国家人类基因研究院下的美国国家卫生研究所（NIH）承担，通过国会拨款资助，预计累计耗资大约为30亿美元，涉及几个美国联邦机构以及北美、欧洲和亚洲[3]大约20多家不同专业的研究所和研究组织。众多研究人员参与到艰苦的工作中。这项工作带来一个额外的效果——分子分析的新技术从这一宏伟的事业衍生出来。这改变了生物学，但并非研究人员所期待的那样。

具有讽刺意味的是，我们一生最伟大的科学合作成就之一竟然是为旧生物学画上一个句号。2001年2月，《自然》[4]杂志发表了这一规模最大的全球性人类研究工作最重要的成果。这是20世纪基因革命长征的巅峰之作，是人类基因组项目一个里程碑式的成果。

是什么原因导致一个最伟大的人类科学项目结束了整个生物学思维的时代？很简单，研究成果。人类基因组项目的发现与预期结果出入太大，让人瞠目结舌。在项目开始前，我们的基因组预计大概有5万个基因。随着科学的发展，处于领先地位的科学家认为，我们的基因组必然驱动蛋白合成、新陈代谢、细胞和组织的发育。控制基因组几乎是治疗疾病的灵丹妙药。这种前提没有任何本质的错误，只是低估了环境的作用。在揭开人类基因组之谜的长征中这一小插曲的结果并不令人满意。

与5万个基因相反，人类基因组大约有22000个基因——低于预期的一半，几乎达不到人类生物活性不同寻常的复杂性和多样性所估算出的数字。实际上我们的基因编码蛋白数量几乎不能打败蛔虫。蛔虫的基因组大约有2万个基因[5]。人类是地球上生命的巅峰之作？也许可能吧。但如果人类是特殊的，那么并不是因为我们基因的数量远远超过其他物种。

那么，22000个的结果并非只是一个数字，它意味深长。我们曾认为哺乳动物的基因应当是统治一切的，这与进化论生物学家理查德·道金斯的观点一致。而且掌握哺乳动物的基因肯定可以治愈人类的疾病。至少，这是人类基因组项目的至大终极目标。但像人这样复杂的东西，怎么能被如此少的基因控制、发展、生存、茁壮成长呢？答案是不能。这些基因不是旨在导向长寿健康的生存中支持人类，只是维持我们生命系统的一小部分。这就是为什么人类基因组项目的结果已经衍生出新的生物学。关键信息是，我们哺乳动物的基本基因组只是让健康的孩子成长为健康的大人并生育出更多健康的孩子非常小的一部分。

该项目令人失望的结果迫使我们寻找人类基因组以外的东西。我们并不是自给自足、自我维持的纯粹的哺乳动物。人类更是一个超级有机体。

20世纪是一个科学成就显著的时代。从某种意义上说，我们已经成为自己领域的主人。我们的领域是整个世界，加上太空遨游将我们带到自己的世界之外。在序言中，我描述了20世纪中期围绕传染病所发生的变化。作为一个50年代出生的孩子我很幸运，能亲眼见证创新科技引领下，很多致命性传染病被征服。索尔克和萨宾的小儿麻痹症疫苗正变得越来越普及，而且我也亲眼见过“铁肺”（人工呼吸器，用来使小儿麻痹症患者生存）逐步从我们的社会景观中消失。对每一个孩子来说，猩红热和白喉不再有任何威胁。在我那个婴儿潮时代出生的很多人，现在胳膊上依然有注射天花疫苗时留下的疤痕，而这种疤痕在最近几代的很多人身上已经消失了。

我们相当肯定我们了解人类，了解人类居住的环境，也知道如何控制它们使我们受益。我们认为，如果抗生素是好的，那么越多越好。在化学制造、工业发展以及食品的生产和运输中我们会接受新发现和新技术。这都是好的。毕竟现在我们可以创造一种新型的人工环境，在这种环境下我们可以控制将什么样的化学品释放到环境中去，而且我们可以把自己与微生物隔绝。这样我们就从根本上改变了食物供应、食物种类和饮食习惯。我们可以将自己封闭起来，完全自己做主。

虽然意图方向正确，但到底是什么让我们成为完整的人，我们从根本上的错误理解让我们误入歧途。我们认为，我们没必要生存在自己的环境中，但事实上，如果我们离开这个环境就无法生存。

20世纪我们在旧生物学下所做的一切，只是简单地用一套健康问题换取另一套健康问题。我们减少了传染病的死亡威胁，然而却因为非传染性慢性病增加了终身残疾和过早死亡的风险。

2012年，我应邀到物理学杂志《熵》（*Entropy*）做一个专题演讲，讲述一个重要而新颖的课题：如果选择一个尺度，有可能最好地预测一个健康的生活而不是一个充满疾病的生活。如果任何东西任何事情都是开放的，你会选择什么尺度？预示健康的生物学标志是什么？我确信我知道答案——毕竟之前35年的时间这是我毕生的工作。我花了半天的时间绞尽脑汁着手写论文。但我读了一遍又一遍自己的论点，不得不承认，似乎越来越没有说服力。令人心灰意冷！是不是今天没在写作状态，抑或我只不过有了一个错误的答案？

沮丧之余我上了床。半夜我从梦中惊醒，部分梦境已经模糊不清。但所记得的是构成一个健康的人的新概念。这是某种可以在新生婴儿身上衡量出的东西，就是微生物群系。

人类微生物群系只是被简单地定义为生活在人身体上和体内的微生物群系（microbiome）。你会注意到这个术语是以前用来指微生物细胞及其基因的。另一个术语是给这种与我们身体共存的微生物集群的，叫微生物区系（microbiota）。这种微生物群并不只是存在于身体的某一个部位，而实质上是遍布身体的每个部位，只要这个部位有某些地方暴露在外部环境中。这些部位中某些地方包括我们的呼吸道（鼻子、支气管和肺）、胃肠道（口腔、喉咙、小肠、大肠和盲肠）、生殖系统及皮肤。不同的地方有不同的寄居微生物喜欢居住在那儿，而且有的时候只是那个地方。它们是你身体的一部分，就像它们曾经是你祖先的一部分一样。

为了让婴儿健康成长，我们不但需要考虑到哺乳动物的特性，而且需要考虑到一整套微生物。我在2012年的一篇文章中[6]将这种梦里醒来的想法称为完善后的自我假设。我的假设是人类哺乳动物实际上不可存活的，这与我小时候在学校和教堂所学的不同。作为完全没有微生物伙伴的哺乳动物，我们缺乏存活所需的东西，更别提茁壮成长了。我完善后的假设是，我们每个人都是一个成千上万个物种的集成物。如果缺少一些关键物种，那么我们就是不健康的。我们是一种混合体：每个人都是一个超级有机体。

以前对人类的认识是当时生物学和神学认知的顶峰。但现在我们知道有所不同。我们只是地球物种的一个缩影。这些物种在我们的体内，在我们周围几乎无处不在。我们健康的身体中有有机体如古菌，这些古菌也生活在地球上最极端的地方，例如在南极洲深深的湖泊冰层之下，在最深的海洋、最冷最严酷的条件下，以及阳光照不到的地方。我们与周围的环境联系的方式，几乎做梦都难以想象。

让我们回顾一下理查德·道金斯的自私的基因理论。以下是道金斯的基本前提条件：

> 我们都是生存机器——作为运载工具的机器人，其程序是盲目编制的，为的是永久保存所谓基因这种禀性自私的分子。这是一个让我震惊不已的事实。[7]
>
> ——《自私的基因》（理查德·道金斯著）

基本假设是人类哺乳动物的基因组在很大程度上决定了人类

的存在和行为。1998年美国公共广播公司（PBS）《信仰与理性》（*Faith and Reason*）节目做了一期访谈，道金斯同时描述了人类或动物的行为如何为形成神经系统的基因的利益服务。这是达尔文进化论一个合乎逻辑的思路，但假设是人类哺乳动物的基因支撑着其神经系统，神经系统又反过来根据这些基因的利益做出各种行为。

作为新生物学的一部分，我们现在知道，情况并非如此。现在大家都知道，我们的微生物基因或者叫第二基因组，驱动细菌支持基因及其繁殖行为（如食欲）。如果在人体真正存在大量的“自私基因”，那么很可能是微生物层面的而非哺乳动物层面的。这一点是旧生物学所没有预测到的。

这一点在后面的章节中可以看到，我们的微生物伙伴，即微生物群系，显著影响了人类的行为。那么谁说了算？人类是否获得过微生物并使之造就一个更好的人，或者微生物是否为了后代的利益而设计改造出一个更好的新载体？

也许这就是之前遗漏的观点，也许两者都不占主导地位。但我们知道，成千上万个物种一起搭建出现代人的超级有机体，那么最好的结论是我们多物种超级有机体有占主导地位的合作协调基因——而非自私的基因。缺乏微生物的人会生病，没有人类的微生物则没有了家。

事实上甚至这种关系更复杂。研究表明，作为哺乳动物的我们和微生物共享一些基因，甚至在细胞分子水平上也像一个有机体一样混杂在一起。现在我们身上的很多基因并不是从我们人类自古就有的，而是由过去的微生物伙伴捐赠的。你是你生活的世界一个微观反应。

是不是我所提倡的这种新生物学，除了继续搅浑几十年来关于人类和宇宙性质的争论外毫无是处？我的观点是，它将朝着好的方向改变一切。这一变化可能只是逐步发生，但势必对如何进行保健、如何保护人类及环境产生巨大影响。这将会改变我们对人际交往的认识，甚至可能造成文化和政治气候的变化。

但第一步，是热情拥抱不可见、但非常有用的自我的一部分。

第二章

超级有机体生态学

旧生物学将人当作一个单一种类的有机体，而新生物学将人看作一个多种类超级有机体，之间的差别是生态互动的一个强有力的网络活动。生态学是研究有机体与其栖息地或周围环境的互动的，涉及植物、动物及微生物，包括三者形成的混合物。听起来相当简单！让我们逐步探讨吧。

在我学遗传学的时候，我必须通过一系列三个小时的笔试，每一场考试都会深入生物学的不同学科，其中包括生态学。因为这不是我课程或研究的重点，我不得不全力以赴进行备战。当时大学里有几个杰出的生态学家。问题相当简单：“什么是生态位？”在讨论进化论的时候，经常可以听到一些有机体是如何繁殖的，因为它会找到一个生态位，也许在某个地方，那儿对资源的竞争没那么激烈。我记不清自己的具体答案。但我记得，三十年前在那三个小时里这个题目我写了满满三十页。我一直等待考试的结果，因为这些考试决定了我是否可以继续我的博士研究。很讽刺的是，根本没有结果。有人告诉我们，其中两个或两个以上顶尖的生物学教授对答案无法达成一致。这不是一件小事。事实上这个系暂停了博士资格综合考试。

科学史上新而大的思想必然与旧而大的思想进行战斗，这是一个历史悠久的传统。有的时候战斗激烈响亮；而有的时候这些新的科学思想渐渐出现，几乎没有人注意到。但也许最寻常的是，这类似于漫长的第一胎分娩：不舒服，即使没有明显的痛苦，也有点吓人。但新科学思想的诞生是一件喜事，正如分娩一样。

《自然》杂志在一篇题为《了解我们到底是谁？》（“Learning about Who We Are”）的文章开始很好地引入了大卫·瑞尔曼对人类的一种不同但更生态化的理解。瑞尔曼首先指出，“在21世纪的曙光中出现了一个重要的生物医学课题：人类的分子和遗传基础是什么。出人意料的是，事实证明，我们的生物学和我们个人在很大程度上依赖于生活在我们体内或身体上的微生物——这一现实有望从根本上改变医药、公共卫生和基础科学[1]的原则和实践。”瑞尔曼说明，微生物对我们个人影响太重要了，以至于我们不能轻易离开它们的影响。我们的生物学特征和健康与微生物伙伴的生物学特征和健康密不可分。

在通俗文化中，生态学常常以更像肥皂剧或以电视真人秀的形式表现出来，如“动物来袭”。但不太尖刻而更具包容性的题目，如“当物种相互作用的时候”更适合我的论证。通常，当我们提到物种之间的相互作用，通常是指有机体外部的相互作用类型。浮现在脑海的是牛背鹭站在牛身上，考拉趴在桉树上，蜜蜂遇到花，或者甚至是我的狗盯着鸽子，确认每天早上鸽子侵入了自己的地盘。

只是为了延伸定义，生态相互作用是指物种在共享社区空间（比如我们的身体）时的各种关系。

我们描述物种之间的不同互动类型时使用不同的标签。例如，如果是两个物种互动，而且对两者均有利，这种类型叫作互利共生型。如果一个物种受益而对另一个物种是中性的或没有影响，则这种类型叫作偏利共生。最后，如果一个物种是在牺牲其他物种的条件下受益，则叫作寄生型。在你这个超级有机体内，所有这几个类型的生态互动几乎每天都在发生。如果能妥善管理自己体内成千上万个不同的物种，则身体是健康的。多数情况下这已经在不知不觉中完成，整个生态系统按照自然规律以无与伦比的复杂方式运转。

多数人在给自己家的狗治疗犬心虫的时候都熟悉寄生虫，听说过绦虫对食物摄取和消化的影响，或者作为转移某种免疫反应或减少过敏故意引入钩虫的替代疗法（叫作肠虫疗法）。大多数人不太清楚的也许是一种寄生虫导致疟疾[2]，这种寄生虫寄居在红细胞里，是一种叫疟原虫的微生物。上百种疟原虫可以寄居在动物和植物上，其中五种可能让人受到感染并导致疟疾。寄生是物种互动最简单最无趣的方式——至少对本书的目的来说是这样。的确，寄生虫虽然整体上是有害的，却可以提供某些好处。但对于它们来说却没有太多新的东西可以讲。大家知道，我们过去不想让它们寄生在自己的身体里，现在也不想。

两个生态概念可以完善这种自我假设。第一个词叫“偏利共生”，指在同一张桌子吃饭，这正是与我们合作的成千上万种微生物物种所做的事情。这个术语指的是大多数微生物寄居在我们体表和体内，但通常不形成感染。这些细菌叫作共生或共栖细菌。产生感染的被称为致病菌或病原体。共生细菌的原始术语形成于旧生物学期间。这一点很重要，因为我们与多数此类细菌的关系并不是我们之前认为的那样。

在旧生物学共生关系术语中能看出，我们认为肠道细菌可以从与我们的关系中受益，因为我们摄取它们可以使用的食物。以前，我们认为这些细菌出现在我们体内对我们毫无影响或者是中性的（这是一个非常以哺乳动物为中心的观点）。这种相互作用可能是很复杂的，但我们现在了解到，事实上我们身上的微生物群系的每一个部分都在对我们本身或其他微生物产生一些影响。

很多此类关系并不是偏利共生的，但是互惠共生的，这就是第二个关键概念。我们直接受益于微生物的存在。举个例子来说，某些细菌消化母乳中存在的糖分，否则这些糖分无法被消化。这种通过细菌消化的方式以及食物代谢的产物提供了婴儿急需的营养，而这些营养是通过其他渠道无法得到的。同时细菌也得到了食物。这样细菌和婴儿正在成长的细胞均在互换中受益。

我们作为载体，在生理系统成熟的过程中从微生物身上得到好处。新生婴儿基本上是不完整的，直到微生物搬来定居并帮助婴儿发育。这就是我所谓的完整的自我概念。这种生态在每个人的一生都会发挥作用。

直到几年前，免疫学家还认为婴儿在出生的时候就具备所有运转良好的免疫系统。我读研时免疫遗传学课堂上当然也是这么教的。之所以有这种思路，是因为免疫学家可以计算细胞并给细胞做上标记，而且可以看到免疫系统的所有细胞，这些细胞似乎在孩子出生的时候都出现了。但这一思路错误的地方是，假设这些细胞的出现就意味着它们是完全成熟且均衡的，并且在一起正常发挥作用。

在现实中，免疫系统实际遇到问题时会发生什么事情，现有的数字和标志物确实没有给我们更多启示，如感染后会发生什么。这就是我们免疫学家在旧生物学体系下的错误之处。如果这些免疫细胞没有碰到我们的微生物伙伴，并在婴儿的体内与其肩并肩“成长起来”，那么以后在生命的某个时候免疫系统会产生不正常的反应。如果微生物伙伴不完整，那么我们就会出现免疫功能障碍或疾病。事情就这么简单。

在我们研究人体生态学的模型时，两种经过仔细研究的生态系统可资借鉴。它们是环绕地球赤道带的热带雨林以及在几大洲沿海地区发现的珊瑚礁。在我们研究与微生物群系相关的人体生态学时，这些模型可让我们少走弯路。

热带雨林

2014年的纪录片《微生物的起源》(*Microbirth*)中，我使用森林来类比描述人类哺乳动物在成长过程中与微生物的关系。我脑海中的森林是复杂而茂密的热带雨林，像我们生活的地方一样到处都是微生物，一个健康的热带雨林充斥着让人难以置信、不计其数的生命。这样的雨林据说大约仅占地球整体面积的2%，但却容纳着地球超过50%以上的物种。除对人类福祉和地球整体特别重要外，它们还是一个很好的模型，对研究物种之间的变化很有用。

最近，一大群科学家对亚马孙雨林的物种进行了编目。他们发现了大约16000种不同的树种，但并不是每一个树种都得到了均等的呈现[3]。根据大自然保护协会的报告，每4平方英里的热带雨林就有高达700种不同的树种、400种不同的鸟类和150种不同的蝴蝶[4]。但这些数字并不代表某一个稀有物种对生态系统的贡献，但我们体内稀有微生物的功能却是至关重要的。

热带雨林所有的鸟类和蝴蝶中有一部分是最佳的药用植物的来

源。科学的这一领域研究土著文化及其药用植物，即传统药物学，已经变得特别重要，需要成立自己的科学杂志和多科学学会[5]。从抗癌制剂到天然抗菌素[6]，从药用植物所提取的药物类型特别全面，应有尽有。比如从金鸡纳霜树提取的抗疟药（奎宁），从玫瑰色的长春花[7]提取的抗白血病药物。

在20世纪90年代，我有幸与康奈尔大学教授汤姆·艾斯纳短暂共事，当时我们都是康奈尔环境中心的高级研究员。艾斯纳一直被称为化学生物学之父，他坚定而高效地提倡在雨林进行化学探索，因为他注意到这不但可以开发新药让人类受益，同时也保护了热带雨林[8]的生物多样性。他不仅仅是这一战略的倡导者，而且积极与公司和环保组织合作使之成为现实。当这一思路涉及人体生态的保护时，我从艾斯纳敏锐的洞察力[9]受益良多。

想一想热带雨林是如何分层的。高高的大树遮天蔽日枝叶繁茂，可达上百英尺，其树冠接收到最大量的阳光和降水。而且在光合作用上也特别有效。繁茂的枝叶上野生动物很多，包括猴子、树懒、鹦鹉和蝴蝶。在健康的热带雨林中，较低层的植物只能接收穿过树荫少量的阳光和很少的强阵风，直接光合作用很少。

林下植物通常需要更高的湿度和凉爽的气温，因为它们一般需要树荫庇护。这些层次的植物偏爱湿润的环境。大家一般把大多数林下植物当作室内盆栽使用，如蔓绿绒。各种各样的树蛇、长鼻浣熊、果蝠常常悬挂在这一层。

大型哺乳动物如食蚁兽，和白蚁、巨型蚯蚓、蝎子、蚂蚁一起，将森林的地面层当作自己的家。这里的主旋律是植物材料的分解物。生活在较低层的真菌促进了营养循环，用来支撑热带雨林较低层的植物和动物生长。

这种分层的生态系统非常迷人。但在现代世界中，它们受到了很多破坏。砍伐和修路等与人类相关的活动使森林退化，将森林一片一片分割变成了农田。诸如森林退化让森林失去了其微生物的多样性以及乱砍滥伐的整体效果这一系列的事情，为我们提供了一个有用的模型，如果我们人体内的生物多样性衰落，会有怎样的结果？

在森林里，当高大树冠的树木突然变得稀少，一切都会发生变化，不只是这些树，还有生活在树上和树下的所有野生动物。砍伐森林用来耕作是一个明显的变化，因为整片的热带雨林几乎在一夜之间消失殆尽。道路穿过森林时所产生的变化相对不太明显：大多数树木最终生长在森林的边界上，这里只有起风的时候，不同层的植物才会暴露在阳光之下。如果水位发生剧烈变化，也会影响到某些物种的生长和继续存在。依赖这些树种为食或遮风避雨的动物会失去其食物来源和安全保障。如果它们没有做出有效的改变，其数量和动态平衡就会发生变化。

生活在树荫低层的林下植物，如果起保护作用的树荫减少，也会因当地气候的变化而发生变化。随着环境变化，树荫变得稀薄，越来越多的阳光直射到下层的植物。因光照增多以及因此而发生的蒸发，这个地方就会变得越来越热。生活在这里的动植物在栖息环境和食物来源上就会经历各种变化，就像多米诺骨牌一样依次倒下。

森林砍伐和栖息地的改变不但影响了每个具有代表性的物种数量，而且也影响到物种的多样性[10]，产生多米诺骨牌效应。其中一组的栖息地和物种多样性发生变化，伴随着其他组的变化一起进行。最近一个跨洲研究团队[11]在研究雨林与耕地边界处的植物和菌类时，发现了这种关系的精确类型。

珊瑚礁

另一个关于多物种之间互动及生态的有用案例是活着的珊瑚礁。虽然珊瑚礁通常在我们视线之外，明信片却并没有撒谎，它们代表着这个世界上真实的一种宝藏。在每平方英里的珊瑚礁中海洋生物不但分布广泛，而且比例相当高，为海岸线和净化海水的红树林形成了保护屏障。最大的三个珊瑚礁是澳大利亚沿海的大堡礁、伯利兹海岸的珊瑚礁和与佛罗里达群岛相连的一个珊瑚礁。珊瑚本身是一种活的动物，类似海葵，身体柔软，生长非常缓慢。石灰岩化的骨架基础为珊瑚娇嫩的身躯提供了保护和支撑。

珊瑚与海藻（即众所周知的虫黄藻）是共生关系。海藻给珊瑚提供氧气，同时通过光合作用提供能量。此外海藻还产生糖分，珊瑚在营养匮乏的时候可以作为营养物质。珊瑚以二氧化碳形式给海藻提供无机碳并让当地的环境酸化，为海藻的光合作用提供便利条件[12]。珊瑚不同的颜色更取决于海藻而非珊瑚本身。珊瑚礁里面和周围生活着几百万个物种，其生存与珊瑚的活力密不可分。大家最熟悉不过的动物有海马、龙虾、各种鱼类、海绵体动物、海螺、鳗鱼、海蛇、海星、海胆和蛤蜊等[13]。

像人类一样，珊瑚礁也有各种菌类和病毒伙伴。对珊瑚礁内部复杂的相互作用研究，为人类如何与微生物伙伴协作以及我们理解体内微生物多样性退化带来的风险提供了有用的指导。珊瑚礁是术语“holobiont”（共生功能体）这个词的原始来源，这个术语是1992年理论生物学家大卫·敏德尔（David Mindell）[14]创造的。一个共生功能体是一个宿主有机体与相关物种的合称，作为一个群体，充当一个进化单位。对珊瑚礁来说，这个共生功能体包括所有参与或依赖珊瑚的生存而存活的物种。

最近具有品类繁多的物种的珊瑚礁也被用来描述人类与其微生物伙伴的关系。一个人也是一个共生功能体。任何不及完善的人类–微生物的共生功能体的东西均是有缺陷的有机体，自身是不完善的。珊瑚礁可能遭到破坏或降解，人类微生物群系也一样。结果类似，可以预见，而且可能是悲剧。

珊瑚对环境变化特别敏感，被潜水鳍片或船锚轻轻一碰就会受到破坏。水污染、传染病、过度捕捞、清淤捕鱼、海啸、风暴和气候变化也会影响到珊瑚的健康。像热带雨林一样，与珊瑚息息相关的很多物种以各种方式与珊瑚进行互动。如果对一个产生影响，也会延伸到另一个。珊瑚礁需要清澈的海水，这样其海藻伙伴就可以得到充足的阳光进行光合作用。这是一种很微妙的平衡，告诉我们在生态系统内部任何极端行为都会产生后果。沿海城市人口越来越多，水污染和不断增加的淤泥以及清淤行为可能会阻碍必要的阳光照射。对珊瑚礁来说这增加了生病和退化[15]的风险。

因为有益的微型海藻让珊瑚披上美丽的颜色，所以有一个简单的方法可以判断海藻健康程度是否退化：珊瑚是否在褪色。珊瑚开始失去其鲜艳的颜色。透过海水可以看到闪闪发光的大多是白色的石灰岩基底。在全球范围内，几十年来珊瑚石一直在褪色。

珊瑚死亡的另一个类型与人类肥胖流行病相似，与一种不支持珊瑚生长的藻类过度繁殖相关。这种特殊的海藻（俗称为大型海藻）可以让大量的海洋生物窒息。因为污染海水中的营养物质太多以及鱼类对大型海藻的消耗减少，过度的营养导致像杂草一样有害的大型海藻过度生长[16]。这在很多方式上同人类与肥胖有关的炎症差不多。吸收太多的营养会在自身的生态系统中产生各种变化，引入以这些特定的肥胖营养素为食的微生物伙伴，从而改变环境。当发生营养过剩时海藻开始过度生长，珊瑚礁的弹性就会下降。如果依赖珊瑚礁生存的鱼类不能迅速清理掉这种大型海藻，珊瑚礁就会慢慢死亡。

具有讽刺意味的是，最近我们开始适度关注像热带雨林和珊瑚礁这样复杂的微生物生态系统的健康。从生物的角度更好地理解此类自然资源破坏的风险已经渗入我们的思维，从而更好地定义支撑这些生态系统的有利条件以及对其造成破坏的有害因素。但最大的问题是：对我们人类自身的生态系统来说，什么时候才能得到同等水平的关注并将同样的承诺付诸行动？

自己家的花园

在第一章提到，微生物群系是成千上万种不同的细菌、真菌和病毒的集合[17]，来自生命的三个主要领域：真核生物、古菌及细菌。大家认为皮肤上大约有1000种不同的细菌[18]，放线菌门的细菌分布最广。

肠道微生物群系主要由两种不同门类的细菌构成：拟杆菌门和厚壁菌门（如酸奶中发现的乳酸菌）。但很多最有趣的差异显然出现在个别细菌种类、具体的细菌基因和新陈代谢外观这个层面。像皮肤一样，肠道估计容纳了大约1000种不同的细菌种类[19]。在类别层面下还有相当大的遗传变异。人类肠道微生物的基因数量预计有将近1000万，但大多数个人仅仅拥有其中的一小部分[20]。有些细菌种类每种可能有多个菌株，复制了数量多少有些不同的基因和特征。在肠道细菌种类中，某些菌株变化很大，四分之一的基因[21]都被改变了。

最近，一个研究员联合体[22]用3D打印图展示了寄居在人类皮肤大约400个不同位置的微生物区系。结果展示出用一种生态的方法研究寄居微生物所在的身体部位变动时的优点。脸、背和胸部不同部位，不同的细菌占主导地位。这些地方有很多分泌油脂的腺体，细菌比腹股沟这样的部位要多。腹股沟有自身的环境，水分相对高，比较温暖。

微生物根据具体位置不同而分布不同的这种变化延伸到皮肤以外，对整个身体来说这具有普遍性。身体的部位像是不同的生态区，酸度、氧含量、温度、食物供应和水分等各不相同。这种环境差异影响了可以在特定身体部位茁壮成长的微生物群组合。对微生物来说，这种差别就像生活在佛罗里达的迈阿密或阿拉斯加的巴罗角一样。即使都属于同一个人的胃肠道，口腔、大肠和小肠内寄居的微生物概貌也不同。如果你对口腔卫生感兴趣，就会知道对口腔健康来说，口腔微生物的状态可能比小肠或皮肤[23]的微生物状态有更直接的相关性。同样，口腔中微生物的组合与那些寄居在阴道的微生物组合大不相同。微生物希望处在易于得到食物的地方，可以生存并繁衍，而在很大程度上我们也希望它们处在那个特定的位置。

如果让它们搬迁到错误的身体部位，那么相反，友好的微生物也会引起各种问题。例如肠道细菌进入体腔就是引发感染性休克最快的一种方式，甚至造成死亡。因此最好让每一种细菌都待在自己的封闭社区。

微生物在不同的身体部位与那个特定部位的哺乳动物细胞互动均有历史渊源。经过几百年的磨合，相互之间已经建立起一种合作的协同作用。彼此之间像量身定做一样形成良好互补。而且，如以后章节所述，它们已经共享了一切，从新陈代谢（如短链脂肪酸SCFAs等）到各种基因。

对于这一点，一个思考的方法是假设你在耕耘一个微生物花园。每一组微生物在生长及发挥作用时都有自己的具体要求。有的喜欢热的环境，而其他的则无须太热。有的喜欢酸，而其他的喜欢碱。有的喜光有的喜阴。同样，有的需要氧气，而另外的却是厌氧的。

你最常听说的微生物实际上只是自己微生物群系非常有限的一部分。在益生菌讨论之前，你听到过乳酸菌、双歧杆菌、厚壁菌和拟杆菌。但还有其他微生物，而且很多甚至并不是细菌。

类似于影响热带雨林和珊瑚礁的生态变化也可能导致我们丧失自己的生物完整性。唐娜·比尔斯（Donna Beales）最近对这种生物群落的枯竭[24]进行了命名。剥夺了微生物伙伴，我们自身的细胞和组织也受到影响。你可能会想，有成千上万个物种对我们的微生物群系做出贡献，失去几个又有什么关系呢？我们承担得起，但生态研究告诉我们并非如此。

在维护像人类超级有机体这样的健康生态系统的过程中有两个薄弱环节。首先优势物种可能有一套特定的维护要求，必须满足它们的生存并维护其在食物链顶端的地位。数量最大的物种会消耗最多的食物，当然对新陈代谢和废弃产品贡献最大，从而影响生态系统的整体环境。在某种程度上它们决定了为其他物种剩下什么。食物供应及其他条件的变化会影响其优势地位，而且会进一步影响其他多数物种的栖息地。

我们对这种最常见的物种群已经展开大量研究，研究其在诸如热带雨林和我们自身的肠道这种多样的生态系统中的情况。但是，研究结果又一次证明，某些物种的优势地位并不总是反映出其对生态系统的重要性[25]。事实上在像热带雨林和我们的肠道、皮肤、呼吸道及生殖系统这样高度多样化的生态系统中，稀有物种实际上发挥着关键功能，如促进有益的免疫系统成熟。反过来当生态系统遭到破坏时，它们可能最脆弱。通常它们被认为是最关键的物种。在这样的生态系统中，如果稀有物种的关键功能得不到发挥，那么可能会成为诱发系统故障的引爆点。

在热带雨林中，有55%涉及关键功能的树种，每个样本只有一个代表。如果将这个单一的代表树种剔除，这个地方就缺少了这一关键功能。想一想在肠道、皮肤和呼吸道局部地方，这有多重要。毫无疑问，肠道不同的地方藏着不同的微生物物种，这些物种像量身定制一样支持着肠胃系统某些部分的特定身体机能（如大肠与小肠的微生物差异很大）。在保护人类生态系统健康的时候，肠道的每个小地方最薄弱的环节应该被列为优先项。而且从实验室的动物实验来看，至少有一个案例是支持这么做的理由。

其中一个相对比较罕见的肠道细菌叫阿克曼菌（*Akkermansia*，在疣微菌门中占优势地位），仅占肠道细菌的3%—5%。但这些细菌在与细胞交流生产肠道内膜和调节黏液的过程中发挥着重要作用。黏液层在让其他细菌与我们肠道上皮细胞和免疫细胞[26]保持健康的距离上特别关键。如果肠道中比较罕见的阿克曼菌遭到破坏，数量减少，就像在一定环境条件下发生的那样，肠道黏膜维护的关键功能就丧失了。阿克曼菌数量的减少与一种促进肥胖的炎症相关。

毫不奇怪，直到最近阿克曼菌才成为肠道微生物区系中一个相对充分研究的类型。如果不是其低调的样貌，根本没有内在的理由怀疑它们的重要性。然而现在失去肠胃阿克曼菌似乎是与炎症相关的大多数疾病和状况发作的一个引爆点。保护促进健康的微生物群系和有效的人体生理最弱最关键的环节很可能变成最高优先级别。

对啮齿动物和其他动物的大量研究告诉我们，当微生物降解、损坏甚至丧失时会发生什么。故事情节让我吃惊，有点像弗兰克·卡普拉（Frank Capra）的经典电影《风云人物》（*It's a Wonderful Life*）。对未来的事情我们可以想象，可以看到，一个遭到破坏的微生物群系会对未来的生活带来什么。这后果并不可爱，不是我们想为自己或我们的后代留下的东西。

当我们失去自己的微生物合作伙伴，就改变了通向有效发育和有效功能的道路，而且并不是以一种有益的方式。支撑这一点的证据已经出现一段时间了。事实上，1971年实验室对动物影响的综合研究结果预测了当我们是一个单一人类哺乳动物物种[27]时，如果缺乏微生物群系会发生什么。如果没有这些微生物，我们就会面对一种生物性缺陷、生病死亡的生活。

以四五十年来的养殖研究小白鼠为例，分限菌和无菌两种类型[28]。这些小白鼠被专门饲养在像气泡一样封闭的条件下，吃无菌饲料，至少起初通过剖宫产生产。限菌小白鼠完全没有细菌，包括正常的微生物区系。从本质上讲，为了存活[29]必须供给限菌小白鼠有特别营养的补充剂。这是因为肠道细菌会形成一个健康生命所需要的特定营养物质，但这些营养是哺乳动物细胞所不能生产的。其中包括脂溶性微量元素维生素K，这是由细菌形成的维生素，以及其他代谢物。这些东西对生存至关重要。例如，假如用标准啮齿动物的食物喂养限菌小白鼠，它们就会在三天之内生病死亡[30]。在没有细菌产生的胸苷时，也会出现胸苷不足。没有特殊的细菌代谢物补充，完全没有微生物群系的啮齿动物也无法存活。

还有其他问题。盲肠（肠道的一部分）通常占啮齿动物体重的6%—10%，但如果缺少全部肠道细菌，盲肠会膨胀到整个体重的20%—25%，而且并发症会导致死亡。随之发生的是心脏缩小，血流及供氧减少；动物运动活性同时降低；免疫系统出现缺陷。这就是免疫反应[31]。

当这些小白鼠被剥夺了微生物，甚至仅给它们提供部分微生物群系时会发生什么事情，值得我们一看。首先必须让它们维持在无菌实验室的条件下。如果让它们暴露在正常条件下，它们就会因感染而死亡。根据一家无菌小白鼠的供应商（Taconic）的资料，给小白鼠提供益生菌混合物，只是为了维持其存活。否则就会缺乏维生素K，因为这种维生素是由微生物群系产生的[32]。有趣的是，据我们已知的研究成果，因为杀死了肠道细菌[33]，人类的抗生素治疗会显著降低维生素K的水平。

正如热带雨林和珊瑚礁一样，恶化或破坏人类微生物群系会带来各种后果。我们需要的是一个整体，为拥有一个健康而长寿的生命，我们需要一条通向微生物伙伴充分多样性的道路。

第三章

看不见的人类超级有机体

人体绝大部分都是微生物。科学家们估计，如果按照细胞计算，人体的微生物细胞超过自身哺乳动物细胞十倍。遗传学家在对比微生物基因和哺乳动物基因的时候，他们发现从遗传学角度来看我们甚至更微生物化；人类只有大约22000个哺乳动物基因，但却携带着大约1000万种微生物基因[1]。人体的微生物基因总体一直被称为人类的第二基因组，包括细菌、病毒、真菌和寄生虫。

这种第二基因组不只是在数字对比上很重要。改变哺乳动物的基因是指改变身体每个细胞的染色体。染色体是所有活着的细胞中所发现的一种线状结构，由核酸和蛋白质构成并携带染色体。对必须改变的染色体和细胞数量来说，哺乳动物的基因改造将是一项特别艰巨的让人气馁的任务。虽然难以改变哺乳动物的基因，但改变微生物的基因却相对比较容易。从根本上说，我们所需要做的全部事情，只是改变自身的微生物组合，从而改变自身的微生物基因。这一事实为改善我们的健康幸福提供了一个强大的新战略。

改变哺乳动物基因组的另一个挑战是：很多哺乳动物基因是组团发挥作用的。企图改变一个基因可能掀起其他基因的连锁反应，导致某些基因没有充分表达。这可能导致某些功能改变甚至丢失。即使让这些组合恢复正常，最有可能带来的结果也是无法解决最不具传染性的疾病。像哮喘、糖尿病、肥胖症与自闭症似乎可能需要改变许多涉及免疫系统及器官和组织的基因和代谢途径。不管什么情况下，哺乳动物基因治疗的最大限制是，它仅仅能瞄准我们总体基因（第一和第二基因组）不到1%的部分。

想一想瞄准自身的微生物基因的可能性——占你全部基因的99%——改变人体肠道微生物或皮肤的微生物。这并非科幻小说。研究人员和临床医生已经完成所谓的“概念证据”。他们可以做出这种改变，而且这些办法已经发挥作用。本章在探讨人类超级有机体的问题时，我会强调我们的基因问题，其中包括微生物的和哺乳动物的；它们如何影响我们的历史及现状；以及它们可能如何影响我们以及后代的未来。

新家庭规则

在你的身体内部及身体上，你就是整个世界，正如迈克尔·杰克逊（Michael Jackson）和莱昂纳尔·里奇（Lionel Richie）等一大群艺人在1985年所唱的一首歌。你就是这个世界成千上万个物种的一个缩影。但你并不孤单。你超乎自己的想象。在你身体里，也存在与整个世界各个地方数百万人所共享的东西。这些人你从未见过，这些地方你也从未去过，但从微生物的角度，你与他们相关。你身体内的微生物与那些生活在几个大陆之外的人以及几十年前的人都有关系。

过去，我们仅以一种特别消极的思维来思考共享的微生物，因为它们经常导致席卷全球性的感染。这就是鼠疫、天花、伤寒、肺结核和小儿麻痹症病毒怎么变成流行病的原因。但在身体中寄居的微生物通常不会引发疾病却支撑着身体的成熟和功能，这些微生物也同样席卷全球。我们大多数人认为，我们与从自己先祖来的访客有关系，却与从大陆来的访客没有关系。但在整个基因构成上，包括人类自身的微生物基因，这种关系几乎是不可避免的。

我们与家族的关系是非常牢固的，就是经历千年也依然存在。在很多古老的文化中血缘关系是社区、部落及氏族的基础。具有血缘关系的亲属可能穿同样的衣服，佩戴同样的服饰来彰显其忠诚，抑或是一条苏格兰裙、一种钉珠图案或一种特定风格的文身。盾牌或头顶纹饰的符号，有时甚至是家族的箴言，在他们投入战斗时均是家族的标记。有的时候即使很多贵族大字不识一个，也会在合同和信函中使用那些符号作为其正式的标志。

亲属关系长期以来[2]一直是政治的一个基础，甚至今天也继续存在[3]——从哈萨克斯坦到肯纳邦克波特均可以看到。对大多数人来说，这样的从属关系就是这个世界运行的方式。

微生物的遗传及丢失（并不像血红素的血红色），是我们先祖无法看到甚至无法了解的东西。然而随着全世界越来越多的生物学家开始意识到，微生物丢失可能比人类作为亲属留给孩子以及孙子的遗产更为重要。纽约大学教授马丁·布莱泽（Martin Blaser）根据研究，最近在其著作《消失的微生物》（*Missing Microbes*）[4]中提出，我们已经承受不起微生物多样性丧失带来的后果，其部分原因是滥用抗生素造成的。在其言辞犀利的书中他清楚地说明了建立维系一个健康的以家族为基础的微生物群系的好处。

就像那些穿着苏格兰裙的先祖一样，我们应当自豪地披上自己微生物的色彩，并努力保护维持。随着我们将重心从第一基因组（包括哺乳动物基因）转移到占身体大多数的第二基因组（我们的微生物基因），我们对血统和继承的视角也可能要转移。

处于不同文化战争中心两性之间的战斗，很可能被我们将自身看作超级有机体的想法所颠覆。这就是新视角的根本所在。男女、夫妻之间的关系需要以新的眼光解读。我与妻子一起撰写了一篇历史报告，详细说明了苏格兰妇女在制作黄金装饰的历史中所起到的作用。我们发现，女性极大影响了跟谁去学徒，学什么手艺，这是以女性的家庭关系以及银匠会制作什么银器为基础的。而男性只是接受培训制造所需要的东西[5]。

纵观历史，一直存在两种主要类型的继承关系——父系（以父亲的家庭为主）和母系（以母亲的家庭为主导）。不管新婚夫妇与父亲的家庭居住（称为父系家庭），还是与母亲的家庭居住（称为母系家庭），均有各自的含义。也有一定的规则决定谁给谁彩礼，婚后谁住在什么地方，以及谁继承家庭的财产[6]。

尽管这些规则可能一直比较部落化，类似的规则延伸到统治者（如王权）及谁决定谁统治的问题（如一些美国土著部落首领是由女性选择的）。然而不管是以男性还是女性为主的社会都一直存在，而且直到今天也确实存在，其中大约80%为父系[7]。人类学家认为，也许战争是幕后推手。在母系血统中以母女继承为主，往往是因为对父亲的关系不太确定。在血缘关系中保护家庭哺乳动物基因组的完整性变成父系血统[8]背后的驱动力。

亲属关系和继承规则必然使生活变得更加有趣。以电影、电视秀甚至话剧中反复重复的一个具体案例为例，英国国王亨利八世有很多王后。

有人认为，之所以出现新教，是因为亨利八世无法让其携带Y染色体的精子与任何一位王后的卵子结合去履行职责。然而鉴于16世纪对生物的理解，女人反而承担了骂名。即使他有一个携带Y染色体的继承人，真正的基因遗传也可能会通过王后的微生物基因组。既然亨利的确没有一个活下来的男性继承人，最终他的女儿伊丽莎白加冕成为英国女王。亨利的第二任王后安妮·博林的女儿伊丽莎白在母亲被处死时才三岁。由于微生物基因占99%，而且遗传自母亲，那么伊丽莎白除了是为了子嗣而忧心忡忡的亨利的女儿外，更是携带着安妮血统的女王。

据说安妮·博林在怀孕期间特别喜欢吃苹果，这可能有助于为伊丽莎白形成最终所得的微生物群系。在分娩前两周，安妮搬入在一个小教堂和一个铺着垫子的单元房之间的产房[9]。具有讽刺意味的是，在预产期临近的时候，只允许妇女进入安妮的房间。这似乎说明，任何通过皮肤接触传递给伊丽莎白的其他微生物均是从皇宫的女人而来，而非来自亨利国王。1533年9月7日下午3点，伊丽莎白通过自然分娩诞生，而婴儿的微生物完全由安妮·博林的微生物群系完成。看到的人注意到婴儿伊丽莎白长着亨利的红头发、安妮的黑眼睛。当然，当年伊丽莎白继承英国王位时，没有人意识到伊丽莎白从安妮的身体所遗传的基因比从亨利处遗传的更多。

如果利用伊丽莎白具有大约99%的微生物基因和仅仅1%的哺乳动物基因来实际计算亨利和安妮为伊丽莎白的基因所做的贡献，那么事实证明，亨利只有伊丽莎白全部基因的0.5%，而安妮提供了99.5%的基因，再减去来自助产士的少量微生物基因和用母乳喂养伊丽莎白的乳母的基因。那么到底是谁的婴儿登上了英国王位？基本上是安妮的。

尽管伊丽莎白统治时间漫长而且国力强大，但她从未结婚，也没有生出一个皇室继承人。她之后的王位继承竞争激烈。她的表妹苏格兰女王玛丽为这一殊荣而战，而且她们之间富有戏剧性的矛盾广为流传。如果这种事情发生在今天，那么她们会用自己的权力指挥一系列现实行为。为了防止玛丽篡夺英国王位，伊丽莎白将她囚禁并最终处死。命运发生讽刺性的逆转，玛丽的儿子詹姆斯登基做了苏格兰国王，尽管他还是一个婴儿，却变成伊丽莎白的继承者。而且玛丽通过分娩时给詹姆斯的肠道所贡献的微生物以及抱孩子时与其皮肤接触所交换的皮肤微生物在詹姆斯的身体上和身体内延续了自己的生命。从安妮·博林传递到她的女儿伊丽莎白或从苏格兰女王玛丽传递到她的儿子詹姆斯的大多数微生物和基因与哺乳动物的基因亲缘关系毫不相关。这些微生物所携带的生物信息更多。也许，关于亨利和安妮·博林的故事，一部新戏也该上演了。

你不必回溯若干个世纪就可以发现这样的社会，权力、金钱甚至声望的继承，都被父系社会支配。这在当今的各种文化和社会中依然普遍存在，而且其流毒甚至可能越来越大。这是源于我所称作的1%思维：即男性继承人将染色体代代相传的想法是一个家庭价值观（真正的血统）的真正考验。事实上这与生物学毫不相关。

重男轻女的现象发生在全球各地一些以农业为基础的文化中，这是因为男性往往可以赚更多的钱。凡是有女儿的家庭为了让女儿体面地出嫁不得不给新郎家送嫁妆，这种嫁妆体系无可非议地在总体上贬低了女性的地位。20世纪这种古老的传统以一种惊人的方式与各种新技术紧密结合。在20世纪80年代，产前性别鉴定改变了一切。如果在子宫就可以鉴别婴儿性别，就很可能引发针对性流产，当然结果很可怕但或许并不令人惊讶：是针对女性的人口选择。女婴被打掉，而男婴到期分娩。当然，从长远来看的确会引发性别不平衡的后果。

认为男性后代延续香火的观点是一种伪科学的思路。男性在传宗接代上所传递的染色体仅占我们身体不到1%的基因。那么这就出现一个分歧：从一代传递到下一代99%的微生物基因基本通过家庭中的女性遗传。显然像苏格兰古皮克特人的一些文化对它的理解恰到好处。

中国，这个全球人口最多的国家，在1979年开始实行独生子女制度。虽然不同的省份有所不同，但一对夫妻只能生一个孩子。这一政策本应该持续一代人，但却一直延续下来。按照根深蒂固的文化背景偏向于生一个男孩，来让人口有限的家庭开枝散叶，导致男孩比例多而女孩比例少。根据人口普查局的资料，目前有4100万单身汉，这一数字预计到2020年会增长到5500万[10]。鉴于这一局势，中国在2013年放开了独生子女政策。

印度的情况也不怎么样。2013年《纽约时报》刊载了一篇文章，讨论印度的“男性问题”。作者认为，未婚男性的过剩已经导致针对妇女的暴力事件越来越多[11]。而且这个国家怀孕期间进行性别选择的问题在某些地区极为严重，特别是那些根据文化传统仍然需要给女孩准备嫁妆的地方。虽然已经通过法律劝阻甄别性别并取消嫁妆，但执行起来依然问题重重[12]。

那么，很多当今和历史上的冲突、战争及继承观点，种族歧视的案例甚至对后代的性别选择，一直是以我们目前所理解的生物上的半真半假为基础——即你是其他人所见之物这种思路主导下的说法。在闪耀的网络文化环境下，广告强化了以形象为基础对人进行评价的路数。我们热爱各种身体形象。但哺乳动物的身体形象并非真正的你。从本质上讲，你不仅仅是一个躯体；你也是一个超级有机体。当你希望找到自己的核心，希望了解自己内心深处的东西，希望控制自己的健康和情绪，以及与其他人更好地互动时，必须问问自己身上占比99%的微生物遗传基因。

孩子，拥抱自己的微生物群系吧

新生儿的微生物群系种子主要是在出生时播下的。产前婴儿已经受到某些微生物的影响，如与胎盘有关的细菌，而这无疑有助于产前免疫系统的成熟。

胎盘里的微生物群落相对较小，包括厚壁菌门、软壁菌门、变形菌门、拟杆菌门和梭杆菌门。胎盘的微生物群系似乎与口腔的微生物群系[13]最为接近，胎盘微生物的多样性似乎与婴儿的产前发育相关。最近中国北京的研究人员在一项研究中发现，正常体重的新生儿与体重偏低的新生儿胎盘微生物存在较大差异。出生体重偏低的新生儿，其胎盘在细菌的多样性上相对贫乏，而且乳酸菌[14]的比例也较低。

孕期环境，包括饮食、压力及药物（如抗生素）对婴儿体内生根发芽的微生物阵列的形成起到很大作用。在微生物播种的过程中，出生这件事本身就是最重要的一步。在通过阴道生产的过程中，婴儿暴露在母亲的阴道及盲肠（靠近阑尾大肠的一部分）的微生物之下。有的细菌在有氧气的情况下生长，有的则不需要氧气，例如肠杆菌科的细菌。这种细菌最先出现在婴儿的肠道中，不久就会被其他几种厌氧类型的细菌所代替（如双歧杆菌、拟杆菌和梭菌）[15]。

对新生儿来说，这些微生物是作为第一批合作伙伴的基础微生物。这些简单漂亮但古老的生物体包括细菌、病毒、真菌和真核微生物（有核的细胞），如酵母菌。因为婴儿的生理系统从几月龄到几岁的时候日益成熟，因此与这些基础微生物的相互作用对器官和组织的发育会产生持久的影响。

母亲与婴儿通过皮肤接触以及母乳喂养有助于完善微生物群系的播种进程。皮肤和哺乳都会传播特定的微生物，很多与通过阴道分娩所传递的微生物不同。在早产儿中，皮肤接触通常称为袋鼠式护理，在袋子里让婴儿接触母亲的皮肤[16]。这不仅有助于皮肤微生物的传播，而且似乎也有助于早产儿发育成熟。随着婴儿发育成熟，婴儿体内的微生物会发生变化，婴儿的食物来源也会越来越多样化。

母乳是婴儿最理想的食物，但少数情况除外[17]，其中之一是母乳受到异常高毒性的化学污染，这种有毒的化学物质可能会伤害到婴儿[18]。此外，在提供保护婴儿免受感染的特殊免疫因素上，母乳是独一无二的，因为母乳含有糖（低聚糖），这是我们哺乳动物细胞无法消化但我们的微生物却需要的东西[19]。这种糖是专门喂养新生儿肠道那些刚种下的微生物的，在婴儿的生命早期[20]有助于其成熟。有一个指标可以用来衡量微生物群系对我们来说有多重要，这就是人类的母乳含有专为微生物设计的食物这一事实。此外，母乳是其他通过母乳喂养而传播微生物的一个来源，因此母乳也是一种益生菌食品。

母乳含有几百种细菌，而且这些微生物加上母乳中所发现的微生物食物（益生元），有助于引导婴儿肠道的成熟。事实上母乳可能是婴儿会消化的[21]第一批益生菌食物。母乳中微生物[22]的确切成分根据几个因素而有所不同，包括母亲自然分娩或剖宫产。毫无疑问，乳酸菌在母乳中最为突出，还有其他嗜酸菌。但这些都只是冰山一角。同时也发现其他细菌，如双歧杆菌和金黄葡萄球菌。怀孕或哺乳期间使用抗生素治疗会影响母乳中细菌的浓度。此外，自然分娩母亲的乳汁中细菌的多样性比较高，比选择性剖宫产[23]母亲的乳汁中所含的金黄葡萄球菌种类要少。正如食物或补品中的其他益生菌一样，母乳中微生物可以改变婴儿的新陈代谢，甚至可能在婴儿的肠道中停留较长时间[24]。

反过来，如果婴儿肠道的微生物被喂以它们偏爱的食物，这些微生物就会在母乳中形成分解物（即新陈代谢物），供养婴儿发育成长。母乳所含有的不仅是婴儿的哺乳动物细胞所需要的独一无二的食物，而且还可以为婴儿的微生物所用，产生婴儿所需要的维生素和其他代谢物。当各种配方奶与其他母乳替代品不足以供给婴儿建造新的微生物群系时，会改变微生物群系的发展过程，同时也会导致婴儿生理系统的发育问题。这是20世纪在旧生物学理论支持下的配方奶的开发者根本无法理解的问题。

婴儿的其他身体部位会暴露在环境中，例如呼吸道和泌尿生殖系统。这些部位在婴儿出生不久也会布满微生物。总之，我们对胃肠道系统微生物的了解比对寄居在身体其他部位的微生物的了解要多得多。这简单地反映出——比之于皮肤、呼吸道及泌尿生殖系统——与微生物相关的研究一直侧重在肠道系统上。

随着婴儿的发育成熟，微生物群系也在发育成熟。这是一种真正的伙伴关系，每个身体部位的微生物都在那个部位和谐共存，各得其所，而且与婴儿体内那些特定的细胞相互交流。成长中的孩子的每个生命阶段都在心理系统和微生物的构成上表现出各种变化。微生物群系在早期阶段的发展对长期健康绝对有至关重要的作用。这是因为从孕期到出生的最初几年婴儿对基因活动的发育规划特别敏感。这些发育窗口，我在之前的出版物中称为关键脆弱窗口，什么时候对微生物群系给予照顾和哺育会产生最大红利？事实证明，每一个生理系统（例如免疫、呼吸及神经系统）均有自己特定的脆弱发育窗口，这些窗口期对环境的影响特别敏感，包括微生物群系的影响[25]。这意味着，越早得到一个平衡良好的微生物群系对健康越有利。

我们从哪儿来?

微生物世界远不像看上去那么简单。土壤和一些植物中滋生着有能力"固定"氮元素的细菌。这意味着它们会从大气中吸收氮气，将其转变成如豌豆、大豆和苜蓿等植物可以利用的形式（如氨），并最终使土地变得肥沃。作为回报，生活在某些植物根毛上固定氮的互惠细菌从植物得到能源。它们与植物一起让蛋白质（氨基酸）这种建筑模块循环使用，从而相互帮助、共同发展[26]。

地球本身似乎也被包裹在一个巨大的微生物气泡之中。最近的研究表明，在非常恶劣的条件下，环境微生物的范围可以延伸到地球大气层的上层[27]。事实上，如果没有控制，它们很可能对气候产生影响。最近对飓风的研究表明，飓风中的细菌组合与大气层里常规的细菌组合不同。如果未被忽视，各种模式可以揭示出不同程度的相似性。飓风是大气的一种剧烈运动，那么大气微生物的格局也会因不同的形式而变动；也许人体中微生物群系的剧烈运动导致了人体中以非传染性慢性病的形式而爆发的一阵飓风。

当下的一个问题是微生物是否能在太空生存。一种新发现的特别有忍耐力的细菌在不同的航天机构设施中出现过两次，这些设施是由高度无菌材料制成，正准备发射。一次出现在佛罗里达的肯尼迪航天中心，另一次出现在法属圭亚那的欧洲航天机构设备里。实际上给这一新细菌家庭的命名，部分来自拉丁语"干净"的翻译[28]。

一些证据表明，某些细菌有能力在太空苛刻的条件下生存。国际空间站做过实验，上一次提前隔离在航天器特定细菌的孢子（短小芽孢杆菌）能够在宇宙空间里曝光后存活。存活下来的孢子之后所形成的细菌细胞对最具破坏性的紫外线辐射[29]抵抗力提高。

无论我们的超级有机体是起源于地球还是其他地方，似乎很清楚，我们最早的先祖与微生物一起成长，将微生物当作其生命不可缺少的一部分。美国几所大学从人类学、计算机科学、自然资源及生物化学几个学科集合一群勤奋的研究人员组成了一个新奇的团队，对比了在考古挖掘中所发现的已经灭绝的早期类人猿[30]的粪便样品中的微生物。他们发现，微生物分析不仅是可行的，而且结果显示，这些样品与当今人类的微生物群系匹配相当好。然而，相似性最大的是远古人类祖先与居住在农村的现代人。城市生活似乎已经显著改变了我们从目前所发现的人类最古老的祖先那里所继承的微生物群系。

毫不奇怪，当人类行为和食物供应在生存早期发生变化，我们的微生物群系也发生了变化。澳大利亚的科学家分析了远古人牙齿中口腔微生物群系的DNA，并与人类文明不同时期的DNA进行比较。他们发现，在口腔中所发现的细菌类型的变化[31]，直接与从狩猎采集社会到农耕社会的转变相关。人类的微生物群系符合人类的基本生活方式，而且已经持续了相当长的时间。

认为人类的持续存在是因为微生物，以及没有微生物伙伴人类就不会正常发挥作用或保持健康这种想法并不是完全无中生有。著名的生物学家、美国国家科学院入选者，后来成为波士顿大学教授的林恩·马古利斯（Lynn Margulis）的工作已经为这一思路打下坚实的基础。马古利斯是一位有远见的人，嫁给物理学家和生物学家卡尔·萨根（Carl Sagan），康奈尔大学的教授。卡尔很快成为电视系列片《宇宙》(*Cosmos*)的主持人，成为他那个年代最受欢迎的科学家。你能想象一下晚餐桌上的聊天吗？马古利斯和萨根成为科学界颇具实力的夫妻，尽管事实上就在真正成名前他们已经分道扬镳了。

1967年马古利斯首先提出这样的思路，古菌对人类的细胞功能至关重要，我们的细胞捕捉了这些细菌并将它们纳入自身的细胞结构。在被称为胞内共生的过程中，不同的生命领域混在一起。作为具有核细胞的哺乳动物，我们是真核生物领域的一部分。我们的细胞硬是吃掉了生命细菌领域的有机体（毫无疑问由细菌构成），然后让它们作为部分新的混合细胞保存在内部。这些新细胞实质上完好无损地保留了细菌，包括细菌的基因。这些细菌残余就是线粒体，处于每一个哺乳动物细胞核的周围，而我们的染色体就在这里。所有有核的细胞均有线粒体[32]。

甚至植物也有一个细胞器，称作叶绿体，最初大家一直认为是某种类型的细菌。线粒体和叶绿体以完全不同于细胞本身生产能量的形式为细胞生产能量。这样一来，新的混合有机体不但得到能量，而且得到了适应性。

林恩·马古利斯与她的儿子多里昂·萨根在合著的《捕捉基因组》(*Acquiring Genomes*)[33]中总结了种类合并思想的精髓。马古利斯认为，物种进化的过程绝大部分是在物种交换过程中发生的，而非其他。显然，这的确不能让严格的达尔文崇拜者满意，他们一直在寻找以突变为基础的更烦琐的发展过程。问题是，如果可以乞求、借用甚至盗取一个完整而有用的基因组或至少是有益的细菌基因，那么为什么要等待那么久去期待突变呢？事实上有充分的证据显示基因交换发生得相当频繁。分子证据显示，真核生物中很多染色体基因可能起源于古菌和细菌[34]。换句话说，人类是嵌合体。这似乎表明人类基因组所发现的一些功能源于我们的细菌先祖[35]。

一旦我们将细菌基因平行转移加诸哺乳动物，包括人类身上，使之与以人体为家的数十亿微生物为伍，我们就变成一个相当惊人的超级有机体。我们就是一个共生共同体，像一座珊瑚礁，有多种多样的生物，一起协作形成一个整体，这比各部分的总和要大得多。

的确，也许我们这些超级有机体以前更像一种珊瑚礁——从木星卫星的冰封海面下的地热能源取暖，而不像奥林匹斯山上的半神半人。

什么东西可以杀死我们?

作为一名专注于免疫系统的毒理学研究专家，康奈尔大学全校性毒理学项目主任、环境中心高级研究员，我对安全评估需要谨慎考虑。这是对人类健康—— 包括其历史、现状及未来演化——以及更广泛的生态系统的保护。毒理学及总体环境安全的基本原则可以追溯到16世纪的德国医生、炼金术士和博学之士帕拉塞尔苏斯（Paracelsus）。这是整个毒理学领域发展的驱动力。其准则是“药剂即毒药（是药三分毒）”。这一说法的现实生活含义是，即使一针安全甚至有用的药物，如果剂量较高，也可能使人生病甚至死亡。在现代毒理学中这仍然是一种驱动力量，适用于全球政府所推动的各种安全法规。这对所有的毒理学均适用，但个别情况除外。例如，目前科学家和政府管理人员在思考，如果人类暴露在某些重金属下，如铅，是否真正有一个安全水准。尽管我们衡量铅暴露的不良影响的能力在过去十年中显著提高，但铅暴露的安全水平仍有待发现。

我们所谓的安全只是用我们习惯评估安全的方法衡量好与坏。

虽然毒理学的理论与实践已经挽救了无数生命，并且距早期食物尝试者的时代已经有了重大演变，但是毒理学仍然不无历史性缺陷。事实上，毒理学的历史充满了令人不快的意外，并且导致了这样的结论：我们不了解的东西能要我们的命。

有人认为，在古代锡器和玻璃制造中使用铅，导致人接触铅，加速了罗马帝国的衰落。根据18世纪苏格兰医生和化学家威廉·卡伦（William Cullen）[36]的说法，在中世纪砷是政治谋杀的一种常用毒药。波吉亚家族严重依赖砷，而且据说拿破仑·波拿巴就死于砷中毒。在工业发展中使用汞产生了许多意想不到的结果。“疯狂得像个帽匠”这个说法就是源于制帽企业（女帽）大量使用汞，在制毡时会接触到大量蒸发成气体的汞。但其他工匠也同样涉及意料不到的风险。在19世纪早期英国（如伦敦、伯明翰和爱丁堡）镀银技术的出现让很多金匠或者住进精神病院，或者英年早逝。

20世纪的戏剧《砷与旧花边》（*Arsenic and Old Lace*）描绘了重金属砷作为一种杀人工具的事情，后来这个故事被改编成让加里·格兰特（Cary Grant）一举成名的一部电影。19世纪的文学和浪漫歌剧中甚至描写了很多异域的毒物，包括从各种树木中所提取的毒物。例如，梅耶贝尔（Meyerbeer）最后的歌剧《非洲人》（*L'Africaine*）中一个主要的剧情元素是有很多有毒化学品的热带毒番石榴树。在这部歌剧中为领唱女高音的自杀展开了一场马拉松式的落幕方法。在文学史上一举成名的另一种有毒的树是在爪哇岛等地发现的亚洲见血封喉树。其化学物质可以造成心脏病发作。原来这种树的确可以产生一种毒性很强的物质，但通常必须浓缩才能形成那种杀伤力很广的物质。这让查尔斯·达尔文（Charles Darwin）的祖父伊拉兹马斯·达尔文（Erasmus Darwin）和俄国诗人亚历山大·普希金（Alexander Pushkin）等人[37]脑洞大开。

我在担任毒理学主任的时候，有时会为《纽约时报》科学版撰写一些有关公共健康毒理学问题的文字。这些问题从“什么东西能与发霉的奶酪一起吃而不会致死”到一些果核的毒性（如杏仁）等等。事实证明，后者会形成一种叫苦杏仁素的化学物质，如果与胃酸结合，会形成有毒物质氰化物。最终这篇文章导致了对含有苦杏仁素的进口食品实施健康认证。这之前苦杏仁素一直危害着曼哈顿消费者的健康，对此我却一无所知。

天然有毒化学物质也同样存在。毒箭蛙产生一种毒素，土著居民用在箭头上。谷物发霉是受到黄曲霉素的污染，导致食用受污染食物的人患病和死亡。如果环境中到处都是这些毒素，那为什么我们还没有灭亡殆尽呢?

超级英雄的装备

最近，微生物群系像一种类型的保护性衣柜一样具有了新的意义，能让我们与外部环境无缝连接。你可以将其想象成某种蝙蝠侠或蜘蛛侠的外衣。

它可以提前筛选或过滤我们在自身之外的环境中所看到的任何东西（食品、药物、化学品、其他微生物等），就像把关的守卫，决定什么东西可以通过我们的哺乳动物细胞、组织和器官。也可以将其想象成通向一个世界通用的翻译，而这个世界我们认为是高度危险的。约翰·霍普金斯公共卫生学院的教授艾伦·希尔博吉尔德（Ellen Silbergeld）与我共同发表过一篇文章，论述了微生物的把关功能[38]。诸如彼得·特恩伯（Peter Turnbaugh）等其他研究人员与其同事已经论述了微生物在与我们外部世界（称为外源性化学物质）[39]物质的互动中的重要性。微生物将我们的外部及内部环境连接并进行双向沟通。如果微生物缺乏、不足或有缺陷，我们的生活、呼吸及与这个世界的动态联系就会出现问题。我们真正的存在就会变成人类与环境之间的战争，并由发育不良且未经培训的免疫系统作为唯一仲裁者。微生物了解我们的身体内部和外部。如果微生物失效，那么我们就剩下了一个无法识别人类是什么以及什么与人类不相关的系统。其严重的后果在我们周围随处可见。

人类的微生物群系在很多方面应当像一副手套一样大小适中。对人类哺乳动物自身来说可以也应当完美匹配，这样这两个部件就会发挥作用，携手并进。在准备本章的时候，我偶然看到的体育新闻可以用来类比。

在竞技体育世界里，一个人的装束会成就这个运动员，特别是涉及速度、灵敏度或耐力的竞技运动。使用贴身运动套装可以提供空气动力学上的优势，让运动员最大限度地发挥出体能，从而创造竞争优势。太空时代的技术被应用到竞技服装中。在2008年北京夏季奥林匹克运动会上，美国男子游泳队特殊的Speedo运动服风靡一时。同样，大家认为，2010年温哥华冬奥会金牌得主林赛·沃恩与其他美国滑雪运动员所穿的Spyder设计运动服让他们占了优势[40]。

但如果缺少了个人个性化的适应性，技术并不总能解决问题。以备受青睐的美国速滑队为例，最新设计精工细作的高技术运动服需要在比赛前量好尺寸。新式运动服（叫Mach39）正好在2014年索契冬奥会前送到，这意味着运动员一直没穿这样的运动服参加过比赛[41]。相反，荷兰队带着之前竞赛中穿过的运动服还有裁缝，裁缝可以每天根据个人情况调整服装及装备[42]。最后美国队总体表现不佳，导致他们在奥运会中途改换服装，而荷兰队在比赛中以其金牌霸主地位令全球刮目相看。如果奥运会的运动服既不是偶然，也非唾手可得，而是需要为每一个运动员量身定制，最终是为了提高其成绩，那么人类的微生物群系似乎对个人特定的哺乳动物基因组来说也应该是唯一匹配的，对身体来说应该像一位老朋友。从生物学的角度，既然必须同心协力一起发挥作用，正如一个珊瑚礁上的生命一样，必须井然有序才能获得蓬勃发展。人从一个受精卵开始发育，既包含着综合选择的父母哺乳动物染色体，也包含从母亲那里得到的微生物群系，这些微生物群系与母亲的哺乳动物基因一起生活。人类研究已经表明，微生物群系是如何完善人类的主体哺乳动物基因的。

研究人类基因与环境影响的一个方法是通过同卵双胞胎的对比。同卵双胞胎是从同一个受精卵所发育的两个孩子，在基因上完全相同。异卵双胞胎是两个不同的卵子受精于两个不同的精子，在母亲的子宫里一起发育。双胞胎也可以共享一个胎盘，或者各自有一个胎盘。对科学研究来说，同卵双胞胎特别金贵，是因为其哺乳动物基因是一个已知因素。

同卵双胞胎对研究很有利，如果是三胞胎就更好了。爱尔兰考克大学进行过一个研究，查看三组三胞胎[43]的肠道微生物群系，从孩子出生到一岁跟踪这些孩子的情况。每一组三胞胎中有两个孩子来自同一个精子和卵子（发育为同卵双胞胎并携带相同的哺乳动物染色体）而第三个孩子来自不同的精子和卵子（并且在某些哺乳动物基因上不同）。这就叫作异卵三胞胎。所有这些孩子都是通过选择性剖宫产出生，也就是说微生物的播种并不是通过母亲的阴道。孩子的喂养是通过母乳和配方奶粉混合进行的。

一个观察重点是其中一组中没有接触过抗生素的健康三胞胎。一月龄时，从同一个精子和卵子形成的两个婴儿微生物群系特别相似，而从另外一个精子和卵子形成的第三个婴儿，虽然由同一个母亲怀孕生产，但在排泄物显示的肠道微生物情况上与其他两个孩子不同。但到一岁的时候，三个健康的孩子之间的这些差异在很大程度上已经消失。这一发现表明，我们自身的哺乳动物基因会在我们匹配微生物时产生一定的影响。这是哺乳动物基因与微生物基因的小型联姻，至少在生命的最初几天是这样。

而使用过抗生素的三胞胎对比则有不同结果。这两组三胞胎中，抗生素对婴儿微生物群系的破坏、对婴儿肠道微生物混合物的影响，要比哺乳动物遗传（精子和卵子的差异）所产生的影响要大很多。在抗生素治疗面前，形成每个婴儿特定的卵子和精子变得几乎无关紧要。

为了解人类的哺乳动物组件和微生物组件是如何在一个超级有机体内完美组合，提出这样的问题是有用的，如是谁在驾驭着我们这辆汽车？至于到底是谁控制着我们复杂的身体这一问题，至少对我来说，是新生物学意料之外的一部分。考克大学的约翰·克莱恩（John Cryan）及其同事最近发表了一篇文章，说明人类微生物群系可以像木偶大师一样操作我们的可能，就像葛派特与他的木偶匹诺曹[44]一样。他们描述了微生物是如何显著影响大脑功能和行为的。究竟谁说了算，人类的微生物还是哺乳动物自身，仍然是一个悬而未决的问题。然而克莱恩和其他人向我们展示出：（1）我们的肠道微生物可以像任何药物一样，产生强大得令人难以置信，从而让人改变思维的效果；（2）这些东西很可能对未来治疗有用。

这些机制表明，与我们共同生活的微生物的性质会产生心理后果，这引发了一系列令人不安的关于存在的问题。也许其中最重要的是：微生物导致了多少人自杀？

在我们思考已经出现的新生物学的其他问题以及如何将其应用到我们的健康上时，其中一件事情应该变得非常清楚。在我们可能健康生活的过程中，微生物群系起到举足轻重的作用。无论你认为人类微生物驾驭着人这辆汽车，还是简单地在这辆汽车上占据着大多数座位，对个人的人生旅途来说，它们就是你生命的一部分。很快你就有能力在某种程度上驾驭自身的微生物群系。那你会怎么做呢？

第四章

有缺陷的世代

出生缺陷不是一个让人愉快的话题。想一想那些缺胳膊少腿、肢体弯曲或皮肤上满是胎记的孩子。外形、健康和肤色是我们查看出生缺陷最常见的方式。这种话题让父母特别担惊受怕。最糟糕的后果往往随着孩子的成长出现。终身残疾或夭折往往在这些结果中出现。而且很多出生缺陷目前还无法治疗。

出生缺陷的源头可能是基因。例如囊性纤维，这是一种遗传性疾病，影响黏液厚度和汗腺，还有唐氏综合征，这是一种过多复制人类哺乳动物21号染色体所引起的遗传性疾病。另外还有环境因素，统称为畸胎原，也会形成出生缺陷。其中一个例子是镇静剂沙利度胺（thalidomide），20世纪五六十年代怀孕的妇女服用这种药来防止恶心反胃。这是婴儿畸形的主要原因，包括四肢短小和先天性心脏病[1]等缺陷。沙利度胺是其中一个最悲惨的案例，怀孕期间本应当遵循安全的医疗过程，但使用沙利度胺却导致随后的出生缺陷。第二个环境案例是胎儿酒精综合征，也叫作胎儿酒精系列障碍。在这种情况下，孩子会经历一系列的精神问题和感官问题[2]。

将以微生物群系为基础的、关于人类超级有机体的生命早期的问题视为一种新型的先天缺陷，不仅准确且非常有用。婴儿出生却没有一个必要的身体组成部分，不论这个部分有多小，我们把这类问题称为出生缺陷。这样一个诊断结果，完善了其自身的诊断代号，可能有助于开启研发融资并鼓励临床医生更严肃地对待这一问题。

与健康有关的一个完整的专家网络，包括研究人员、医生和健康产业的科学家，都已经在积极寻找对哮喘、自闭症和肥胖症等病症的预防和治疗办法。这些都是医学上认同的诊断。微生物群系的缺陷仍然是一个问题。当呼吸问题被正式认定为哮喘，就应当汇集各方资源来保护孕妇和儿童。

我敢肯定，并不是每个人都对一个正式的诊断结果满意，部分是因为资金问题。然而这一结果可以帮助人们更健康地生活，但这并不是我的目标。医学上对微生物群系缺陷的认同可能意味着临床医生需要解决微生物群系失衡的问题。这可能会很快导致医疗领域跟踪益生菌及其他微生物调整战略的正式使用。

这并非一个特别难的问题。以下是几家知名机构对出生缺陷的定义。

1. 根据美国疾病控制与预防中心（CDC）的定义，主要出生缺陷包括："在出生时出现的……身体一个或多个部分发生改变，这种改变对婴儿的健康、发育或功能能力产生严重的不利影响。"[3]

2. 畸胎学会（全球性最早致力于研究婴儿缺陷的学会）有一个

广义的定义，包括结构、功能和生理上的各种变化[4]。

3. 美国国家卫生研究院，通过尤尼斯·肯尼迪·施莱弗国家儿童健康及人类发育研究院将出生缺陷分成结构性、功能性和发育性出生缺陷。这包括神经系统、感官、新陈代谢及退化性紊乱[5]。

4. 先天缺陷基金会（一个慈善机构，其宗旨是资助研究、扶持家庭并帮助妇女）将出生缺陷描述为："出生时出现的健康状况……改变了婴儿一个或多个部分的形状或功能……（并）造成整体健康、身体发育或身体功能的各种问题。"[6]

5. 对一般人来讲，韦氏词典所定义的出生缺陷为："出生时身体或生物化学上的一种缺陷，可能是因为遗传或因为环境造成。"[7]

对包含哪些东西不包含哪些东西，这些机构之间当然有很多分歧。既然早产儿自闭症谱系障碍（ASD）发生率比较高，先天缺陷基金会就将ASD列入其出生缺陷的清单中，但美国疾病控制与预防中心却没有。

所有这些出生缺陷清单都是动态的，而不是静态的，因为随着时间流逝以及研究和诊断技术的进步会识别出新的出生缺陷。一个新定义的出生缺陷叫作毛细血管畸形，即动静脉畸形综合征。某一特定基因的突变会在血液循环系统的脉管中形成某种状况，从而导致若干健康问题[8]。

最后随着科学发现越来越多，出生缺陷的已知原因也会随着时间而改变。每年的畸胎学会年会，总会对人类致畸原做出一定的更新（包括会导致人类出生缺陷的食物、化学品和药物）。这包括对之前未知或未认可的人类致畸原的认定。

以微生物群系为基础的出生缺陷可能是通过传递到婴儿的微生物群系发生的，这些微生物携带着锁定肥胖症、糖尿病、心脏病、神经系统疾病，或很多过敏或自身免疫疾病等的微生物基因。有缺陷的基因通过微生物基因传递或通过哺乳动物染色体的基因传递，也没有什么不同。在不当饮食、误用药品、过度清洁、压力及无意中接触会杀死微生物并破坏微生物群系的化学物质的情况下，微生物群系的缺陷就会被引发（很多化学物质我们目前还不知道是否对我们的微生物有毒）。

环境条件这一事实，无论是产前还是分娩前后，都会对后代产生严重的影响，而且出生缺陷的风险提出了一些有趣的问题。如果孕妇有代谢综合征，会将有缺陷的微生物群系遗传给自己的孩子，医生是否无法更好地平衡怀孕妇女的微生物群系？如何描述医疗导致的母亲传给新生儿的微生物将被耗尽的过程？这就是在怀孕期间使用抗生素带来的效果。如果剖宫产造成婴儿失去某些重要的成分，如何定位这种剖宫产？如果医疗干预或没有医疗干预导致出生时微生物群系缺乏，那么实际上这就是制造新生儿出生缺陷[9]。

对健康和幸福在生物设计上的完善的自我假设，其中一个结果是暗含着自我不完善。作为人类超级有机体的不完善，无论是在出生时还是在儿童期，均影响到未来生活的一切。在2014年发表在某本出生缺陷研究杂志上的一篇文章中[10]，我提出这样的思路，自我不完善（缺少成为一个完全成形的超级有机体）就相当于一种类型的出生缺陷。而且因为这篇文章获得畸胎学会年度最佳论文奖，在2015年科学家年度会议前我得到了展示这一概念的一个平台。参加会议的科学家均与出生缺陷研究直接相关或负责这种研究。

虽然人类微生物超级有机体的不完善不像传统的出生缺陷，因为这是肉眼所看不到的；它牵扯到身体的每一个系统。如果生理系统不能从一个健康的微生物群系接收到成熟信号，你的身体就会丢失急需的营养物质，系统就不会正常成熟，从而就会损坏免疫系统。这是新生物学在人体中发挥作用，在一个具有不完善微生物群系的婴儿身上它也是这样发挥作用的。

德里克·麦克斐波（Derrick MacFabe），西安大略大学从事微生物和自闭症谱系障碍研究的医学博士和神经科学研究员，展现了微生物在塑造人类社会化和功能性的能力上的力量。麦克斐波已经证明，通过简单地改变肠道细菌新陈代谢物短链脂肪酸丙酸的浓度[11]，可以让小白鼠和大老鼠变得完全不爱交际，全然忽视同窝老鼠的存在而迷恋上一个球。

特定的代谢产物如丙酸、丁酸盐、维生素B_3（烟酸）、B_5、B_6（活性形式）、B_{12}及K、血清素和其他无数的微生物副产品是微生物实际影响身体的几乎所有生理系统和组织的一种方式。在一个不完善、贫化的或不平衡的微生物群系里，所形成的代谢物会产生各种生理问题。在免疫系统发育的时候，如果严重缺少脆弱拟杆菌的代谢物，这种情况就会发生。童年时期有缺陷的微生物群系会形成一个有缺陷的免疫系统，从而提高了自身免疫疾病的风险[12]。

微生物群系—非传染性慢性病—残疾之间存在一个三角形的关系，从微生物群系到非传染性慢性病，从非传染性慢性病到残疾，再从残疾到微生物群系。到目前为止，大多数科学研究将注意力一直局限在这个三角形的两点，或者是微生物群系与非传染性慢性病之间，或者是非传染性慢性病与残疾之间。但在现实生活中从整体上考虑这种三角关系很重要。

布莱恩·洛夫（Bryan Love，一位南卡罗来纳州医科大学教授，两个孩子的父亲）对抗生素的使用与食物过敏之间的关系感兴趣。他与一个跨学科研究团队[13]一直研究这种假设，使用抗生素对微生物群系的破坏会带来免疫问题和食物过敏问题。在他们从事研究的时候，科学家们意识到在大学里，即使一个很小的班级也不可能没有食物过敏的学生。这促使他们开始了一个探索旅程，界定抗生素的使用与孩子食物过敏风险之间的确切关系，并寻找食物过敏流行病的解决办法。

在序言中，我们已经看到食物过敏对社会影响的现实案例[14]。而且食物过敏只是微生物机能障碍和非传染性慢性病出现的一个方式。如果将微生物机能障碍、所导致的非传染性慢性病与残疾这个三角形的三条腿结合在一起，会发生什么？其结果可想而知，会导致各种重大的社会变革。

与微生物群系有关的各种问题搭建起非传染性慢性病可能，往往导致严重的功能限制并削弱了患者的生活质量。这些限制在身体上很明显，因为有一定自身免疫和神经状况，但往往这些残疾在很大程度上是看不到的。而且直到孩子慢慢长大，神经、免疫、肠胃、呼吸、内分泌、生殖和肝脏系统完全成熟并企图像大人一样发挥作用时，才能清楚其结果。通常到那个时候这些缺陷和功能问题才会变得明显，并表现为非传染性慢性病。不管怎样，现在可以用所谓的生物标识来测量微生物的状况。这可以是对微生物本身的测量，或者是对特定的微生物功能的衡量（如一定维生素和其他微生物化学物质的生产）。

生物学各个研究方向的科学家均将微生物群系描述为一个新认定的器官。在各种出版物中你会注意到微生物被标记为“缺失的器官”，虽然实际上我们从来没有失去过。我们根本不知道它在哪儿。然而它所起到的作用更像一个器官或多个器官。研究激素的研究人员将其看作管理激素的另一个内分泌器官（即像甲状腺一样）；营养学家、营养师和生物化学家将其看作第二个肝脏，因其非凡的消化和代谢能力；对免疫学家来说，它是一个旨在培训免疫系统的器官；而神经生物学家和心理学家将其看作一个控制人类认知和行为的器官。不管是作为第二内分泌器官、第二个肝脏、免疫训练者或神经控制器官，如果出生后微生物群系不够完善，对作为一个超级有机体的我们来说就代表着一个巨大的问题。

缺陷人口越来越多

最近凯撒家庭基金会的一份报告从不同的角度提出“出生缺陷/生而不全”的论点。该报告强调，非传染性慢性病不但会导致死亡，而且是缺陷的首要原因[15]。这也是我一直讨论的与出生缺陷有关的残疾——仅从这一医学基金会的观点出发，缺陷始于非传染性慢性病，而不是导致非传染性慢性病的微生物群系失调。同一份报告还强调，在成长过程中，越早干预可能成本更低，而且更容易成功，而不是等个人已经发展出一种或多种非传染性慢性病时再加以干预。世界卫生组织机构在其行动方案下也正式将非传染性慢性病与缺陷联系在一起[16]。而且联合国大会通过其规划和合作伙伴计划[17]将非传染性慢性病与缺陷联系起来。微生物群系功能障碍、非传染性慢性病与缺陷几乎是密不可分的。这就是当代流行病的本质和缺陷人口增长越来越快的基础。

非典型人类

缅因大学包容及残疾研究中心两位社会学研究人员探讨了缺陷与整个人类感知界限的问题，或者他们所描述的“人性”不同范围的问题。在伊丽莎白·德波伊（Elizabeth DePoy）与斯蒂芬·吉尔森（Stephen Gilson）所提出的各种有趣的问题中，有两个问题特别有趣，是关于近期微生物研究突破的：对人类来说这意味着什么？以及在非典型人体[18]中作为人类可能接受的界限是什么？

我怀疑德波伊和吉尔森考虑更多的是缺陷，而已经将某个人视为非典型。这有一些身体上的暗示，或者换句话说，某个人可能使用某种技术帮助功能发挥，而且这种技术或设备可以看得到。但现实情况是缺陷的表现形式各种各样。很多缺陷是肉眼不容易识别的，而且目前尚未有特殊的设备工具辅助。事实上微生物不全的婴儿或微生物功能失调的成人看起来没什么异样。只有当一定的非传染性慢性病形成以后，他（或她）才会在身体上被认为可能有缺陷。我们是怎么知道的呢？我们已经了解到没有微生物的婴儿看起来怎么样。当我在达拉斯学习生物医学的早期阶段，出现了一个特殊情况，一个即将出生的婴儿，医生知道，如果暴露在微生物下就会死。因此，他有意将孩子放在没有微生物的地方，想方设法挽救孩子的生命。

我们来看看1971年大卫·维特（David Vetter）的案例。这个孩子天生在基因上缺乏免疫系统。接触微生物对大卫的免疫系统也无济于事，因为它根本就不存在，所以不会得到训练。相反，微生物中的任何病菌都会要了大卫的命。这个家庭因为这种情况已经失去一个孩子，在大卫出生前医生就已经准备就绪。大卫通过剖宫产出生后就被直接放进一个无菌保护气泡环境里。在这个让他免受所有微生物影响的保护气泡里[19]，大卫长到12岁。他没有免疫系统，没有微生物群系与他一起成熟，让他在这个世界中得到生物性的功能。1984年，他在一次移植手术中去世了。这次手术中，捐赠者细胞中一种未被检测出的病毒引发了各种并发症[20]。

缺少微生物群系或微生物群系有缺陷的人，外观上看与一般人并没有明显的生理差异。然而这类人很可能在新陈代谢上有缺陷，而且在以后生活中所出现的疾病面前特别脆弱。这就是一个悖论。你根本看不到自己的微生物，那么就无法直观地说出什么时候严重失衡。但无论你是否看到，缺陷都在。大卫·维特这个案例之所以很明显，是因为他的免疫缺陷要求他必须离开这个世界正常的环境，被隔离到一个完全人工的环境，仅仅是为了维持生命。微生物的存在或缺失在生理上并不会改变身体特征。

尽管在社会的很多领域，残疾包容方面取得了进展，但现行的非传染性慢性病流行和非传染性慢性病残疾轴线提出了严峻的挑战。

1. 基于非传染性慢性病的缺陷从根本上限制患者进入正常的环境。

2. 因非传染性慢性病而导致缺陷的那些人，其绝对数字意味着可以安全进入不同的环境人越来越少。

危险的是，我们中会有越来越多的人可能只有在严格限制的环境中才能安全地生活。

很多人奋力挣扎，尽量与不同的环境进行安全互动，社会所面临的这些问题深深地烙在我和妻子的心里。在成为科学编辑之前，我妻子是纽约州立大学宾汉姆顿分校的学习障碍专家。她的工作是为有学习障碍、注意力缺陷多动障碍（ADHD）、自闭症及创伤性脑损伤的学生设计实施过渡方案。1994年她开始研究生实习的时候，只有6名学生，工作轻松愉快而且颇有成就感。然而学生的数量迅速增长，首先是多动症的学生猛增，然后是21世纪患有阿斯佩格综合征的学生爆炸性增长。

与其他类别的学生不同，患有阿斯佩格综合征的学生需要更加强化的个性化管理，因为在不同的环境下他们有适应上的麻烦。患有自闭症谱系障碍的青年，如阿斯佩格综合征，在未来的生活中困难重重，常常需要其他人的多种服务[21]。一个最大的问题是：随着需要帮助的人越来越多，谁会提供所有这些支持性服务？根据阿斯佩格/自闭症网络的信息，患有阿斯佩格综合征的成年人往往需要在常规生活上的协助，如支付账单、保持房间清洁或一般性的组织活动。如果没有同父母住在一起[22]，他们需要助理室友陪同生活。

各个大学都在想方设法了解这种流行病。然而得病的学生越来越多，需要更多训练有素的工作人员，这并非长久之计。加拿大青年中身心障碍者的数量增长特别显著，各个大学都在开始专注于照顾这些特殊群体，诸如那些患有阿斯佩格综合征的人[23]。但想一想，这只是其中一种缺陷。而对整个生理系统（免疫、神经、肠胃、心血管、代谢、呼吸和泌尿系统）来说，只要与人类的自我不完善有关，障碍就会反复发生。在美国，相比1980—2005年的总体学生数字增长，有身心障碍的学生数字翻了一倍，而在1999—2000学年，美国在教育和为有身心障碍的学生服务上的花费是773亿美元[24]。

但这不仅仅是费用问题。我妻子的经历就是一个缩影，缺陷人口越来越多，需要更广泛的关注，如果非传染性慢性病带来的身心障碍继续流行，相对有限的医护人员来说就是一个问题。早在2001年，一份来自美国医疗与人类服务部门（HHS）的报告就对身心障碍青年和可以长期从事医护工作的劳动力供应发出红色预警[25]。在我们医护人员严重不足之前，我们需要找到应对有出生缺陷的人和非传染性慢性病流行的解决办法。

社会压力

非传染性慢性病让日常生活问题越来越多，随着越来越多的非传染性慢性病袭来，我们不得不屈尊，应付各种限制，保护自己。甚至个别人不得不从习惯的社交聚会以及与朋友、家人和业务同僚的互动中退出来。记不记得西蒙爵士，英国议会的议员？尽管是一个政治人物，他不得不避开任何大家可能聚会的地方，就是因为他极端过敏。这似乎只不过是一种不便，但如果是一个政府要员，如果他不能随便与自己的同僚来往，那么要失去多少机会？！

节日庆祝宴、婚宴、社区聚会、夏季野餐、会议餐，甚至单个家庭宴会都越来越受到影响。主人必须提前预计食物过敏的风险，以及与医疗相关的食物禁忌，如哪些食物可能诱发糖尿病。此外炊具可能需要准备双份的，不能混用而且要单独存放。所有成分都必须清楚标记出来以备随时查看。对主人来说，这些问题变得越来越复杂。前几代人无须担心的食物，我们都必须变得小心谨慎。

一个大学生离家远行，去上大学，满怀希望地期待着自助餐厅琳琅满目的食物单——哦，不。现在她因为过敏反应而缺课。一个学生需要吃的东西可能会让另一个学生丧命。去往另一个学生配备着健康设备的教室或宿舍，对其他学生来说就像到医院去看病人。

如今的家庭可能习惯了家庭成员有食物过敏以及其他与环境相关的健康问题，但过敏的、耐受力差的、食物禁忌多的孩子，与患有其他非传染性慢性病的孩子，上学到十二年级，然后上大学，问题就会越来越多。2009年，美国司法部收到一份对马萨诸塞州剑桥莱斯利大学的投诉，是有关食物过敏引发腹腔疾病（乳糜泻）的事情。投诉指出，越来越多的食物过敏应根据《美国残疾人法案》第三篇解决。裁决的结果认为，食物过敏是一种残疾，应由适当的大学学生服务办公室酌情处理[26]。这一新的裁决被其他大学解读为同样涉及自身，从而改变校园餐厅的做法，将新的一套以非传染性慢性病为基础的残疾纳入其膳宿规划[27]。显然，这在人力成本上是一个新增量，考验着我们能否聚集在一张餐桌上就餐的能力，也是人类曾经拥有的一种自由。它直接与微生物群系、胃肠道紊乱和免疫系统发育不良等问题联系在一起[28]。

在人类历史的长河中，各种因素导致了人类被动的和公开的身体隔离。这些因素中最显著的是种族、宗教、生活方式（如农业社群与游牧社群的分离）、政治和财富[29]。甚至在几个世纪前，一些氏族和部落以血统为基础试图控制自己的领地，而与其他氏族或部落分开居住。尽管人们通过各种努力试图将各个群体糅合在一起，在当今世界的很多地方依然可以看到这种情况，如在种姓制度下的印度，或前面提到的麻风病隔离区。

然而到目前为止，因身心障碍而被隔离的一直仅限于两个群体：老年人（通常在适应居住生活设施和社群上有功能上的限制）和有自闭症谱系障碍的孩子和青年（由当地特殊学校和居住生活综合体提供服务）。这些机构的建立都是为有效地给这些群体提供所需要的专业护理人员。但是有些作家指出，提供特殊服务或特殊教育的努力会在无意识中增加隔离程度[30]。尽管各种法律鼓励有障碍的孩子融入社会，但这仍然是个挑战[31]。如果因为过敏反应越来越多的人无法在相同的当地环境（如学校或课堂）中加入彼此，隔离很可能会越来越严重。

想象一下，如果没有过敏、自身免疫疾病、代谢/神经和行为障碍，或者承受这些负担的人大多数功能显著恢复，会怎么样？这可能也必定减少因此而越来越严重的人与人之间的鸿沟。几千年来，我们一直是社会性动物，我们会采取各种措施变得更富有弹性，依赖性会越来越少，而且更有能力展开更广泛的社会交往。这受益的不仅仅是我们，还有整个世界。

第五章

基因交换与基因开关

本书这部分的前几章强调，人体细胞和基因的绝大部分如何是微生物的而不是哺乳动物的，以及为什么这对你理解自身及自己的健康很重要。尤其是人体基因超过99%来自人体的微生物群系而非染色体这一事实，是探究这一领域时特别让人瞠目结舌的发现。这意味着什么呢？一种产品可能99%不含乳糖，糖严重过敏的人在适当消费这种产品的时候，可以避免发生问题。但基因是否与乳糖不同？难道你真的以为哺乳动物1%的基因比微生物99%的基因发挥更大的控制作用？正如我们所看到的一样，答案可能是否定的，所考虑的并不是原始数据，而是隐藏在我们视线之外各种各样的相互作用。这两种基因（哺乳动物的和微生物的）一起协作。有的时候甚至要准确说出是微生物活动的结果还是哺乳动物活动的结果都很困难。所有这些细胞和基因都有非常古老的历史渊源，在某种程度上这种渊源是隐晦的，但绝对相互依存，交织在一起。

在染色体上，有两个级别的遗传控制涉及微生物和基因。我们叫作基因交换和基因开关。基因交换从本质上说是关于基因的位置，谁拥有基因，从哪儿来，交换后到哪儿去。基因开关是处理一个基因的使用的，基因开启或关闭就像台灯一样。基因交换和基因开关是微生物在你这个超级有机体内发挥作用的一个最根本的途径。

交　换

生物学上最近的一个主要发现是基因是可以交换的。谁曾想到过？就是我们认为的我之所以为我、与他人相区别的东西，实际上却处于一种交换集会中。它们可以像商品一样在庭院市场卖掉或送人。

研究基因的研究人员想方设法确定一个基因的起源，即是不是交换来的？这有点像看着我们现有的基因，然后问所有的这些基因从哪个族谱来的。我想，这像是看着现在居住在美国的人问：我们大家的祖先以前住在什么地方？美国就是一个多民族的大熔炉，几个世纪以来，来自其他地区、国家和大洲的人逐渐移民到北美这个特殊地理位置。当然，这种移民仍然在进行。现在居住在美国绝大多数人的祖先原本定居在世界各个不同的地方，当然，他们的基因绝大部分也来自其他地方。人是可以移动并重新定居的。而且事实证明，基因也一样。本章的主题可能是位置、位置，还是位置。

我们在起源上认定微生物或哺乳动物的问题也许是第一个问题。正如在前一章所述，20世纪后期一个最大的生物学问题涉及像细菌一样的能量发电站——线粒体。线粒体位于细胞质中，这是人类细胞的一个区域，在细胞核的周围。目前大家一致认为，线粒体是一种我们先祖的细胞以某种方式捕获的微生物所留下的遗迹。因为线粒体是有用的，而且可以丰富人类的能量来源。随着各个国家想方设法发展可再生能源来保护地球，能量来源的多样化是有益的，而且在当今新闻上这一话题占有较大的篇幅。如果线粒体最初是微生物，那么线粒体中的基因就是微生物的基因。但即使那些细胞核外像细菌一样的细胞组织原本是细菌，但无论如何我们细胞的细胞核肯定100%是哺乳动物的。人类的染色体不会因物种之间的共享或转换而受到影响。或者，会吗？

人类的染色体从另一个物种获得基因的主要途径是通过一个称作水平基因转移的过程。这是一种交换模式，一个物种的一个基因被附近另一个不同的物种抢走或抓住（像一个超级有机体内部两个物种一样）。通常这种交换的好处似乎对一个物种是迅速见效的，而对另一个物种则是缓慢浮现的。这在某种程度上就像银行给借款人的新房贷款（最初对借款人有利），但之后房主必须用几十年的时间来还清房贷，包括银行利息（从长期来说对银行有利）。

水平转移，是基因从一个生物体转移到另一个同时代的生物体。基因像财产一样被交换。水平转移与垂直转移相对应。垂直转移是指基因从父母转移到子女的隔代转移。在人类垂直基因转移过程中，父母通过精子和卵子结合成受精卵来转移染色体，从而形成婴儿。此外，母亲在分娩时将自己的微生物群系按照微生物的垂直转移方式传递给婴儿。垂直基因转移早已为人所知，而且确实被普遍认为这是基因隔代转移的唯一途径。在科学领域，水平基因转移是一个全新的游戏。这需要基因跳跃，看起来就像物种之间一个简单的握手，但实际过程可能更加神秘。

1950年康奈尔大学的遗传学家芭芭拉·麦克林托克（Barbara McClintock）的研究证明，基因可以在一个细胞核内沿着染色体移动，而且确实可以跳跃并改变位置。她获得了诺贝尔奖的革命性发现，几十年后才被大家完全接受并欣赏。但如果基因可以做到这一点，那么它们会不会在物种之间跳跃呢？

早期结果在20世纪50年代就有报道，表示这可能在细菌之间发生，包括导致白喉病的细菌（白喉棒状杆菌）[1]。以引发白喉病的细菌为例，基因是通过叫噬菌体的细菌病毒传递到白喉病菌的，在细菌形成疾病的过程中控制着细菌的攻击性（或毒性）。此后，在相同病毒的帮助下[2]，对抗生素提供抗性的基因可以在不同种类的细菌之间进行水平转移或交换。

事实证明，人类的身体是基因水平转移的完美地方。事实上，人类微生物群系的微生物会利用如肠道这样的地方作为一种类型的集中交换场所。我们最近才发现，生活在我们体内同一个身体位置不同的细菌，偶然会交换基因[3]。但如果受体是一个级别较高的有机体，如植物、动物甚至一个人，这种类型的转移是否会发生呢？

对基因在级别更高的有机体内水平转移这一话题——包括人体，已经争论了十多年，主要问题是基因的交换或转移是否可以发生[4]。基因在两种植物（大米和小米）之间的水平转移在2005年被展示过[5]。对大米来说是可行的，但对于人类呢？是不是原本来自微生物的基因不仅没在人类的染色体终结，而且还在分娩的时候从父母转移到孩子呢？在迄今为止最好的一个研究中，剑桥大学的阿拉斯泰尔·克里斯普（Alastair Crisp）所带领的研究团队专注于研究那些与细菌、古菌和真菌的基因惊人类似的人类基因。

在人类哺乳动物基因组中已经确认有几十种到几百种可能来自

微生物的外来基因，其中很多在蛋白质编码上具有独一无二的酶活性[6]。由于这些功能，那些明显的微生物基因似乎为我们的细胞提供了化学处理功能，这是人类细胞在没有这些基因的情况下所欠缺的。在人类染色体中发现微生物基因提出了几个问题：基因在物种之间水平转移或基因跳跃是否冲击了达尔文的进化论观点？描述物种亲缘关系和进化过程的“生命之树”是否作为一种原始的树继续存在，或者这确实是其他不同的东西？也许这更接近于一种山核桃树，完全包裹在一大片结网虫（美国白蛾）的网中。有多少是树，有多少是毛毛虫结的网取决于个人怎么看。

T基因从微生物到人的水平转移是一个相对较新的发现，而且并不是每个人都完全相信水平基因转移，这是对这些发现唯一的解释。但基因在微生物与其他动植物之间的交换证据是如此强烈，那么将人类排除在这种普遍的生物过程之外似乎是一种延伸，要求我们假设，人类在生物学上不会像其他大多数动物那样行事。现在大多数争论，更多的是关于此类转移是什么时候发生的，进入什么脊椎动物的组合。

从前从微生物到人类祖先哺乳动物染色体的基因交换，可能意味着人类哺乳动物大约1%的基因中某些基因根本不是哺乳动物的。至少，现在在人类染色体中占有一定位置的那些基因，部分是从微生物交换到我们身体的。那么我们越是深究，就越意识到实际上我们的身体几乎无处不是微生物的，几乎没有地方没受到过微生物的影响。如果这些曾经的微生物基因帮我们做到了在我们抓住它们之前所做不到的有益的事，那就可以说，我们现在可以做的这些事情就是起源于微生物的，尽管这种能力驻留在我们自己的染色体里。基因交换和停留在人类哺乳动物细胞里起源于微生物的基因，使得人类的哺乳动物部分与微生物部分的界限非常模糊。

开　关

事实证明，谁控制着基因的开关，谁就控制了很多东西。随着20世纪90年代人类基因组项目的完成，你的基因不仅决定了你是谁，而且决定了你的外表、性格和健康状况，这一论点现在颇有市场。可能你听说过犯罪基因、同性恋基因甚至智商基因的说法。一个人的这些特征就是生物学家所说的表型，也就是一个人身上可以观察到的一组特征。这些特征可以是你观察到的某些东西，如眼睛的颜色、身高、面部结构，也可以是表面看不到的某些东西，但可以测量，如心脏的大小、甲状腺活动水平、新陈代谢程度或生化水平。生物学家已经了解到，基因的遗传和基因的不同形式（称作等位基因）并不总是能预测表型。这已经归于基因与一些环境影响的互动，这就是旧生物学的认知。我们正在意识到，仅仅拥有一个基因，几乎不能决定你如何使用这个基因、何时使用及使用到什么程度。真正的控制是基因是否被激活及什么时候被激活。大多数情况下，如果这个基因只是占有一个染色体的位置而并未使用，那么就等同于不存在。基因应用的控制被称作表观遗传学，而这一控制的机制是新生物学的一个核心组成部分。[7]

如引言中所提到的，人类有数不清的哺乳动物基因，通过这些基因并不能维持人的生命。这就是为什么我们的第二基因组（通过微生物群系）并不是一种简单的奢侈品，而是我们生存的一种必要而基本的组成部分。然而，基因有点像现代世界的电力。有了电就可以做很多令人惊奇的事情，比如让自己的房子或公寓亮起来，也许甚至自己的车有动力，但只有插上电并能控制它时，它才会变得有用——换句话说，要能打开也能关闭它。

将房子或公寓接上电线只是可以使用。这只是为电灯和电器的使用提供了一种可能性。然而需要一个带断路器和电灯开关的电路盒，还需要通过插座让电力进入。如果房子只是接上电，但缺少断路器、开关和插座，就不会从最初的布线上得到任何好处。如果你没有接入，那就只是存在一个可能性而已。基因也一样，无论是哺乳动物基因还是微生物基因或者来自外太空的基因，如果没有打开，就与不存在毫无差别。

我们很幸运，正如电工按照设计图纸给房子安装了开关，人类的基因组天生就有通道和开关。唯一的区别，是这个开关不是用手切换的；相反，是化学开关，而且有几种不同类型的化学开关。了解并更好地利用这些化学物质是新生物学的一部分，也是人类医学的未来。

能够控制一个基因什么时候开启，可以生产多少产品，以及在开发过程中该基因什么时候开启或关闭，可能是决定生死、健康和疾病的关键。想一想血红蛋白的生产，血红蛋白是血液中携带氧气的蛋白质。如果没有足够的氧气，细胞和组织就会死亡。事实证明，人有不同类型的血红蛋白，这些血红蛋白都是针对不同的人生阶段（包括这些特定生命阶段组织的氧气需求）量身定制的。胚胎、胎儿与成人血红蛋白的生产均处于表观遗传基因开关[8]的控制之下。

这些开关在一切正常运转之物的正确发展阶段被精准地打开或关闭。事实证明，肠道细菌中的一个小分子代谢物丁酸钠就可以控制这些基因开关并影响血红蛋白的表达[9]。它与相关的化学成分正在测试中，可能被用于治疗与血红蛋白相关的疾病（如镰状细胞贫血和β-地中海贫血）[10]。在这些疾病中，组织往往得不到足够的氧气。丁酸钠会提高血液中高氧血红蛋白的总量。显然微生物群系在控制基因开关的过程中具有生物学作用。

我并不是唯一一个把基因使用的表观遗传控制看作某种开关的人。最近德国马普精神病学研究所的迪特玛尔·斯彭格勒（Dietmar Spengler）博士与同事描述了基因使用中化学开关对健康的神经发育有多么重要。同时他们描述了如果这些开关程序出错会发生什么情况。他们使用了这样一个类比，这些开关就是个人自己人生之书的一部分。[11]

就像您休假一周后回到家，可能需要对家里的灯设定程序，我认为，对人类发展来说，这就像设定灯的开关程序。过去设定程序需要将定时器插入电源插座。现在可以在“智能房屋”中用计算机驱动并连接起来。如果在设定程序上你只有一次机会，而且你需要休假整整一周的时间，那就需要将程序设定准确，这样家里和院子里不同地方的灯就会在保证最大安全的程度上该打开就打开，该熄灭就熄灭。如果时间设定错误，灯就不会正常工作，而且会在白天打开而在晚上熄灭。体内的基因开关与此相同—— 但导致的结果会更糟糕。

在人生的不同时期，你也可以思考一下这些开关。有一个很好的类比是关于决定列车行车轨道的铁路道岔的。例如，世界上最长的铁路跨西伯利亚大铁路，大约长5772英里，通过乌拉尔山将莫斯科与俄罗斯远东地区的符拉迪沃斯托克（海参崴）港和日本海联系在一起。在到达东西伯利亚贝加尔湖畔的乌兰乌德镇后不久，就有了分岔。主线（跨蒙古线）沿着一条线路穿过蒙古国（乌兰巴托）进入中国，最后到达北京。东西伯利亚下一个分岔在经过赤塔后大约60英里处，从那里分出的一条支线，直接向东南进入中国，通向北京，但是沿着边界绕过了蒙古。这些分岔使火车通往不同的地区。

各种复杂的生物功能均处于一定水平的基因开关/表观遗传的控制之下。这包括至关重要的人体功能，如记忆的形成和维持[12]、免疫系统回应的有效性[13]、身体中特定荷尔蒙的水平以及对这些荷尔蒙的回应[14]，还有精子生产的水平和质量[15]等。

要点是，这些开关特别关键，因为可以为它们设定程序。设定程序开始于生命的早期，但也可能在我们的父母或祖父母的生命中发生。实际上它们将我们与自己的过去和可能的未来连接在一起。当然，在某些情况下，我们微生物群系中的微生物会及时告诉我们的哺乳动物细胞——也在我们以后的生活中甚至在我们子孙的生命中——是应该打开还是关闭。

这些开关（也称为表观遗传标记）均有自己的记忆。这些基因开关的记忆就像我们所继承的任何哺乳动物和线粒体基因一样重要。这些表观遗传“记忆”会横跨几代人。

长颈鹿的脖子

在生物学历史上一个最令人瞩目的反转性的故事一直是生物学家、自然主义者让-巴蒂斯特·拉马克（Jean-Baptiste Lamarck）命运的改变。拉马克在达尔文之前，他的进化论认为，环境适应是世代变化的驱动力，并最终导致遗传特征。从本质上讲，长颈鹿的脖子很长，是因为成年长颈鹿在吃树上高处的树叶时要伸长自己的脖子。在成熟期所获得的这种长颈可以遗传给后代。至少可以说，这与达尔文的观点存在分歧。

1744年拉马克出生在莫奈的让-巴蒂斯特-皮埃尔-安托万家族（拉马克骑士之家），在法国北部一个大家族长大。直到因伤被迫退役前，他一直是一名杰出的军官。之后他开始学医、研究植物并在1778年写出了一本广受欢迎的有关法国植物的书。他受命担任自然科学教授，研究像昆虫和蠕虫等无脊椎动物，这在当时是一个相对让人看不上的领域。正是通过对低等动物生命形式多样性的研究，拉马克开始形成他的适应性观点。他认为，环境对生物的影响，随着生物在其细胞、组织及器官使用上的改变会产生长期影响效果。从而他得出结论，当相互作用跨越一些生命中的重要时期，这些变化就会被遗传，而且可以在跨代的尺度上观察到。

拉马克有非常广泛的学术追求和大量学术著作。他的兴趣横跨医学、植物学，甚至拓展到物理学。尽管如此，他还是在贫困和默默无闻中死去。只是在近几十年，当科学家开始发现表观遗传学的重要性和影响时，才开始重新审视拉马克的理论。以前被丢弃的一些思想开始获得新的意义。在我们考虑如何守卫人类的健康以及如何在未来几十年应对疾病上，这些思想现在占据了前沿阵地。

通过环境适应而继承变化的思路现在听起来似乎没有以前那么荒谬。在20世纪，科学研究的重心转移到遗传基因上（包括重新发现孟德尔在豌豆研究上的成就），如果拉马克和他的想法得到任何关注，必然会遭到嘲笑。当我还在学校上学的时候，他已经成为顽固生物学思维的典型代表。

然而当我们回顾过去十年左右所发生的事情，拉马克所描述的（环境驱动适应）正是基因表达在表观遗传调控上所显示的作用。他没有我们所拥有的工具，但他的观点今天看来特别有价值。这是一个很好的教训，告诉我们科学共识是如何蒙蔽了我们对新想法和新突破的理解。

成人健康计划

为了保持健康，我们需要坚持表观遗传计划。在发育过程中如果需要打开的基因没有打开，或在我们生命中打开的阶段不对，往往会导致疾病。由此所产生的疾病往往是非传染性慢性病。

当你还是一个婴儿时，这一建立基因激活模式的过程通常被称为发育编程。这很像给电脑编程，每周在你不需要使用电脑的时候，在半夜检查一次病毒。我自己职场生涯的大部分时间都致力于研究免疫系统发育的程序[16]是怎样设定的，以及何时以及何地设定的。人类染色体基因程序的设定是基于生命早期的环境接触，包括产妇和婴儿的饮食、接触危险化学品及某些药物，或关键微生物的存在与否[17]。你的身体的每一个生理系统都在进行着这种类型的发育编程。对一些生理系统和器官来说，完全的成熟发生在人生早期而非其他阶段。例如脑和肺的发育是随着年龄增长最后才达到完全成熟[18]。

大概在1990年，英国研究员大卫·巴克（David Barker）在研究心脏病的发展基础时[19]，首次发现晚年疾病的发育编程。巴克发现，如果母亲的食物供应有限，婴儿的发育曲线就会发生变化，孩子很容易形成新陈代谢问题，包括心脏病。他关于心脏病发育编程的理论后来被称为巴克假说[20]。

通过科学家们所展开的进一步调查，诸如南丹麦大学和哈佛公共健康学院的菲利普·格朗让（Philippe Grandjean）、得克萨斯州A & M健康科学中心的谢丽尔·沃克（Cheryl Walker）、美国国家环境健康科学研究所（NIEHS）的杰里·海音德尔（Jerry Heindel），我们现在知道，更多的非传染性慢性病也跟随生命早期基因激活，使用同样的模式进行发育编程，而且有在生命后期发病[21]的风险。

覆盖人类健康发育编程的新生物学已经变得如此广泛，以至于在过去十年中致力于这一主题的全新的科学学会和研究期刊呈井喷态势发展。

基因交换所带来的分歧已经完全混淆了20世纪生物学的大争

论：先天和后天（遗传与环境的）条件。现在，正如多年来人们怀疑的那样，两者再也无法有效地分离。那种模式已经过时了。环境控制了你从摇篮到坟墓使用的基因的程序，在很大程度上反映出你的祖先以及生命早期的营养及经历（如，化学、物质及心理上的压力）的结合。这一点（得克萨斯大学奥斯汀分校的）大卫·克鲁斯与其同事在分子的水平上进行了生动的论述[22]。研究人员论述了持续盯着先天与后天（旧生物学的部分）为什么是个问题，因为“根据先天与后天评估各种性状的陈旧概念持续存在，这阻碍而不是促进了人类对生物进程的理解”[23]。我们需要超越这些来进一步从生物的角度理解作为一个复杂而完全整合的人，即人这个超级有机体。人类祖先所吃（或他们没吃过）的食物、所呼吸的空气以及所饮用的水，都影响了他们基因开关的通断。

在个人的整个生命周期，这些基因开关都在人体中发挥作用。基因开关似乎对最近的祖先所接触过的压力、食物、化学物质及药物等均有记忆。当然，这可能使我们很难知道，我们现在生活中所看到的环境影响，是由于我们这代人暴露在环境中，还是我们的父母遇到的、仍然控制着我们开关的东西。

对这一表观遗传记忆的证据（也称为隔代环境表观遗传），不只在如迈克尔·斯金纳（Michael Skinner，华盛顿州立大学）和安德烈·戈尔（Andrea Gore，得克萨斯大学奥斯汀分校）等研究人员实验室的动物身上存在（使用化学物质扰乱小白鼠的内分泌系统）[24]，而且也存在于人直接的经历中。

在人类身上表观遗传记忆的主要案例是1944—1945年的荷兰饥荒（也称为饥饿的冬季）[25]。除因饥饿造成的直接死亡外，在存活下来的那些人的后代身上产生了各种影响。具有讽刺意味的是，这次饥荒不是因为天气变化影响庄稼收成和随后的食物供应造成，而是人类行为（政治与战争）直接造成的结果。荷兰饥荒发生在“二战”末期，因为纳粹封锁了荷兰占领地的运输。这种情况一直持续到1945年上半年，盟军在该地区解放前空降食品为止。

虽然数万人死于饥饿，但这代人遗留下的隔代表观遗传效应是科学史上的一个惊喜。针对荷兰饥荒时期出生的群体的研究，提供了一个机会来评估这次战争引起饥荒的影响。研究发现，荷兰饥荒岁月中子宫里发育的婴儿均有涉及新陈代谢的所谓基因表观遗传标记。有证据证明，婴儿染色体中的DNA包被饥荒时的环境条件所改变。这反过来影响了这些基因的表达或切换，以及该婴儿以后生命中的新陈代谢[26]。例如在饥荒条件下子宫里发育的婴儿在成年以后比较容易患Ⅱ型糖尿病。患糖尿病的风险直接与胎儿形成期间饥荒的严重程度相关。那些遭遇过营养严重不良的母亲所生的孩子长大以后最容易患糖尿病[27]。甚至有证据证明，这种情况会延续到下一代。值得注意的是，1944—1945年冬天处于胎儿期的男孩的下一代，比一般人群糖尿病更严重，而且更肥胖[28]。

这个案例显示，在小白鼠和老鼠身上所发生的事情（即营养对DNA包的影响和基因通断开关在生命早期的编程）会引起生命后期非传染性慢性病发作的风险。此外，至少有一些被抛弃的基因开关会被保留下来，并被遗传给从未接触过当时实际环境条件的后代。

如果控制基因开关的表观遗传学是近几十年来引人注目的生物学发现，那么还有一个问题，微生物群系是如何融入这一画面的。这就是它变得非常有趣的地方。在前面的章节中，我论述了微生物作为人类守门人的主要作用。它作为一种类型的保护罩过滤所有的环境因素，并决定究竟什么东西到达人类的哺乳动物细胞。不管是吃的、呼吸的、接触到的食物、环境化学物质或药物，它都有这个功能。如果你的细胞所接触的环境控制着你的基因开关，你的微生物群系过滤着你的环境接触因素，那么猜一猜什么对你的基因开关发挥着巨大的影响？人类的微生物。从某种意义上讲，你的微生物群系——以及你的肠道、生殖道、呼吸道内部及皮肤上特定的细菌、病毒和真菌——对细胞和哺乳动物基因在染色体上所见到的基因开关投掷的化学物质产生显著的影响。

最近对基因开关的研究发现，微生物群系不仅被当作环境过滤器放在被动的位置，而且被作为开关的主控制器放在主动的位置。事实证明，人类微生物所释放的许多代谢物可以在很多人类哺乳动物基因[29]上进行切换。微生物在人类发育编程设定过程中是一个主要参与者，部分通过对基因开关的控制[30]。在生命早期有一个完善健康的微生物群系对人类生理系统发育中的基因健康编程来说至关重要。

这是一个关于微生物群系损耗的长期影响的警告。如果与微生物群系相关的表观遗传标记隔代遗传，其全方位的影响，包括那些在后代身上所产生的影响，纠正起来比简单服用一片益生菌药片难度要大得多。

本书第一部介绍了思考一般生物学的一个新方法，特别是人类生物学。这种新生物学将彻底改变医学、人类健康保护和自我保健提升的机遇。其中所隐含的哲学意味是我辈难以想象的，但这无外乎是将自己想象成一片热带雨林或一座珊瑚礁而已。至少这在某种程度的存在上令人不安。

祝您健康！

第二部

医学革命

第六章

精准医疗的重新定位

医学的好坏取决于其生物学基础。如果改变生物学，医学也将被改变。随着新生物学的发现逐步进入大学医学教育课程，用于更新医生的医学教育课程，以及制药、营养、公共卫生、公共安全会议等，医学的改变正在发生。当然，这可能是一个缓慢而痛苦的过程，直到我们作为患者看到任何切实的好处。

当今医学的发展日新月异。但这些变化实际上是否与我们对基础人类生物学的最新理解相一致？对“我们是否已经在那儿”这个问题，我的答案是一个响亮的“不”。最近的医疗举措仍然扎根在一个从根本上有缺陷的人类生物学概念之上。这个缺陷的前提就是：人类的哺乳动物基因对我们的健康起着最重要的推动作用，而且大部分医疗仍然坚持这一前提。甚至最近的主要举措也不过是维持现状而已。

在这一微生物群系的新时代，我们对人类生物学的了解和西方医学中对人类健康的管理之间存在着巨大的鸿沟。这个差距需要尽快消除，这样医疗看起来就不会像试图用一张小毯子灭掉森林大火，而是像对珊瑚礁进行生态管理。

最近医学上的变化虽然意图良好，但在很大程度上还是被误导了。两个新的医疗举措正在改变竞争环境，它们是“个性化医疗”和“精准医疗”。在某些情况下，你可能碰到过这两个术语。从本质上讲，它们是卫生保健面向个人的同一倡议的两个部分。把病人作为一个独特的人，而不仅仅是一个更大的群体的一部分来关注，似乎是未来医疗保健不可避免的趋势，这是一件非常好的事情。但是，随着这些新的医疗计划的推出，真正的问题在于个性化和精准医疗在实际中如何得到重视。在这种情况下的问题是“个性化”到底意味着什么。你很容易认为这是指你们每个人，作为一个独一无二的超级有机体的整体。但现实是，这是指一种医疗形式，重点仍然放在你身上特别小的一部分：总体上的少数（人作为哺乳动物的基因组）。

作为概念力量的个性化医疗大约出现在21世纪初期[1]，虽然基础可以追溯到几十年前[2]。它出现在人类基因组计划之后，侧重这样的思路，人类之间微小的哺乳动物基因差异（估计只有0.9%）对我们追求更好的健康至关重要。我们只有根据个人的这些染色体差异分别对待，才能更好地让医疗个性化[3]。目的是好的，而且目标是在提供更好的医疗解决方案时实现成本节约。当然，别忘了前面所讨论过的、难以忽视的事实，即人类基因组计划的结果与最初预期相差甚远。

在很大程度上精准医疗是个性化医疗的一个延伸，很多人在交替使用这两个术语。精准医疗是2015年1月由美国倡议发起的，当时美国总统发表了一份声明，随后国家卫生研究所、国家癌症研究所前所长在《新英格兰医学杂志》上发表了一个引人注目的联合声明[4]。

与个人医疗类似，精准医疗强调个人基因、环境接触及生活方式的个体差异，以及利用这些信息改善疾病的防御和治疗。这一倡议强调利用大量数据或一直所谓的“数据密集型生物学”，作为一种方法查看疾病与治疗中的趋势，以及所有这些片段如何在个体患者身上相互配合[5]。实际上精准医疗将把你的基因、环境和生物信息与你的电子健康记录联系在一起[6]。

精准医疗的近期重点在单一疾病类别，例如癌症，特别是鉴定推动肿瘤发展的人类哺乳动物基因。第二个优先事项是利用网络化的技术和社交媒体改善对患者的诊断、治疗和护理，并响应越来越多的美国人希望吸引更多的医学研究人员主动参与进来这一趋势。并不是每个人都认为精准医疗是一种灵丹妙药。对这种做法持批评态度的人中，就有人认为，它迫使人们对人类健康持有一个非常简化的观点。如果改善健康的关键碰巧不是精准医疗所侧重的，那就是一个大问题了[7]。

当然，在个性化医疗/精准医疗中存在一个明显的弱点，那就是太注重人类哺乳动物基因组。问题就在数字上。我们的医疗举措一直放在仅占人类超级有机体基因组总量的1%上。算术很简单，意味着医疗仅盯着人类基因总量不到1%的部分。这一画面说明有些事情大错特错。

如果人类的微生物群系有大约99%的人类基因，而且随时可以调整，那我们为什么要将重心放在不到1%的基因上？难道是碰巧它们处在我们的哺乳动物染色体上？那么在我们的肠道、呼吸道和皮肤中的占据我们99%的微生物怎么办？此外，还有基因开关（表观遗传）控制着这些哺乳动物染色体基因的大部分活动问题，这似乎说明，我们正努力在错误的地方为未来医疗解决方案寻找答案。

公平地讲，精准医疗的确提到了肠道微生物、粪便取样的潜在重要性和对患者微生物群系的个性分析。但这对未来数据收集来说更像是个马后炮，而不是这一新医疗倡议的主要焦点。它基本已经将人类微生物群系项目的惊人影响排除在最新的医疗计划之外。越来越多的患者和医生接受自己真正的生物学本质，这的确意味着事情并非一成不变。

尽管精准医疗以哺乳动物为中心，但制药公司、联合卫生行业及医生并没有忽视微生物群系。仅在2014年至2015年期间，我就参加了一系列广泛的与生物医学相关的会议，见到过儿科医学博士、妇产科医学博士、自闭症研究者和临床医生、制药企业，以及营养食品公司代表、益生菌研究者、出生缺陷科学家和健康安全监督员。为关注点全然不同的群体准备讲稿对个人来说是个有趣的挑战。然而所有这些会议的共同点是微生物群系。尽管这些会议的议题并没有专门处理微生物群系的问题，但一旦开始问答环节，大家都会不由自主地转向这一话题。它就像生物医学会议上一个重达800磅的大猩猩，而且这只大猩猩很快会出现在医生的办公室。

如果你的医疗保健医生并没有与你谈论过微生物群系，而是询问益生菌的摄入量，很可能下一个年度回访就会谈到[8]。这是不容忽视的。在很多此类报告中，最近《洛杉矶时报》的一篇文章详细介绍了微生物群系的最新动态，这将使医生不但根据微生物群系对你进行指纹识别，而且会对你的微生物群系进行设计调整[9]。显而易见的是，随着我们步入21世纪微生物和人类超级有机体的时代，很少有医生还想从事20世纪的医疗事业。

任何关于何时、何地，以及医学将很快成为真正的整体，并治疗整个人类超级有机体的预言都涉及患者。从某种意义上讲，医疗仍然是一个服务行业。医生提供服务，而你是他的客户。如果医生在办公室给你开过量的抗生素与医药代表的拜访有关，那么患者想带点东西离开办公室，如抗生素的处方，也是一个因素。但反过来想，如果患者开始期望看病时以微生物群系为基础的医疗是其中的一部分，想一想患者期望医生询问或评估占其99%的微生物群系的状况，将会是怎样的？

医患关系产生了强大的社会力量，最终推动医疗景观的改变，而你在其中发挥了关键的作用。例如，最近关节炎基金会有关医患访谈的信息[10]。他们强调，在美国，在患者拜访初级保健医生18分钟的标准时间里，医生要完成清单上的一系列事情。患者的准备和先后顺序至关重要，并影响最终的满意度。如果医生期望在看病期间解决大约3—6个病人所关心的问题，作为患者，设置所讨论的议程就很重要。通过让医生集中在我们个人所要解决的问题上，很可能在离开办公室的时候就拿到一个令每个人都满意的计划。

任何治疗计划都需要双方共同努力。当你这个病人参与到自己的治疗过程中，就会更加满意，并且有一个更健康的结果。根据关节炎基金会的报告，医生也不太可能做不必要的检查和转诊[11]。

医疗现状既令人难以接受又不可持续。在本书的开篇，我介绍了目前流行的慢性病，也称为非传染性慢性病。这些病我们都有或者认识患者。但问题是，目前现行的现代医疗对这些慢性病的流行几乎不能给出答案。如果有答案，这些病的流行就会显著减少。大家也会痊愈。相反，日益增加的病人需要越来越多的治疗和药物。

我们体内的自然灾害将继续肆虐，还有持续性的非传染性慢性病，直到我们将人看作一个生态系统，从摇篮开始到坟墓，甚至代代相传进行个性化管理。新生物学认为，成千上万的物种就是我们是谁的一个核心，将基因开关（表观遗传）当作人类发育规划和健康幸福的一个关键要素。对这种新生物学来说，是时候把精准医疗转向更有用的超级有机体医疗的道路了。虽然这些变化会带来某种不确定性，但同时也是保护人类健康、治疗疾病和确保人类福祉的一个全新的战略。你，作为一个病人，是一个超级有机体，任何医疗策略都应当涵盖全部的你，包括你的微生物群系。

第七章

免疫系统出问题了

人类的免疫系统就像一条垃圾场的野狗。它可以是你最好的朋友，你的健康的最终保护者和一辈子至死不渝的合作伙伴，支持你身体中的每一个组织，也可以让你生病，有时甚至会杀了你。这可能会让人有点震惊。

我们倾向于认为，免疫系统是处在你与感染致死之间唯一的屏障。只要你的免疫系统功能良好并训练有素，这就是真实的；否则，它就很容易杀了你。我自己对免疫系统的研究和教学从20世纪70年代开始，但它并不是关于免疫系统和它所做的伟大工作的快乐的故事。我的故事是相反的，是因免疫系统失控造成“自然灾害”的故事，从字面而言，是免疫系统在身体内部的爆发。这看起来像是布鲁斯·威利斯、阿诺德·施瓦辛格，或戴维纳·“石头”·约翰逊的动作电影，或者你最喜欢的一部灾难电影（《完美风暴》《独立日》《圣安地列斯》《泰坦尼克号》……）。但是位置就是你的身体。

“当事情出错时”是我在康奈尔大学免疫基础课上部分讲座的名称。大多数学生都是在大三或大四的时候选修这门课程的，但之前他们只是粗略地接触过免疫系统。你可能会认为，我在免疫学的科学职业生涯有两个基本的重点领域：（1）免疫系统发生了什么问题，怎么导致人生病的；（2）如何让人远离伤害，远离满是疾病的道路[1]。因此，我的讲座涵盖了过敏性和自身免疫疾病，并伴有一小部分炎症疾病和炎症症状（如肥胖症、某些心脏病、某些癌症和抑郁症等）。对很多人来说，有些疾病可能是一种个人的自然灾害，迫使他们的生活方式发生巨大变化。

自然灾害有多种形式。当我在康奈尔环境中心的时候，有幸与康奈尔大学杰出的工程学教授沃尔特·林恩（Walter Lynn）共事，他的专长是全球自然灾害。每当发生地震、火山爆发、海啸、洪水或大规模森林大火，他通常就会坐上飞机发挥他的专业知识。在众多领导职位中，他担任过美国国家研究委员会自然灾害委员会主席。我一直希望能从沃尔特·林恩身上得到启发，因为我似乎一直在处理越来越多的发生在人体内部的自然灾害。

对很多学生来说，我的免疫学课程有点像苛刻的现实生活。在我的第一堂课上，我通过举手投票问学生，有多少人家的家庭成员（包括他们自己）或朋友困扰于不同类型的非传染性慢性病，主要是过敏和自身免疫的疾病或症状。几乎所有人都举手了。在康奈尔大学最大的新生生物学课程之一做客座演讲时，我做了同样的事情，反应是一样的。这与我所教的兽医学学生一样。当学生们回头看着满教室举起的手，就会越来越意识到这些疾病几乎以某种方式触及康奈尔大学的每一个学生。它们逐渐成长，交织在我们的社会之中，并变成社会结构的一部分，直到我们准确地统计出有多少人携带了这种疾病及症状，以及它们对我们以及朋友和家人生活造成的损失。这些疾病日益增加的存在几乎令我们麻木。

这些疾病可以低调神秘地传播的原因之一是我们在医学上倾向于用某一种名称来归类的策略，会导致只见树木不见森林。几乎每一天，新的疾病和病症都会在不同程度上得到官方认定。只要对比一下1970年与今天自身免疫疾病及病症的传播情况便知。正如约翰霍普金斯大学教授、著名的自身免疫学研究员诺埃尔·罗斯（Noel Rose）经常说的，在他年轻时，仅有两位数的自体免疫症状得到确认。现在，这个数字超过了一百，而且还在不断增长[2]。这反映在新药品的开发以及针对所有这些新的自身免疫性疾病的治疗上。这些病症对女性的影响比对男性更大[3]。

同样，如果浏览一下神经行为学领域，跟踪不同病症数量增长的好办法，是查看叫作《诊断与统计手册》（DSM）的心理疾病和手册的新版本。每一次版本更新，DSM都会增加新的条目[4]。

当然，原因是多方面的。这种增长的一个促成因素是，我们在人体内找到更多的方法来划分功能障碍。首先是心理系统和器官的详细知识，以及改进的成像和分析其功能的方法，允许我们做出更高级的区分。结果是之前的某种疾病可以被分割成两种不同的疾病。第二，可以为每种新命名的疾病开发新的药品。

因此，消除疾病和病症周围的灰色区域并尽可能对新的疾病做出定义均符合制药公司的利益。如果一种潜在的新药对一种广泛的疾病没有达到一定疗效，那么对疾病进行改良，它可能更有用。如果对这些有怀疑，那就看一看神经紊乱行为病症的扩散和治疗儿童行为异常的处方药的增幅。这些行为异常在一二十年前还没有被命名。药物是根据政府规定的和标签批准的与医生对疾病的诊断和病症有关的用途来开的。疾病越多，现有或新的药物的使用可能性越高。这至少在一定程度上解释了为什么疾病及病症的清单及其缩略语名称在逐年增加。

在本书的第一部分，我使用了一个花生过敏的真实案例。我们现在回到这个话题，以准确地叙述免疫系统功能失调和非传染性慢性病对公共卫生所造成的恶化的范围和速度。将花生作为一种健康而有用的替代作物，两个最有影响的人物是著名的农艺学家和发明家乔治·华盛顿·卡弗（George Washington Carver）和来自佐治亚州、以前种花生的总统吉米·卡特（Jimmy Carter）。帮助穷苦农民找到一个可持续耕作的未来，使用替代品如花生来代替棉花，卡弗做了大量的努力。同时，他研发了花生的很多用途，以帮助日益增长的农作物生产扩大需求和市场。这对美国南方各州的农业来说是一种双赢局面，有助于提高被视为健康食品的作物的产量。

对任何生活在70年代的人来说，大家都知道吉米·卡特出现在美国政坛是个奇迹，先是当佐治亚州州长，后来又当了总统。之所以说是个奇迹，不仅是因为他的政治经验相对较短，而且他的职业是种花生的，而不是法律相关的。越来越多的人将注意力转向这一农作物，以及花生在食品和非食品行业（如化妆品）的广泛使用，这对花生产业来说也是一个福音。事实上卡特的草根运动被戏称为“花生旅”[5]，而且他们使用这样的视觉效果：用花生的形状作为竞选图案，前面是卡特的名字，以帮助他将竞选主题推进到选举当中，在后来的就职典礼上登上叫作“特别花生”的大巴，展开“花生就职大游行”，并且制作了纪念盘[6]。在20世纪70年代末的卡特时代，花生在学校的消费飙升。事态的变化真快啊！

目前很多学校禁止花生[7]，有些甚至设立了无坚果区，航空公司也在考虑是否在航班上禁止花生[8]。在3万英尺的高空过敏并不是一件好事。旁观者接触的风险变得太大，以至于不得不禁止它在近距离出现。这种食品正在走向穷途末路，可能只能在自己家里狭小的空间享用，甚至必须为来访的人做出警告或同意声明。

因为我们的微生物群系和免疫系统发生了问题，花生过敏就像个送报的孩子。吃个花生怎么就变成像吸烟一样到处受到限制，只能在特定的时候、特定的地点享用？而且限制还越来越多。现在，吉米·卡特还敢把他的草根运动叫作“花生旅”吗？

显然，人类自20世纪70年代就已经发生了变化。如果看一下食物过敏和不耐受，我们就知道不良反应有多么猖獗、多么严重。这令人震惊，是人类身体内自然灾害的反映。食物肯定已经发生了变化（见第九章中的讨论），但就在最近三四十年我们花生爱情故事的变故已经反映出人类身体中主要环境的变换。由于我们70%的免疫系统都在肠道内，所以从生物学上讲，确定对花生等食物耐受与过敏的前线对我们了解肠道微生物以及肠道里发生了什么是有意义的。

那么离开卡特总统和20世纪70年代，我们再回到当今大学生的免疫课程。当今的大学生通过家庭成员及其朋友，接触到我在讲座中所谈论到的各种疾病。不仅是花生过敏或者更大范围的食物过敏，而且也包括哮喘、Ⅰ型糖尿病、腹腔疾病（乳糜泻）、多发性硬化症、自闭症谱系障碍、自身免疫甲状腺炎、狼疮、关节炎、遗传性过敏性皮炎、克罗恩病、溃疡性结肠炎、过敏性鼻炎（花粉症）、牛皮癣等。如果免疫系统出现问题，结果就是生病。这会在任何年龄段的任何组织中出现。怎么会这样呢？

然而，一个鲜为人知的生物学和免疫学秘密是实质上在所有的组织中均有免疫细胞。在发育早期，它们就已经在那儿，而且与其他组织中的亲缘细胞不同，往往有自己的名称。例如，脑中的小神经胶质细胞、肝脏中的库普弗细胞和皮肤上的巨噬细胞有什么共同之处？虽然它们都是巨噬细胞，但它们在外观和特点上是完全不同的[9]。处于不同的组织中，巨噬细胞就发生变化，呈现出各自的特征。对这些组织中发生的事情，这些驻留的免疫细胞发挥着显著的控制作用。不知道你如何看待在皮肤上的文身？为什么文身会持续很长时间？这是因为实际上这是给皮肤上的巨噬细胞染色——就是这些细胞承担了将颜色维持住的任务，防止颜色渗透到人体的内部组织[10]。

当这些驻留免疫细胞快乐并良好发挥作用时，组织功能通常就会良好，记住这一点特别重要。但如果某一组织中的驻留免疫细胞功能失调，该组织很可能会朝向异常和疾病发展。

共同的因素是，免疫系统会有条不紊地攻击不该攻击的东西，或反应完全失去控制。人们的反应往往过于强烈，要么永不止息。免疫系统所有这些不当反应都会对组织和器官产生有害损伤。

在20世纪70年代及以前为什么免疫系统一直可以与花生、甲状腺、皮肤和肠道和谐共处，但在21世纪却随时随地会在任何地方发生故障？答案在于在生命早期免疫系统是如何训练的。我们今天的人类哺乳动物基因组与20世纪70年代甚至20世纪20年代的并没有什么太大的不同。有些遗传变异的确可以影响某种过敏或多种过敏（称为特应性）的风险；但对免疫系统来说，带来的风险很小。然而对比四十年前与一百年前，发生巨大变化的是人类免疫系统在生命早期的经历。因此一些过敏症专科医生建议在怀孕期间和育婴早期吃花生并在家里养一条狗。在这一训练过程中，婴儿的免疫系统所接触到的就是最重要的。但正如我们所看到的，潜在的过敏原只是其中一部分。在危急关头还有更多的东西影响人生中免疫系统是否会失灵，形成损害与疾病，而这涉及婴儿的微生物群系。今天的婴儿中免疫系统训练缺失特别普遍，这就是某种不同类型的“自然灾害”的一个程式。

免疫系统是如何形成的

在2008—2009年我与妻子合著的一本书里（2010年初出版）[11]，描述了免疫系统是如何发育及已知哪些因素会影响其发育。免疫系统的发育包括两个关键方面：免疫系统不同细胞的成熟及教育免疫系统怎样、什么时候及在什么地方做出反应。因为免疫系统在身体中分布很广，而且具有很多不同的专业化细胞，非常复杂，所以对发育中断非常敏感。然而并不是产前发育和产后发育的每一分钟对免疫系统的发育都同样重要。主要发育情况的发生与免疫学校的培训有不同的时期，还有其他时期免疫系统的发育相对平静，或者培训学校在放假。免疫系统发育最敏感的时期也称为免疫弱点关键窗口时期。

在这些免疫弱点关键窗口期间，免疫系统对生命晚期功能失调反应和疾病的进程是非常敏感的。中断则意味着免疫系统在细胞群中变得不平衡或者无法学习遇到挑战时该如何反应。破坏免疫发育的事件包括暴露在化学物质、药物、强烈或持续的母体或婴儿的压力。如果错过了一个理性成熟的步骤或者中断了免疫系统的教育，整个区分敌友系统就会大错而特错。几乎可以肯定一个未受到适当培训的免疫系统最终会导致疾病。这三种情况的组合可能是：（1）对真正的威胁未能做出反应，（2）用一种错误的防御类型对某种威胁做出反应，或者（3）攻击人体自身的组织。通常与免疫相关的疾病会造成生命危险。

我在2010年合著的书里[12]虽然列举了影响免疫教育的很多环境

因素，甚至将其列为优先考虑的因素，但微生物群系的重要性并不明显。当时其作用才开始浮现。现在是2015年，正是因为微生物群系的影响，发育窗口期间的免疫教育看起来完全不同了。这显示了免疫发育生物学的发展以及它对健康影响的变化之迅速。

微生物群系对免疫教育的影响特别重要而且覆盖了方方面面，这是保护儿童免疫系统的关键。这不仅仅是另一个环境因素。而且现在对环境暴露和免疫编程的后果，必须从人类微生物和超级有机体的视角来看待。

不要忘记，微生物群系是人类身体的终极守卫。然而处于微生物群系与人类身体其余部分之间的是免疫系统，这是人类与身体外部世界交流的下一条线。是的，在如肠道和呼吸道等几个地方有上皮细胞和几个内层，但一旦穿过皮肤，免疫细胞总是处于屏障的另一侧。它们是人类哺乳动物细胞的欢迎会，或者说是欢迎马车更确切。

毫不奇怪，一些最原始最单纯的免疫细胞（代表人类天生自然的免疫系统，而非获得的免疫系统）正是那些与生存在身体各个门户（如肠道、皮肤、呼吸道和泌尿生殖区）[13]的微生物最近且接触最频繁的细胞。它们都有一种脾气，即高度的流动性。我们不想打扰它们。但事实上应将它们当作那条垃圾场野狗的核心。它们需要在生命早期的精心培训，否则就会变得不可预测而且很危险。与一个完整的微生物群系接触并成为好朋友在免疫系统教育中非常重要。这不但包括通过实体交流（几乎相当于拥抱或搂抱），而且通过在微生物新陈代谢物中的化学信号。如果免疫细胞在其教育早期形成阶段没有看到足够的微生物并获得正确的微生物信号（在出生后不久），免疫系统就会出错。这几乎只是一个时间问题，而非假设，有问题的免疫系统反应就会发生。在整个婴儿期，微生物作为人类最好的朋友都需要与人共存。最后，人类的免疫系统就变成对什么发出攻击及对什么进行容忍的仲裁者。在很大程度上，它控制着人患过敏、自身免疫疾病、其他炎症疾病和癌症的风险。

人类最原始的细胞——先天免疫细胞出现在最原始最古老的生物体内。有些生物体的确不具备免疫学者所谓的获得性免疫或适应性免疫，实质上是对疫苗的免疫反应。它们缺乏必要的免疫细胞。但如果它们有免疫细胞的话，那就是先天免疫细胞，如某种形式的巨噬细胞。这并非只是巧合。如果微生物在一开始就一直与脊椎动物和无脊椎动物的宿主防御系统一起存活并与其沟通，那么巨噬细胞就必然在所有这些动物身上存在，即使没有更复杂的免疫细胞（如某些类型的淋巴细胞）。

加州大学洛杉矶分校的艾德文·库珀（Edwin Cooper）与其学员在无脊椎动物免疫学基础工作中做出了众所周知的巨大成就。在诸如蚯蚓这样的无脊椎动物身上就有先天免疫防御，但并非我们所知的哺乳动物身上的获得性免疫[14]。甚至变形虫也有像巨噬细胞一样的活动，在需要的时候利用以巨噬细胞为基础的功能攻击细菌[15]。

为了强调微生物群系与先天免疫细胞之间是永久最好朋友的关系这一观点，捷克研究人员最近发现，两种生活在完全不同的天然堆肥中、亲缘关系密切的蚯蚓，在微生物驱动的先天免疫反应上存在差别。生活在富含病原体、以肥料为基础的堆肥中需要强大的免疫防御的蚯蚓，比生活在森林根部堆肥（病原体较少）中、与其密切相关的蚯蚓，先天免疫活性水平要高。科学家们得出结论，微生物环境是相当类似于先天免疫系统状态的主要驱动力[16]。免疫系统是原始的这一事实，不应当降低其在人类身上的重要性。

被误解的免疫系统

过去几十年大家均认为，免疫系统设立了一个堡垒，保卫人类身体免受微生物的侵袭。我上大学的时候老师就是这么教的。在大学所学到的另一个知识是，免疫系统仅在有限的身体部位存在，特别是淋巴器官（胸腺、脾脏、骨髓），且仅在血液和淋巴中行进，以及仅在细菌或病毒的入口接触处取样。事实上几乎没有人提到肠道是免疫细胞的主要位置，尽管大多数免疫细胞处于肠道的位置，或者人类身体的每个组织和器官几乎都有各自微型的免疫系统永久存在。这导致了对免疫系统所发出的主要指令究竟是什么的误解。它不仅仅停留在人类的所有组织中对首次入侵的微生物取样——毕竟，肝脏和脑并不是微生物入侵造成感染的首要位置。相反，免疫系统在肝脏、脑及其他组织和器官中控制着其完整性，并在人类专门的组织中帮助控制功能的平衡。

具有讽刺意味的是，在我上大学的时候，科学家们甚至不敢肯定生活在人类不同器官（脑、肝脏和肾脏）里的免疫系统细胞群在外观和某些属性上完全不同。但之所以这些高度专业化的免疫细胞存在于人类特定的组织中，其目的不仅仅是狩猎微生物。我们现在了解到，微生物并不是唯一的威胁。内部发育的癌症也是免疫细胞必须对付的东西。此外，免疫系统清除了我们所有死亡和将死的细胞，更像一个夜里的建筑看管人，竭尽所能不干扰正常运作。

此外，除猎取病原体外，免疫系统类似办公楼里的环境和安全控制系统。它是几乎所有人类器官的一个必不可少的部分，确保满足并维持有效器官功能的各种条件。当人体器官中驻留的免疫系统功能良好时，人体器官功能也会良好。但如果免疫细胞要起流氓，人体器官就会处于严重的危险之中。器官中不恰当的免疫反应会造成器官损坏、功能丧失，并增加该器官或组织发生癌变的风险。常驻的免疫细胞也可能向外部免疫细胞发出求救信号，从而这些免疫细胞会迅速进入这些器官，附着在我们正常的细胞上。这会在相对很短的时间内，造成甲状腺和胰腺这样的器官变成免疫器官而非内分泌器官（如自身免疫性甲状腺炎及糖尿病）。

为什么人类的免疫细胞会这样做？为什么它们会从保护我们器官和组织的完整性转向对我们造成伤害？这种事情之所以发生可能有几个原因。但这里我认为，免疫性疾病和非传染性慢性病最重要的原因，是人类的微生物群系失去了更高的自我完整性。如果免疫系统在我们不能自我完善并缺少必要的微生物群系的环境中成熟，人类的免疫系统就会被设定为随机的、不恰当的反应模式。那么疾病在什么组织出现就只是一个时间问题。会在我们的脑部造成神经行为及神经退化问题；在肝脏造成代谢问题；在肠道形成消化系统发炎问题；在内分泌器官造成激素/新陈代谢问题；在骨骼形成骨质疏松症；在口腔造成蛀牙；在血管造成心血管疾病；或在这些位置的任何地方形成癌症？

不要忘记，我在之前讨论过驻留在人类组织的那些巨噬细胞。似乎它们可以变成不同的形式，被赋予不同的名字，并可以在操作上控制组织功能，此外如果它们愿意，很可能会破坏该组织。我曾经半开玩笑地告诉过学生，巨噬细胞统治着这个世界，而且只有当我们知道如何控制巨噬细胞时，这个世界才会变得更加美好。当然，现在我们知道了如何控制巨噬细胞——通过微生物群系。

石棉与垃圾场的野狗

大多数人可能听说过石棉，即使有点不清楚为什么这么问。他们可能在走廊和老建筑的外部看到过一些显示石棉修补区的危险迹象，或者看到过律师事务所无数次电视广告中的一个，询问你或你的亲人是否因为接触石棉被诊断为间皮瘤。关于石棉健康诉讼甚至有一本900多页的律师指南书[17]。有些人可能读过最近发表在《科学美国人》上的一篇文章，询问父母是否用过含有石棉的蜡笔画画[18]，其中包括儿童健康保护领军人物纽约市西奈山克拉维斯儿童医院的菲利普·兰德里根（Philip Landrigan）对接触这些危险的评论。我对年轻时接触过的一些具体的石棉产品还有记忆。事实上有一段时间，你可能会走进任何装备齐全的研究实验室，发现几双石棉里衬的手套。这些手套是从灭菌烘箱拿出滚烫的实验器皿的必要设施标准。在20世纪大部分时间，大家只是不了解这么做的健康风险[19]。一般认为，石棉手套保护了实验室工作人员而没有造成严重的健康风险。

在研究实验室中还有其他相似的案例。在20世纪的实验室，具有免疫毒性且致癌的化学物质苯被用作清洁玻璃器皿的主要溶剂[20]。后来人们才发现苯对健康造成的风险很明确[21]。苯从普通类型的液体清洁剂变成某种在实验室容器里存放和使用规则最严格的东西，而且工人必须得到充分保护。20世纪中叶，如果客人将饮料洒在你漂亮的新沙发上，或者宠物闯了祸，家用四氯化碳就是家中常备的用来清理的东西。但在20世纪70年代，消费品中使用四氯化碳就被禁止了[22]。

因此，石棉并不是唯一在20世纪被广泛使用的奇迹材料。但随着对人类行为的理解加深，这些材料后来被认定为严重危害环境健康的危险品并受到监管。但到底石棉是什么？如何通过免疫系统影响到我们的健康呢？

石棉是一种自然形成的矿物纤维系列，可以分离成细丝[23]。其开采很像金和铀的开采，被广泛用于建筑材料和汽车配件，在某些园艺产品甚至为儿童设计的某些产品中也可以找到。石棉暴露的热点地区之一是靠近蒙大拿州利比市生产蛭石的采矿区[24]。从20世纪70年代到今天，美国颁布了一系列禁令，禁止石棉在不同产品中的使用，这导致每年美国的石棉产量都在大幅度下降。石棉到底做了什么让它变得如此危险？实际上它主要是对免疫系统有毒并致癌。

就其本身而言，石棉纤维的作用并不大。问题是它们不容易降解或消失。这是一个问题，石棉纤维会像肺里的巨噬细胞（称为肺泡巨噬细胞）[25]一样在先天免疫前哨的细胞上停留。这些巨噬细胞与气道壁细胞一起，吞噬并积聚石棉纤维。但巨噬细胞并不能消化它们。这样就会以几种方式做出反应。它们在气道边界越聚越多，形成一个巨大的、无止境的炎症反应，其特点是破坏氧自由基，从而破坏抗氧化防御能力[26]。如果这种情况持续发展，时间一长就会形成癌症。间皮瘤就是可预见的一个结果[27]。

同时，一旦肺组织损坏在这一区域形成，巨噬细胞和其他先天免疫细胞就会展开修复工作。但修复工作有两个关键特征[28]：第一，修复使用的是生物材料，填补了肺部空间，而并不能替代失去的功能。换句话说，修复并不能帮助你根据需要将氧气输送到血液。此外，修复减弱了其他免疫细胞的抗肿瘤反应。肺部有了石棉的巨噬细胞发生变化，也允许自身免疫做出反应，并让癌症更好地存活下来[29]。这是特别不好的消息，因为经过几十年氧化损伤，肺部形成肿瘤的风险变得很高。由巨噬细胞所引起对石棉发出先天免疫的攻击，会导致几种形式的肺病。最后，因为这些细胞无法消化石棉，它们就会猛冲出来，而让肺付出代价。

这正是当免疫系统确实无法很好地应对环境接触时，类似的情况就会在我们身体里反复发生。不过，就算不是石棉，接触一些真正无害的因素，也会让没有受过训练或功能失调的免疫细胞形成自我损伤性不适当的炎症反应。在脑部表现为神经变性、生殖系统表现为不育症、胰腺表现为糖尿病、肠道表现为肠炎、肺部则是哮喘、皮肤则是牛皮癣、心脏表现为心肌炎、骨骼表现为骨质疏松症，肝脏则是几种形式的肝炎。

最后，一个悬而未决的问题是，肺部微生物群系在与石棉相关的肺部疾病中是否起到什么作用。研究人员最近提出，影响石棉相关的癌症风险的因素之一是石棉纤维是否穿透了气道内壁并到达肺泡巨噬细胞。他们假设，穿透内壁的决定因素之一，可能是肺部微生物是否分泌蛋白质，这些蛋白质在提供内层边界的上皮细胞穿孔[30]。这可能证实微生物是人类守卫的思路，控制着哪些物质可以进入我们的内部细胞。在内部石棉浓度上这是不是一个主要因素仍然有待确定。

训练免疫系统

从长远来看，1979年至1984年的一项有益健康的惊人发现，最终可能被视为20世纪微生物战争和抗生素滥用的转折点。澳大利亚医生巴里·马歇尔（Barry Marshall）与其合作者罗宾·沃伦（Robin Warren）报告了仅在人身上发现的螺旋形细菌（叫作幽门螺杆菌，让胃受到感染）和消化性溃疡之间的关系。他们的报告在1983年首次以信函形式发表，1984年全文发表在医学杂志《柳叶刀》（*Lancet*）上[31]。在此之前，辛辣食物和哺乳动物遗传一直被认为是决定谁患溃疡和胃癌的主要因素。因为他们的发现，马歇尔和沃伦一起获得2005年诺贝尔生理学或医学奖。解决方案看起来似乎很简单：用大规模的抗生素治疗来消灭幽门螺杆菌，不管它在什么地方、任何地方出现。这与20世纪大家所普遍持有的观点一致：即使是好的细菌，只要胆敢进入我们的身体，就必死无疑。

然而在马歇尔和沃伦发现的同时，其他研究者所持有的观点略有不同。马丁·布莱泽在其著作《消失的微生物》中叙述了他对幽门螺杆菌作为胃部居民[32]促进健康活动的长期对比研究。相同的信息如何可以得出不同的结论？这种情况的发生，是因为整个人类就是一个生态系统，如本书第一部所讨论。我们体内或体表的同居物种，并不是每个都是无害的，而且对我们这个超级有机体来说，潜在的病原体也不是没有任何价值。这需根据情况而定。幽门螺杆菌与人类做伴已经数千年，哥伦布到达新大陆之前，人们在墨西哥北部的干尸中已经发现幽门螺杆菌[33]。我们还需要平衡，结合对我们是谁、是什么更广义的理解。结果表明，幽门螺杆菌及其多重效应可能适合一种免疫学的思路，称为“卫生假说”[34]。英国的戴维·斯特罗恩（David Strachan）在1996年第一个提出这一假说。

提及微生物，就像环境化学物质一样，有一个让身体健康的处方：正确的位置（特定的身体部位）、正确的数量（剂量）、正确的时间（发育期、月经期，或生理周期）并与我们哺乳动物本身兼容，否则就等于走上一条通向疾病的道路。错误的位置、剂量、时间或与人类哺乳动物本身不相容，常常会导致严重的健康问题。

既然在某种情况下，幽门螺杆菌可以形成消化系统溃疡或胃癌，人为什么还需要一些幽门螺杆菌？因为清理幽门螺杆菌尸体同样与其他非传染性慢性病相关，而且关于这是如何发生的机制有一个好的思路。结果证明，幽门螺杆菌的持续存在有助于免疫系统变得更加耐受，同时降低了哮喘、过敏和炎症疾病的风险，如炎症性肠炎（IBD）。这些疾病始于一种名为树突细胞的免疫细胞[35]，这种细胞对环境进行取样。部分通过幽门螺杆菌对树突细胞的作用，让调节性T细胞（称作自然调节T细胞）成熟并增加数量，这对避免炎症至关重要，因为炎症支撑着很多种非传染性慢性病，如哮喘、过敏和炎症性肠炎。

这个例子说明，我们需要多种微生物各司其职来教育并培养我们的免疫系统发育，否则我们可能面临很多种因炎症而发作的非传染性慢性病。如果不是幽门螺杆菌，那么在人类的微生物群系中就需要一些与之相当的微生物来确保免疫系统不会失控，并在人体环境中接受人类自身的组织和其他无害的东西。

早期微生物驱动的教育

微生物群系对免疫系统早期教育重要性的一个主要例子，是来自丹尼斯·卡斯珀（Dennis Kasper）和理查德·布鲁姆伯格（Richard Blumberg）及其哈佛医学院实验室在免疫学和肠胃病学上的共同努力协作。这些研究小组使用C57黑6系小白鼠（这是免疫学的标准研究模型），来研究共生细菌及其代谢物在早期免疫成熟及对生命后期非传染性慢性病的易感染性的影响。在这种情况下，所生疾病为结肠炎，类似于人体的溃疡性结肠炎（是炎症性肠炎的两部分之一）。在该系小白鼠中，因为缺乏共生细菌，小白鼠长大后一旦接触恶唑酮，就很容易感染结肠炎。我们已经叙述过这种结肠炎的免疫机制，必须有特定数量的免疫细胞群及免疫激素来导向疾病的发作[36]。在小白鼠身上所发生的免疫功能失调过程看起来与形成人体溃疡性结肠炎的过程很类似（如果不是完全一致的话）[37]。

哈佛的这两个研究小组所做的事情特别有趣，他们对微生物群系、免疫功能障碍及结肠炎的易感性提出了四个重要的问题。第一个问题是，一个单一的共生肠道细菌是否可以防止晚年患结肠炎。

答案是肯定的，为这种疾病提供抗性的细菌是脆弱拟杆菌。这种细菌是杆状的，生长不需要氧气，通常是免疫系统的朋友之一，只要将其安置在肠道中属于自己的区域。

然后哈佛的研究人员更进一步问，如果必须将该细菌植入新生的小白鼠，形成对结肠炎的抗体，是否有一个关键的发育窗口。答案是不会晚于一周。之后再增加的脆弱拟杆菌就不会对结肠炎形成抗体。

接下来他们问，细菌如何让小白鼠抵抗新生鼠身上的疾病。答案是会减少肠道先天免疫细胞（称作不变自然杀伤T细胞，缩写为iNKT细胞）的增殖。在没有细菌的情况下，这些细胞会在小白鼠幼崽的身上暴增，而这一暴增会让小白鼠在余生中极易感染结肠炎。如果肠道中有细菌，这种暴增会明显受到抑制，小白鼠在以后的生活中就对结肠炎有了抵抗力。这是一个关于免疫系统早期发育窗口的重要性以及微生物群系的存在可以避免晚年疾病的重要发现[38]。

最后研究人员问，是否需要整个细菌或者细菌的代谢物才能对免疫系统的发育产生相同的有益效果。他们发现，在刚好正确的窗口由脆弱拟杆菌所形成的特定类型的液体可以抑制iNKT细胞暴增的数量，并让小白鼠对结肠炎形成抗体。这是一种肠道细菌，一种免疫变化和一种非传染性慢性病。想象一下，如果可以有效管理整个微生物群系来支持人类免疫系统的最佳培养可能，减少非传染性慢性病流行的机会将是怎样的。

也许这是显而易见的，但关于因感染致死的这一事实，却需要进一步强调。除非感染导致重要器官或血管立刻衰竭（如埃博拉病毒），死亡的风险通常取决于免疫系统对感染的反应。1918—1919年的西班牙流感夺去了全球2150万人的生命，其中美国约有67.5万人[39]。但很多人被感染却活了下来。但如果看看谁在流感大流行期间死亡，谁在流感期间感染了却没有死亡，得出的结论是，关键在于哪些人做出了反应，在试图杀死病毒的过程中，导致了损害肺功能的并发症。有人认为，是这些并发症启动了一种令人求助无门的变异炎症反应[40]。免疫系统可以拯救人的生命，也可以令人死亡，只是根据条件而定。就那次流感而言，似乎是免疫系统试图清除体内病毒的过度热情和不屈不挠的努力导致了许多人的死亡，特别是在健康的年轻人中[41]。

同样的事情也会发生在细菌感染上。使用抗生素消灭掉细菌并不意味着患者可以自动存活。一些致病菌携带着所谓的毒素。这些毒素是细菌外部细胞补充体中的化学物质，导致如巨噬细胞等免疫细胞有点狂乱，并开始首先发难，之后提出各种问题。这就是我们通常所指的炎症反应的一部分。如果炎症反应在正确的位置、正确的水平且是正确的种类，那这种反应就是一件好事，在不再需要的时候就会结束。除此之外的任何事情都是问题。

如果细菌数量很少且固定在身体的一个地方，通常就不是什么大问题。但即使细菌死亡，例如接触到抗生素，其外层或携带毒素的外壳就必须从身体里清除掉。这就是巨噬细胞及其朋友的工作。细菌有两大种类：革兰氏阳性菌和革兰氏阴性菌。对我们来说，重要的是要了解每一种都会携带不同的毒素组。革兰氏阴性菌是先天免疫细胞强有力的直接激活剂（如，巨噬细胞和中性粒细胞，能够对病原体产生一种即时反应）。一些革兰氏阳性菌具有引起大量T淋巴细胞（胸腺源性淋巴细胞）活化的毒素，产生一种叫作细胞因子的免疫激素风暴。反过来这种细胞因子风暴激活巨噬细胞的破坏作用。这种情况在人体中的例子就是中毒性休克综合征。

如果实际进入血液的毒素达到一定的水平，血液中的先天免疫细胞就会开始发动疯狂攻击。这绝不是一个好思路。它破坏血管并产生所谓的毒性休克。这是非常严重的，患者通常只有几分钟的时间接受治疗，否则就会死亡。有的时候毒性太高，病人很难救活。这就是为什么医生喜欢用抗生素慢慢杀死细菌（超过一到两个星期），而不是一次性全部。另外死亡的细菌并不会杀死病人，因为细菌已经死亡。是先天免疫细胞对感知到的威胁做出的反应在杀害病人。实际上确实是这种原因导致死亡的吗？是的。人体本身的防御系统会在无意中毁掉自己。实际上凯文·特雷西（Kevin Tracey）博士在其2006年出版的作品《致命序列：内在的杀手》（*Fatal Sequence: The Killer Within*）中举了大量案例[42]，说明为什么非致命性感染通常会导致免疫系统造成的死亡。

一个受教育不足、功能失调且失控的免疫系统，会让人生病甚至死亡。我们需要免疫系统适当发育，以一种受控的方式均衡地发挥作用，并识别真正的威胁而做出反应，但可以容忍并不干扰人体健康的细胞和组织以及无害的环境因素（例如食物和过敏原）。确保这种情况发生的最好方法，是在出生的时候让免疫系统得到适当的教育并实现平衡，从而将免疫系统与健康的微生物群系联系起来。我们现在知道，这就是保护我们的微生物群系的根本目的。

第八章

疾病的模式

不管在什么情况下我们都在寻找模式。它不仅仅是人类服装面料的一部分，还引发了条纹衬衫与格子裤是否搭配的问题。它是整个宇宙结构的一部分，银河系与太阳系有其组织模式。我们的社会、城市和语言来的组织和使用亦有模式。植物内部、形成森林的植物之间也有模式，同样在我们体内和体表的微生物之间也存在各种模式。

最后，人类疾病也有各种模式。模式一直令我着迷，因为如果我们理解各种事情所适用的模式，我们就可以了解万物实际上是如何运作的。看着拼图玩具，你会盯着一块拼图模块看来看去，或许会想出这一模块的无限种用途。这一模块可能用在一千种不同的谜题当中。但当你看到整个拼图，单个模块角色就变得清晰。突然你对这个单一拼图模块有了更多了解。对人类疾病，我也是这么看的。我将描述如何看待人类疾病的整个拼图或更大的模式，在处理这些疾病时，这一点非常重要。

当疾病被赋予不同的名称和具体的医疗准则时，新的研究资金、倡议团体和治疗选择的各种途径就会被打开。这种方法并没有什么严重的错误。但给疾病命名的过程（其中细微的差别就表明一个非传染性慢性病与另一个区分开来的差异），会将我们的注意力从这些疾病所共有的特点转移开。似乎没有人寻找可以用来对抗所有疾病的相似点和共同点。

寻找将事物联系在一起的相似性模式是非常有建设性的。这是过去几个世纪推动科学发展的迫切需要。而当涉及非传染性慢性病，疾病的相似性多于差异性。

无论涉及哪些器官或组织，非传染性慢性病从根本上与我们现在理解的方式相关联。首先，它们可能联系在一起出现在同一个人身上。换句话说，这个人会被诊断患有一种非传染性慢性病，然后是第二种，甚至第三种。其中一个例子就是肥胖症患者会得糖尿病。

当这些疾病一起出现时，通常被称为共病，或者表现出合并症。我们总是不知道它们到底是如何联系在一起的，但似乎总是结伴而行。对于共病的非传染性慢性病和非传染性慢性病的合并症我会进行大幅讨论。它们有点像蟑螂。如果你看到一只蟑螂跑出来，肯定会看到其他几十几百只，好像它们在排着队等待出现。在生物学、表观遗传学和代谢学上，非传染性慢性病是联系在一起的，而更重要的是在微生物意义上。当然，非传染性慢性病在微生物上的连接是通过我们的微生物群系，它也是可以促成其他连接。这些内部连接令人兴奋的一面，是可以允许我们以群体而不是以个体为单位对非传染性慢性病发起进攻。考虑到它们都是同一个流行病的一部分，并且相互之间有很多其他方式相关联，所以将它们作为一个群体进行跟踪才会有意义。

这里是一个我所说的非传染性慢性病合并症的例子。在这种情况下，我使用肥胖症的例子，这是一种众所周知的非传染性慢性病，作为一个起点，向你展示相互关联的非传染性慢性病看起来是怎样一种模式。肥胖症太寻常不过，我们就处在一种肥胖流行病中间。2011—2012年的美国，20岁以上超过三分之一的成年人肥胖，超过三分之二的成年人超重[1]。这与20世纪60年代的美国人口形成鲜明的对比，当时成人肥胖率大约为13%，而体重超重的成年人比例仍然低于总人口的三分之一[2]。儿童也难逃这种肥胖流行病的影响。在最近的分析中，20%的青少年处于肥胖状态[3]。

下图显示了与肥胖症有关的非传染性慢性病的最新信息。通过观察与肥胖症有关的各种疾病，你会对肥胖症这种单一的非传染性慢性病的终身影响有一个更好的了解。它并不只是一种疾病或状况，它是进入多种可能性疾病模式的入口。

与其他很多非传染性慢性病一样，据说肥胖症也是一种促炎症状态[4]。在肥胖个人身上，炎症不会在该消失的时候消失。这种持续性的低水平发炎是不健康的，会导致很多其他涉及我们免疫系统和不同组织的健康问题。我之所以使用“不健康的炎症”这个词，是因为我所特指的是身体中没有正常发挥作用的炎症，对我们毫无帮助。事实上这在伤害我们。通常情况下不健康的炎症是错误的，因为，就像肥胖的炎症，在该停止的时候它不会停止。应当解决无休无止的炎症，但却没法终止。炎症持续存在，并最终引发疾病。有人认为这种慢性炎症会导致疾病，如癌症等。有的时候炎症因为被误导而成为不健康的。它会攻击错误的目标，如我们自身的细胞，而非病原体。

肥胖的个人处于多种疾病的更大风险之中，包括至少下图中所显示的32种疾病（其中包括12种不同类型的癌症）[5]。从本质上说在肥胖的情况下，这都是非传染性慢性病导致的结果。注意一下，这32种疾病是如何划归不同的医疗类别的（如癌症、心脏病、神经紊乱、内分泌和代谢疾病、自身免疫和过敏疾病）。了解相互之间的关联有助于防止其他疾病。此外通过认识这些非传染性慢性病之间的相互关联和共性，我们就可以更好地寻找全面的解决方案，而不是使用零碎的针对单一疾病的治疗方法。

这是必要的，因为最近的预防和治疗举措均没有减少非传染性慢性病的流行。虽然世界卫生组织将重心放在减少吸烟、健康饮食

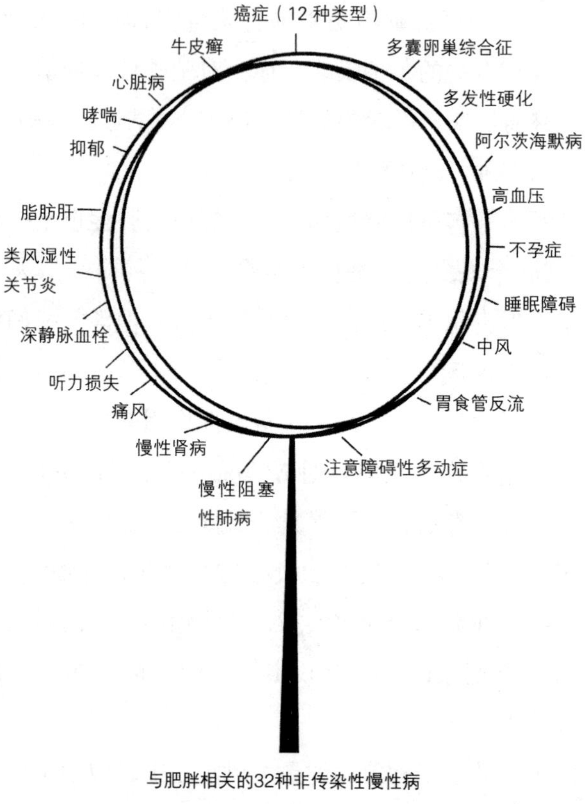

与肥胖相关的32种非传染性慢性病

和增加运动上，来解决非传染性慢性病问题，但这些建议最多也只能取得有限的成果。

2008年，我开始对非传染性慢性病的流行感兴趣，并着手研究非传染性慢性病之间的模式。这可能有助于设计针对疾病防御以及治疗更好更全面的策略。在三位同人的帮助下［他们是纽约大学医学院的朱迪·泽里科夫（Judy Zelikoff）、美国国家环境健康科学研究所的多利·杰摩力克（Dori Germolec）和东卡罗来纳医学院的杰米·德威特（Jamie DeWitt）］，我开始研究非传染性慢性病之间是如何联系的。我们描述了非传染性慢性病之间不同的相互关联模式，非常类似于肥胖症所展示的例子，而且将这些模式在儿科医学和环境健康期刊做了论文连载。

我们所发现的，超过我们所可能想象到的。可以归结为非传染性慢性病问题的四个基本要素或支柱。

非传染性慢性病的四个基本支柱：

1. 非传染性慢性病在生命早期（从出生到四岁左右）编程。

2. 控制不住的炎症维持着疾病状态，微生物群系的问题引发并维持着不健康的炎症。

3. 一旦染上一种非传染性慢性病，就增加了形成另一种非传染性慢性病或更多特定非传染性慢性病的机会。

4. 微生物群系的状态影响着非传染性慢性病的风险并决定药物治疗的有效性。

让我们更进一步了解这四个支柱。

1. 生命早期为非传染性慢性病编程

如第五章所讨论的，人类的生理系统在生命的早期就被编程。

重要的是，这种编程涉及人类所有的系统，特别是免疫系统。反过来它影响人类非传染性慢性病的发展风险。在孩提时期，我们的微生物伙伴就帮助我们的系统成熟并对我们未来的健康做出规划。这就是在出生的时候有一个完善的微生物群系对健康生活至关重要的原因。查看这种早期编程的一个方式，是寻找疾病模板已经到位的关键指标。在疾病显露之前抓住这些指标就可以指向疾病。令人惊讶的是，甚至在成人身上出现的非传染性慢性病在婴儿身上均可以找到证据。然后我与同事意识到，越早抓住非传染性慢性病并及时治疗就可以防止其在中年时期发展。在中年时期除症状管理外毫无其他办法。

例如，以动脉粥样硬化为例（这是一种心血管疾病）。在发达国家，心脏病是死亡的主因之一。动脉粥样硬化导致动脉因形成斑块而硬化。斑块由充满动脉的茧状结构组成，周围是充满脂肪的巨噬细胞——泡沫细胞。斑块堆积在动脉，改变了整个动脉的性质。动脉破裂，形成血栓，动脉就完全堵塞。这时候，心脏和大脑急需血液和氧气，从而引发心脏病或导致中风。不幸的是，泡沫细胞寿命很长，而且积聚得很缓慢[6]。尽管通常这种疾病完全形成的时间大约会在男性五十岁、女性六十岁以后，但这种疾病的开始可以早在几十年前的婴儿期检测到[7]。儿童慢性血管炎症的指标，如C反应蛋白增高、氧化脂质、促炎细胞因子和内皮功能障碍，是预测年龄大了以后是否会发生动脉硬化的有用指标[8]。

如果微生物群系完全就位，并且炎症得到最佳控制，就可以避免生病，因为疾病的发作完全依赖不健康的炎症[9]。微生物群系出现问题会导致不健康的炎症并有助于动脉粥样硬化的形成。但同样容易的是，据报道，通过使用益生菌矫正有问题的微生物群系，可以减少炎症并减少动脉粥样硬化的风险[10]。

2. 不健康的炎症

实质上每一种非传染性慢性病都有不健康的炎症，而且其核心过度氧化。氧化是利用氧的一种正常化学反应。但一些氧化副产物是自由基，会损伤我们的细胞和组织并改变我们的蛋白质和DNA。如果想杀死病原体，氧化和氮化的自由基是有益的。但如果人类的细胞碰到它们，则是有害的。这就是要吃富含抗氧化剂食物的一个原因，有时需要补充抗氧化剂。我们需要避免自己的细胞遭到氧化损伤。但炎症通常会形成氧化，而且不健康的炎症会产生很多自由基，这不可能用抗氧化剂完全清除掉。当这种情况发生时，我们的组织就会受到多年的氧化损伤，或损失组织功能[11]，或组织细胞发生癌变[12]。但自然的炎症不但必要，而且有益。但必须是：

（1）适合任务需要；

（2）针对尽可能窄的目标（病原体而非整个器官）；

（3）一旦合法的威胁过去就必须消失。

不幸的是，所有的炎症通常一旦开始，就会持续进入一种完全失控的状态，像长时间干旱时加利福尼亚的一场野火（或垃圾场的一条狗）。

炎症失控的时间太长，炎症就会从攻击感知到的病原体转向在周围筑墙并隔离感知到的危险。科幻电视剧《边缘地带》（*Fringe*）描绘了一个类似的过程，虽然规模更大。在这部电视剧中“琥珀区”是没有用、无人居住的非功能区。之所以建造这个区域，是为了挡住高度不稳定且危险的微型黑洞。称作琥珀区是因为它是使用像琥珀一样的硬塑料物质来密封的。琥珀区悬挂着各种标志，围绕着城市的主要部门。任何偶然进入该区域的东西，均会被密封在琥珀之中。我们的身体中也发生了相同的事情。像接触到结核病和石棉的东西会使得免疫系统在肺部启动这种围堵反应，最终形成一个巨大的非功能“琥珀区”。当肺部的这种围堵积累到一定程度，我们就没有足够的功能来生存。

非传染性慢性病之间相互关联的一大问题是炎症是如何处于所有疾病中心位置的。为了回答这一问题，我们必须先看免疫的最基本类型——先天免疫。先天免疫是身体自然发育的，无须接种疫苗或实施免疫。其最基本的功能是向全身派遣侦察兵，监视有害的病原体。当发现病原体时，侦察兵就召唤专家，横扫、攻击并吃掉病原体及坏死的细胞。当咽喉被某种链球菌感染，这一程序马上启动。这一过程所产生的炎症会让你的喉咙疼痛而且体温上升。如果医生开出一种抗生素，那么药物所能做的就是减少系统中造成链球菌感染的细菌数量，从而为免疫系统扫清障碍去杀死细菌，让你恢复健康。这是一种恰当的免疫/炎症反应。尽管如此，你也不希望攻击发生在健康的器官和组织上。你只希望它仅仅发生在有害细菌聚集的地方，而且只持续必要的时长。

这种相同类型的免疫反应已经在低等动物身上发现过。来自乌克兰的生物学家埃利·梅契尼科夫（Elie Metchnikoff）因为发现吞噬细胞和噬菌作用获得了1908年诺贝尔生理学或医学奖，这是免疫系统最基本的一个部分。我们现在知道吞噬细胞就是巨噬细胞，而且几乎栖息在身体的每个器官和系统。梅契尼科夫在研究双羽海星幼体的消化器官时得到这一发现。他将染料颗粒和木屑放进幼虫的身体，观察之前未命名的、独立运动的细胞包围并吞噬这些外来元素。这一观察让梅契尼科夫意识到吞噬细胞（人类的巨噬细胞）就是我们抵御感染的第一道防线。这些细胞就是提供先天免疫并帮助我们抵抗疾病（如脓毒性咽喉炎）的细胞[13]。

那么，既然巨噬细胞本来是为了保护我们免受传染性疾病影响的，那怎么会导致非传染性慢性病？当疾病结束以后，它们持续很长时间造成炎症才导致这个结果，错误地攻击人体自身的器官和组织，似乎这些东西是有害的入侵者，并攻击环境中无害的东西（如花粉、食品等）。既然这与其本来的目的相违背，为什么巨噬细胞还会这么做？如果它们从来不知道什么是有害的，什么是安全的，或者自己所居留的地方是属于自己的，那它们就迷失了方向。如果是婴儿的免疫系统没有从其出生状态成熟起来，就会发生这种情况。所以，最重要的是要认识到新生儿的免疫系统在婴儿接触到外部世界的时候既没有完全成熟，也不平衡。为了婴儿走向健康，这两种免疫系统的变化必然要发生。

为什么婴儿出生时免疫系统不能完全成熟并准备好离开呢？这是因为婴儿在母体内发育。当婴儿在母亲保护性的子宫里发育时，婴儿和母亲的免疫系统需要设置成相互不会发动攻击的状态。如果子宫环境允许攻击，它们就会相互残杀，因为它们的基因不一致。为了确保这种攻击不会发生，母亲的某些免疫系统就会被子宫环境抑制，而婴儿对外来物质做出攻击的免疫系统会等待发育。子宫有助于创建偏向过敏反应的环境，并且在针对病毒和肿瘤细胞的免疫反应方面存在缺陷。婴儿出生前所居住的这种免疫偏向、受到抑制的环境影响婴儿免疫系统的具体发育。如果没有抑制抗肿瘤反应，母亲的免疫系统会将婴儿所携带的父亲的蛋白质当作一种肿瘤。母亲对抗婴儿的免疫反应将导致流产。这必须在婴儿出生时得到改变，否则婴儿的免疫系统就会遭遇永远无法完全成熟或平衡的风险。如果这些改变没有在新生儿身上发生，那么这个孩子就会出现健康问题，如过敏、自身免疫和炎症等非传染性慢性病。

一个完整的微生物群系必须在出生时或出生后马上就位，以帮助婴儿的免疫系统完成成熟并平衡那些免疫反应。微生物群系与婴儿的免疫系统的共同发育对婴儿在以后生活中有一个健康适当的免疫反应至关重要。

3.随着年龄增长，非传染性慢性病会导致更多的非传染性慢性病

根据最近的报告，美国人口中有将近一半的人在65岁的时候有两种或两种以上的非传染性慢性病。一旦第一个非传染性慢性病确诊，恶性循环就开始了。随着年龄越来越大，你的人类生态系统就会崩溃。

为了衡量非传染性慢性病的影响，我们仔细审查了诸如死亡原因和增加药量治疗等情况。根据美国疾病控制及预防中心的信息，2013年美国人死亡的主要原因是心脏病、癌症、肺部疾病、意外事故、中风、阿尔茨海默病和糖尿病[14]。在我列举非传染性慢性病之间的紧密联系时，我注意到心血管问题作为次要疾病出现在初次非传染性慢性病诊断中的次数。同时注意到最初承受非传染性慢性病（通常在儿童中）冲击的组织以及与疾病相关的炎症变成生命后期癌症目标的频率。它发生得确实太频繁，一旦你开始研究人类现行的非传染性慢性病之间的模式，就会发现这是完全可以预测到的。

2010年，精通临床试验和监管政策的科学研究记者凯瑟琳·斯通（Kathlyn Stone）报道，仅在美国就开出了将近40亿种医疗处方。从2005年到2010年所有类型的药物均有增加。更糟糕的是据报道90%的老年人和58%的非老年人通常依赖处方药治疗[15]。这与数据显示相似，数据显示，随着年龄增长，非传染性慢性病通常是终身症状，而且会导致更多的非传染性慢性病，需要症状管理的药物治疗。而这40亿种处方中（最常见的是汀类药物），到处都是用来

治疗代谢问题和心血管疾病的。随后是抗抑郁药、糖尿病药、睡眠药物、抗组胺剂和用于呼吸道病症的药物，如哮喘和慢性阻塞性肺病（COPD）。看看这些药方，处在前列的非传染性慢性病，如心血管疾病、抑郁症、Ⅱ型糖尿病、失眠、过敏和哮喘等赫然在目。这些疾病是非传染性慢性病之间网络连接的关键点。

让我们看看为数不多的几个有名的非传染性慢性病之间相互关联的模式。

在之前的图中我已经展现了肥胖症的模式。但现在我们看看其他几个有名的非传染性慢性病之间相互关联的模式：哮喘、Ⅰ型糖尿病、腹腔疾病（乳糜泻）和自闭症。现在有很多其他类似的模式可以用来审查疾病及病症，如食物过敏、炎症性肠病、阿尔茨海默病、心脏病、乳腺癌、注意缺陷多动障碍和睡眠问题，接下来我将说明这一点。

哮喘（一种肺病）是一种典型的合并性疾病。哮喘本身的特征是没有正确控制的免疫反应以及对过敏和其他症状的炎症，实际上这并非有害而且不需要免疫系统做出反应。因为肺部持续发炎，肺部组织就受到免疫系统所产生的破坏细胞的化学物质的定期攻击。如果这种情况持续时间过长，肺部就难以再承受，从而形成癌症。虽然哮喘可以致命，但这种疾病通常在一生中是可以控制的。但迄今为止，对哮喘的治疗并不能降低生命后期发生肺癌的风险。哮喘不仅与肺癌有关，而且还与其他几种过敏症、神经行为改变、嗅觉障碍和超重有关[16]。

Ⅰ型糖尿病是一种发生在青少年身上的胰腺自身免疫疾病。它与一系列让人眼花缭乱的共生疾病相关联，这些疾病远远超过了其他自身免疫病症[17]的范畴。Ⅰ型糖尿病的伴随疾病包括：自身免疫性甲状腺炎、腹腔疾病（乳糜泻）、艾迪生病、白癜风、进食障碍、抑郁症、焦虑症、骨质酥松、结肠炎、心血管病、癫痫、精神紊乱和阻塞性肺病。除这一系列疾病外，澳大利亚最近一项研究将显性癌症也列入Ⅰ型糖尿病系列[18]。对患有Ⅰ型糖尿病的男女来说，胰腺、肝、食道、结肠和直肠中癌症的患病风险会越来越高。此外，仅对女性来说，胃、甲状腺、脑、肺、子宫内膜和卵巢中癌症的患病风险也会越来越高。

腹腔疾病（乳糜泻）是一种与谷蛋白敏感相关的肠胃自身免疫疾病，与过去十年相比已经越来越流行，而且出现在较为年轻的群体身上。与其他非传染性慢性病步调一致，已知的腹腔疾病（乳糜泻）合并症大多数可归类在同类（自身免疫）疾病中：自身免疫性肝炎、自身免疫性心包炎、免疫性血小板减少紫癜、胰腺炎、外延性神经紊乱、牛皮癣、类风湿性关节炎、结节病、干燥综合征及Ⅰ型糖尿病[19]。然而，有其他很多疾病与乳糜泻同时发生，但不是自身免疫病症，因为它们属于其他医学认定类别，可能从未想到过。例如，患有抑郁症的妇女普遍都有腹腔疾病（乳糜泻）。其他合并疾病及病症包括慢性阻塞性肺病、心血管病、失聪、不安腿综合征、骨质疏松症、进食障碍（女性）、流产风险（女性）、嗜酸性食管炎和目标组织上的癌症（小肠腺癌）[20]。鉴于合并症的延伸，不难理解为什么越来越多的老年患者容易被诊断出患有非传染性慢性病。

自闭症谱系障碍（ASD）为个体及其家庭带来了沉重的负担。但就几乎所有非传染性慢性病而言，自闭症谱系障碍的附带疾病是完全可以预计到的，比起一般群体来说很可能在患有自闭症谱系障碍的人身上发生。其中一些病症是神经系统疾病，但很多不是。例如，在患有自闭症谱系障碍的女孩中，有一种癫痫症很难治疗[21]。患有自闭症谱系障碍的男孩和女孩比一般人更容易出现[22]肠道紊乱症（如各种食物过敏）。睡眠障碍是患有自闭症谱系障碍的儿童中并发的另一种常见症状[23]。这并不奇怪，因为大多数非传染性慢性病都伴有睡眠障碍和抑郁症。与免疫系统紊乱、肥大细胞增多症、肥大细胞高反应性（一种与过敏相关的免疫细胞类型）相关的疾病在患有自闭症谱系障碍的儿童中比较普遍，但在普通人群中特别罕见。最近对患有自闭症的成年人的研究发现，他们均背负着多种非传染性慢性病的负担[24]，包括高血压、糖尿病、中风、帕金森病、睡眠障碍、抑郁症、精神分裂症和躁郁症[25]。

还有另一种方法来研究疾病之间的相互联系，那就是问：它们有什么共同之处？答案是双重的。相互关联的非传染性慢性病的模式具有之前提到的不健康炎症的特征，以及统一简称为抑郁症的一个主要表现为抑郁的心理障碍。乍一看来，抑郁及其他这些障碍似乎与微生物群系的状态和免疫系统毫无关系，但暂时把自己的怀疑放一放。抑郁解开了这些关系之谜。微生物群系对导致抑郁的免疫激素和炎症问题发挥着微妙的控制作用[26]。与抑郁症同时存在的疾病包括哮喘、Ⅰ型糖尿病、Ⅱ型糖尿病、多发性硬化症、心血管病（动脉粥样硬化）、肠炎、牛皮癣、自身免疫甲状腺炎、阿尔茨海默病、精神分裂症、肌痛性脑脊髓炎、类风湿性关节炎、狼疮、慢性阻塞性肺病（COPD）、腹腔疾病（乳糜泻）和肥胖——还有很多[27]。难怪抑郁症的药物处方达到了历史新高[28]。

迄今为止，对非传染性慢性病的治疗更多集中在治疗单一疾病的症状上，而非纠正将多种疾病联系成一种模式的潜在生物学因素。这种策略就像用一种懒散的方式挖东墙补西墙。假设在大风暴期间，房顶漏水，大雨滂沱渗到房子里面，损坏了一部分天花板。你费尽心机修补这块天花板，对自己的工作非常满意。下一个雨季你注意到两个房间的屋顶以及墙壁部分石膏板被雨水损坏。经过努力，你修复了天花板和这部分墙壁。第三年漏水太猛，地板也变湿了。你还像以前一样，修补了所有的天花板、墙壁和地板，更换了地毯，一再祈祷以后再也不要发生问题。漏过水的屋顶可能会不漏雨吗?

如果将多重非传染性慢性病联系在一起的根本问题没有解决，形成疾病的核心问题就仍然存在，而且以后可能会形成更多的非传染性慢性病。这就是为什么我们会得非传染性慢性病的一个原因。其核心问题是所有疾病都是微生物群系的原因，因为它是免疫系统的驱动力，能够决定我们所得的炎症是否健康。

微生物群系就像房子的屋顶和外墙，是你本身与外界的中间介质。

4. 微生物的状态影响非传染性慢性病的状况

人类的微生物群系状态不但影响是否形成非传染性慢性病及什么时间形成，而且影响当前的治疗是否有效。证据显示，微生物功能失调（称为微生物生态失调）可以预测某些非传染性慢性病。事实上不同的非传染性慢性病均可能有自己特定的微生物概貌，就像各自具备的指纹一样[29]。但是微生物群系的功能障碍直接导致非传染性慢性病，还是它只是有助于将其锁定到人的生理机能上，导致纠正治疗非常困难呢? 目前我们还不确定，但为了找到答案，必须进行试验，在治疗方法上将微生物纳入考虑范围。

目前，研究人员正在展开专项研究:（1）哪些微生物失衡导致或锁定哪些疾病? 以及（2）一个在身体某一部分妥协的微生物群系（例如肠道）是如何几乎将每一种非传染性慢性病锁定到全身不相关的位置（例如脑部）的?

以下我列出32个非传染性慢性病。这仅仅是已知与微生物相关的非传染性慢性病的部分清单。但这些疾病的综合广度、范围和影响显示出通过微生物群系打击非传染性慢性病的重要性。对每一个非传染性慢性病来说，研究人员已经确定，该疾病与微生物功能失调或不完善紧密相关。在某些情况下，有问题的微生物群系似乎首先出现，疾病紧随其后。

病例如下：

阿尔茨海默病[30]

哮喘[31]

自闭症[32]

自身免疫性肝炎[33]

乳腺癌[34]

心血管病[35]

腹腔疾病（乳糜泻）[36]

慢性肾病[37]

慢性阻塞性肺病[38]

结肠癌[39]

克罗恩病[40]

抑郁症[41]

食物过敏[42]

高血压[43]

喉癌[44]

肺癌[45]

狼疮[46]

非酒精性脂肪肝[47]

肥胖症[48]

骨质疏松症[49]

帕金森病[50]
牙周疾病[51]
前列腺癌[52]
银屑病[53]
呼吸道过敏症[54]
类风湿性关节炎[55]
精神分裂症[56]
婴儿猝死综合征[57]
Ⅰ型糖尿病[58]
Ⅱ型糖尿病[59]
溃疡性结肠炎[60]
尿道上皮癌[61]

对于很多非传染性慢性病来说，将患病个体的微生物或代谢物转移给另一个健康个体或动物，会让受体患上这种疾病。以老鼠为例，仅肠道微生物就可以完全传递肥胖症。传递让毫无戒心的受体变得肥胖[62]。每一种非传染性慢性病通常终生都需要药物治疗来控制症状。在肥胖症和糖尿病的情况下，黑加仑浆果的花青素可以让葡萄糖代谢正常化并产生减重作用。但在小白鼠的实验中，这些浆果中的抗脂化学物质仅在微生物群系完整的情况下发挥作用[63]。有趣的是最近韩国的一项研究表明，中国的减肥药麻黄属植物实际上是通过改变微生物群系来发挥作用[64]。这些结果显示，只有在一个健康的微生物群系就位后，才能通过健康饮食减肥或降低糖尿病发病的可能。如果不管微生物群系的缺陷而通过饮食干预来调整，那是没有效果的。

对这32种非传染性慢性病的研究所得到的实际信息是首先应该

去跟踪微生物群系。有了一个健康而坚不可摧的微生物群系，你才有可能防范并逆转非传染性慢性病。否则，微生物功能失调可能导致对食物的新陈代谢出现一种不太有效的方式，并总是会促进免疫系统在组织中走向推动非传染性慢性病随机免疫并出现炎症反应。

治疗高胆固醇最常用的药是他汀类药物。高胆固醇可能是一个问题，因为常常会导致心血管疾病。我们知道，微生物的状态增加了心血管疾病的风险。你瞧，它也决定了他汀类药物是否会在个体身上发挥作用。肠道微生物会对汀类药物起到新陈代谢的作用，在其还未到达身体的组织前就做出改变。当微生物群系不足或不平衡时，他汀类药物的代谢物会发生改变，以至于实际进入血液的药物太少，无法有效治疗[65]。一些简单的治疗感染所用的抗生素就可以充分改变微生物群系，从而对非传染性慢性病的药物治疗造成严重破坏。

地高辛（从毛地黄植物提取的一种药物，几个世纪以来被用来治疗心脏病）是另一个例子。因为地高辛是有毒的，会导致死亡，因此在使用时必须拿捏准剂量。如果剂量太小，就对心脏功能没有效果；但如果过多，患者就会死亡。对地高辛代谢的一个关键微生物是迟缓埃格特菌（*Eggerthella lenta*）。如果细菌的数量不恰当，就会损伤地高辛代谢[66]。如果这些微生物过多，药物在患者肠道内就会丧失活性；但如果细菌太少，所开处方的剂量就会导致患者因地高辛过量而死亡。

比起其他症状来，当谈到癌症治疗的时候，微生物更是处于统治地位。如果你的微生物群系不完整，有三种主要的癌症药物绝对不会在体内发挥作用。这些药物包括寡核苷酸治疗，铂化疗和环磷酰胺化疗药物[67]。然而令人怀疑的是，肿瘤学家是否在开始癌症治疗前检查了患者的微生物群系状态。这种情况不太可能持续下去。

总而言之，所有的非传染性慢性病都是通过不受控制的炎症相互联系在一起并形成共生疾病的风险。一个受损的微生物群系会导致免疫功能障碍和错误的炎症，就像你用DVR录制某个电视节目或电影，以便日后观看。它还将非传染性慢性病锁进你自己的基本生理机能中，使得疾病对食物和药物治疗更具抵抗作用。最后微生物群系生态失调会促成更多的疾病，为其他非传染性慢性病、更强的药物依赖性铺平了道路，并降低了生活质量。而且一旦出现一个非传染性慢性病，微生物群系就需要完善平衡来确保有效的药物治疗。

第九章

非传染性慢性病的六个成因

非传染性慢性病在全球猖獗，而我们现在似乎只是刚得到人类生物学基本面的一个线索而已——是否有一些可怕的阴谋呢？我倒不这么认为。没有什么巨大的错误或可怕的论断把我们带到这里。马后炮总是很容易的事情。相反，有些人是出于好意。几乎在每一种情况下，人们都会借鉴新发明以及对人类有利的新思路，利用新的就业机会并购买自己可以承担的住房，而且这些都有助于社会进步，就像他们知道的那样。20世纪做出的主要决定所带来的好处是显而易见的，而其所带来的风险直到21世纪才被认识到。

我们的饮食、生活条件、医疗诊断带来的负面影响最近才变得明显。专家们要么不了解，要么大大低估了与各种实践和生活方式相关的风险。他们所提供的健康指导未能意识到这些做法可能损害微生物群系，并转而使人类的免疫系统进入自我毁灭、癌症和疾病造成的活生生的噩梦。这些专家只是不了解。这是可悲的，但就旧生物学而言却是可以理解的。

现在，在非传染性慢性病流行的中心，我们很容易反思并理解那些看起来有用而无害的医学实践是如何引起疾病和残疾的。很多促成因素引诱我们越来越多的人走上微生物缺乏或损坏以及后半生出现非传染性慢性病的道路。在健康和医疗中有六个主要因素将我们导向这一关键点：

1. 抗生素的过度使用
2. 食物与饮食方式的革命
3. 城市化
4. 出生分娩模式
5. 人类安全走错了方向
6. 仅考虑人类哺乳动物属性的医疗

不幸的是，到目前为止，这些做法还没有被推翻或者充分修改。在某些情况下，我们现在更清楚这些风险。但仅在婴儿期采取措施解决这些问题。对任何新的医疗来说，在个人和制度层面做出改变都将是一个关键的部分。

这并不是所涉及的唯一因素。然而，如果我们要矫正人类超级有机体的整体和健康这条船的航向，那么这些因素就是我们必须在医学革命中所要解决的因素。

以下是我们需要做的事情。

1. 抗生素的过度使用

抗生素的过度使用包括抗生素的不当使用（作为动物饲料中的添加剂和可能治疗人类的病毒感染），以及低估了抗生素使用对健康成本的影响。虽然抗生素在20世纪挽救了很多人的生命并持续到今天，但智者千虑必有一失，当然抗生素也不例外。但这个问题不像一个孩子吃太多冰激凌肚子疼那么简单。这是个更大、更持久的问题。青霉素的不恰当使用更像是采取了一个行动，导致失去一个器官、一条胳膊或一条腿。健康的成本是很高的，所以值得重视。

最近的一项研究发现，抗生素阿莫西林是美国婴幼儿[1]最常用的处方药。这是怎么发生的呢？如果孩子受到病菌感染，抗生素通常可以清除细菌。医生认为，在感染是因某种病菌造成的情况下，一旦该细菌对抗生素产生抗体，最坏的结果就是使用抗生素药物不起作用。但这一想法的另一重意思是，抗生素使用不当对患者没有真正的副作用。没有伤害，就没有犯规。但我们现在知道这是有危害的，而且潜在的危害相当大。在旧生物学体系中，细菌通常被认为是邪恶的，用抗生素杀死我们体内的细菌是没有问题的。一轮抗生素就能破坏你的微生物群系，并导致整个新陈代谢改变，同时改变了组织与器官相互之间的功能[2]。人们怎么会了解，杀死更多的细菌而非导致疾病的那个细菌，实际上是在摧毁你身体里的重要部分呢？

最初，抗生素的使用是在生死攸关的情况下，如得了霍乱、伤寒、破伤风或肺结核等病。但现在医院使用已经远远超越了常规，如婴儿的急性中耳炎（AOM）。这并没有考虑到高比例的因病毒引起的感染。这些病毒对抗生素并不敏感。这些处方绝大多数由全科医生管理。这种过度使用抗生素的现象已经导致在可能的情况下停止这一做法的压力。部分原因是因为在自行缓解的急性中耳炎病例中，往往没有并发症[3]。

同时抗生素的过度使用也在病原体中提高了对抗生素的耐药性，使得耐甲氧西林金黄葡萄球菌（MRSA）感染及其他所谓的超级细菌增加。威胁是真实的而且不断加剧。美国疾病控制及预防中心最近估计，每年美国至少有200万人感染超级细菌，导致每年数万人死亡[4]。因此，现在出现了一场开发新抗生素的竞赛。然而所有这一切的发生，都没有一个有效的医疗计划，取代使用抗生素治疗期间同时遭到破坏的有益细菌。我们并不想失去这些有益的细菌，也确实无法承受失去它们。儿童使用抗生素治疗会有几个主要影响：失去整个微生物群系正确成熟所必需的关键微生物种类，失去微生物群系内部的多样性，失去哺乳动物细胞和组织所需要的关键新陈代谢功能，并在长大以后更容易受到严重感染[5]。失去了有用的细菌，就为有害病原体的侵入并在人类身体开疆辟土开启了方便之门。

与失去微生物群系主要部分的孩子相关的健康问题，包括肥胖症、糖尿病、心血管病、神经问题、过敏及自身免疫疾病、抑郁症和癌症等。过去我们不了解微生物群系损坏所带来的健康后果，但现在我们知道了。

从过度使用抗生素所衍生出来的问题并不限于人类和处方药的问题。作为一名新晋的康奈尔大学教授，我负责的第一个项目就是培育更自然健康的小鸡。对全球化食物生产及可持续农业的世界，我得到第一手资料并进行了深入研究。家禽不仅是美国，而且是全球消费第一的肉类蛋白质来源。

我很快了解到的一件事情是，在研究品种及农业生产的鸡时，我们几乎控制了其环境的方方面面。人们决定了它们吃什么、喝什么、呼吸什么（即空气质量），以及鸡舍的类型、空间大小、疫苗接种及照明条件。这种精确的控制以及获得最佳产量（无论是鸡蛋还是肉）的愿望，导致在家禽中发现我们身体所必需的许多维生素和矿物质。事实上，康奈尔大学一位对家禽进行基础营养研究的学者里利奥·诺里斯（Leo Norris）通过观察核黄素和镁对家禽的影响，首次描述了核黄素和镁缺乏症。而我对康奈尔家禽的观察和思考要乏味一些。我曾经与一位兽医合作过，他之前治疗过获得赛马三连冠的塞克力塔利亚塔，他总在想，为什么我们所特别饲养的家禽不会像一匹纯种赛马那样值钱，或者至少像一头珍贵的公牛那样。

“二战”结束的时候，对廉价动物蛋白资源出现巨大需求。同时在家禽喂养上补充了叶酸和维生素B_{12}。在20世纪中期动物饲养中使用添加剂的大环境下，在家禽和家畜的喂养中使用抗生素，当时看来只不过是纳入了另一种促进生长提高产量的添加剂而已。叶酸、B_{12}以及抗生素作为提高产量的动物饮食被归入同一个大类。现在在差不多70年后，我们可以注意到只有部分的科学故事（旧生物学）的一部分，已经造成什么样的破坏。

这就成了常规抗生素在动物饲料中使用的祸根，这种使用无处不在，而且存在于每一种饲料之中。抗生素药物以各种各样的化学形式出现，某些含有有害金属，比如砷。即使在饲料中所使用的抗生素水平不具备治疗效果（所使用剂量低于实际治疗细菌感染疾病的剂量），它们仍然会被释放到动物身体及人类的环境之中，造成有害的影响。到20世纪50年代，已经有研究报告了细菌对禽类饲料中使用抗生素产生的耐药性。传播这种耐药性的基因不仅仅停留在禽类之中，而且会传递到可能感染人类的微生物中。

早在20世纪60年代末在英国就开始拉起警报[6]。但直到20世纪80年代甚至之后，美国科学卫生组织才开始注意到潜在的风险。瑞典是第一个禁止使用促进动物生长目的的抗生素的国家（1986年），而丹麦在20世纪90年代也因此禁止了一系列抗生素的使用。2000年之后，世界卫生组织发起全球倡议，反对在动物饲料中使用抗生素。但在美国，似乎没有任何监管行动。面对越来越多的科学证据指向范围越来越大的环境健康问题，一些生产商开始主动减少或消除抗生素的使用。但直到2014年9月，美国最大的生产商之一珀杜农场才宣布不再通过卵子注射抗生素提高产量[7]。然而在饲料中仍然存在抗生素的问题，一些报告显示，几家主要的生产商依然继续在饲料中使用抗生素[8]。

二十多年前在我对禽类研究生涯快要结束的时候，我开始关注动物农业上的各种做法，包括在动物饲料中常规使用抗生素的问题。我曾与别人合作发表过一篇论文，倡议在动物农业管理中采用一种膳食与自然免疫的方法，在生产期间减少细菌病原体的荷载[9]，1998年6月25日，在《基督教科学箴言报》（*Christian Science Monitor*）及其他媒体资源上发表文章反对在动物饲料中使用抗生素[10]。当时越来越多的科学家发出抗议，反对使用常规抗生素作为农业食品的添加剂，我也是其中之一。十年前我的三个主要观点是：

（1）抗生素的耐药体是确实存在的，生物进化本身已经告诉我们，如果可以用其他损害较小的方式获得鸡的生长和健康，我们不应该在数十亿上百亿的鸡身上使用抗生素，因为这些鸡会进入我们的环境和食物链。

（2）通过动物饲料大量使用抗生素对鸡本身来说就是一个非自然的防御过程。这些动物不是根据综合自然保健方案来养殖管理，而是在法规允许的范畴内用药物催肥。因为给鸡不断喂食抗生素，其免疫系统就从未接触过感染性细菌，从而从来没有形成相应的保护性免疫反应。正常免疫系统对病原体的部分反应是造成肌肉损耗。生产商讨厌肌肉损耗，因为肌肉损耗意味着每只鸡产肉减少利润降低。之所以在饲料中添加抗生素，部分原因是让鸡胸肥大。但这一策略意味着在所有的品种（蛋鸡和肉鸡）成长的各个阶段实际上其健康问题很少被关注。如果只是给禽类添加越来越多的化学品和药物，而并不关心它们对感染及其他疾病天生的抵抗能力，这就变成了育种和环境管理上的劣势。一旦“我们只是用药物催肥”的观点占据上风，那么就会导致我们对那些可能进入我们食物链的化学品和药物的依赖越来越强。

（3）大规模使用抗生素的做法是不完善的。法规要求在动物出笼走上餐桌前几天到一周的时间应该不再使用抗生素。这会将肉蛋类产品中所残留的抗生素水平减少到消费者认为安全的程度。当然“安全”是在我们了解通过食物链所传递的低水平抗生素对我们的微生物群系所产生的影响之前就决定了的。因为家禽生产商一直都是在使用抗生素，一旦不再使用，动物（及农民的生计）就容易受到感染和疾病的侵害。既然绝大多数动物在其生命过程中一直不需要其固有的免疫力，如果把抗生素移除，那么很有可能新出现的感染因子就会反扑过来。一场比赛正在进行，看这些动物能否在需要更高免疫水平才能抵御的感染扩散之前，将自己的免疫水平提高到通过养殖业考验的水平。但既然全方位使用抗生素确实没有强调禽类自身抵抗力的价值，就可能存在越来越多正在成长的细菌。在养殖过程中所出现的那些细菌数量越来越多，也可能对抗生素产生抗药性。

20世纪90年代末，我在纽约州比较有远见且号召力强的养鸡户身上注意到一种趋势。他们主动选择在农场放弃使用抗生素。从一个农场到另一个农场，对家禽的微生物群系的环境管理一直都在逐步转型。在动物饲料中添加抗生素的做法被逐步淘汰，即使消费者根据消费选择也不得不这么做。而监管机构基本上只是袖手旁观而已。

2. 食物与饮食方式的革命

总体来说，这个世界从来都没有这么多吃的，也从来没让我们的微生物伙伴这么饥肠辘辘过。这是一段非同寻常的故事，从成功中抓住了失败，通过技术营造了一个食物的天堂，但在我们真正需要作为一个超级有机体来选择食物的时候，却大错而特错。

我成长在20世纪50年代早期与70年代之间，当时美国正处于一场完美的食品风暴之中。当时技术突飞猛进，很多根植于当地作物消费和储存食物以度过严冬的古老乡村传统被抛弃了。那时候我的家里从没有电视到有了黑白电视，从很少的冷冻食品到有很多冷冻食品，双职工家庭别无选择，只能选全部准备好的冷冻食品（且不说那些早期全冷冻食品的成分和味道如何）。

在德怀特·艾森豪威尔（Dwight Eisenhower）当总统期间所发展的州际公路系统项目不但给流动人口带来新的机遇，而且更重要的是为食品行业提供了新的机会。为了防止腐烂变质，早期食品运输依赖干冰。但1939年的一项突破改变了我们获取食物及与食物关联的方式。那一年，出生在辛辛那提市的弗雷德里克·琼斯（Frederick Jones）登记了一项突破性的专利。琼斯基本上是一位自学成才的发明家，拥有61项专利。绝大多数发明涉及动作片的声音设备或制冷上的创新。正是琼斯与其合作伙伴约瑟夫·努曼诺（Joseph Numero）一起，为冷藏拖车开发了一个叫作“冷王”的机械系统。琼斯的杰出贡献大多数是在他死后才得到认可的。1991年，他成为第一个获得美国国家科技奖的非裔美国人。“冷王”制冷机安装在卡车拖车的下方。随着公路系统越来越发达，半挂车开始遍布全国，在较短的时间内将肉类、水果、乳制品和蔬菜交付出去。不同地方种植的蔬菜出现在各地的货架之上，这是第一次。

20世纪上半叶人们用装有冰的火车运输食品。很多车厢确实都是铁轨上的冰箱。这还不是特别有效，需要沿线的每一站都配备冰队。发动的冰工非常像现在赛车车场的维修工人。他们会在每一辆车的车顶装满冰块。通常这些冰块通过顶棚的舱口灌入。这一系统是劳动密集型的，仍然存在局限性。但到20世纪中叶，机械制冷列车车辆，主要是列车的“冷王”单元，成为一项重要的技术发展，逐步取代碓冰运输方式。不仅在美国，而且在世界各地的卡车运输业，发生的情况是一致的。

“冷王”自成一体的制冷机组可以从火车搬到卡车，甚至轮船上，同时开放了海上运输。食品及其他易腐品，包括药品，均可以在冷藏下远距离运输。20世纪50年代，使用发酵剂安全储藏食品并没有什么压力，而发酵食品（对人类先祖的健康来说非常重要）却失去了其在餐桌上的地位。这一技术令人惊叹，但我们并没有意识到在这一过程中我们确实逐步失去了自己的微生物部分。

在新鲜食品有限的时候，冷冻食品就成为另一种方便的饮食选择，增加了一个额外的选项。该技术得到纽约人克拉伦斯·伯宰（Clarence Birdseye）在快速冷冻工艺上的发明和商业化的帮助。他观察过北极土著因纽特人利用快速冷冻的方法储存鱼类。他意识到可以模拟这些条件，在几个月解冻后所保持食物不但新鲜可口而且不变形。这一技术最终成就了后来成立的一家公司——通用食品公司。

因为冷藏和冷冻食品可以在美国全境运输，20世纪50年代，当我还是儿童的时候，在我的家乡圣安东尼奥，可以吃到纽约和华盛顿的苹果、爱达荷州的土豆、佐治亚的桃子、得克萨斯里奥格兰德峡谷的鳄梨和加利福尼亚的浆果。但如果仔细看一下，却都没有富含益生菌的食品。当然，我们也没有真的在找。像20世纪50年代美国大多数情况一样，我们享受着食物的革命，跨季节食品越来越多，唾手可得，但却没有意识到失去了一种基本的食物成分：益生菌微生物。实际上那时候酸奶在美国还不常见，对人体超级有机体来说这是生物的荒漠。在人类文化中，还没有过这样的时期——对饮食的选择如此宽泛，但它们对我们体内微生物的多样性的贡献却如此微弱。

当然，这些发明的目的是为了方便我们获得非季节性的食物，减少过去为避免挨饿而想方设法长期储备食物的需要。这样可以到离家几个小时的地方去干活并能保持自己的身体相对健康。但我们的确没有意识到的是，为度过寸草不生的冬天，我们先祖的食物大部分利用发酵来储存，这对我们的微生物群系来说是再好不过的。它不但给了我们营养，而且还有我们现在所知道的益生菌。此外，很多食物都含有我们现在所谓的益生元，就是食物的各种成分，养育着我们体内绝大部分微生物。在本书第三部，我们会更深入地讨论益生元和益生菌。

因为我们并不了解人类微生物群系的重要性，包括其护理和饮食，所以就建立了一个自相矛盾的理论。食品现在全年都有，而且可以从一个地方运送到因为干旱或冲突而面临饥荒的很多地方。但在我们所做的改变过程中，我们不知不觉地让自己的共生微生物消失殆尽或忍饥挨饿。无意中我们变成了一个不完整的超级有机体，结果功能越来越失调而且自己越来越不健康。

食品的选择与粮食和农业革命息息相关，在很大程度上改变了粮食的生产、储备及获取。除了我们不再吃的东西外，我们正在吃一些前辈们从来没吃过或者选择不吃的东西。这并不是说我们先祖的食物本来就好，只是说在一两代人身上，我们以前所未有的方式改变了自己的饮食习惯。人类的某些食物选择也与本章最后一个类别相关：安全。在实践中，食品安全通常意味着消除可能让某个人中毒或导致感染（如致病菌）的东西。这是直到最近几年我们才考虑到的对微生物群系产生影响的地方，而且还有很多事情要做才能亡羊补牢。

对于那些经常不在家的人，方便是食物供应的一个重要部分。已经有大量的研究进入食品加工领域，创造出美味可口的即食食品，而不是需要浪费几个小时来准备的大量原材料。事后看来，当涉及复杂的配方时，加工可能就形成了一种成本，这是对消费者来说所产生的不可预期也是不受欢迎的影响。如果错误理解了母乳对微生物群系的充分积极影响，那么可以肯定地说，加工食品对微生物群系的影响更是未知的。如果进行检测，在进行检测的过程中所发现的东西会引人关注。

当谈到通过饮食提高超级有机体的健康时，最近有几个研究结果。首先，我们所需要的很多维生素是由益生菌食品中的乳酸菌以及肠道中的共生物（如双歧杆菌）所形成的[11]。因为人类哺乳动物细胞的确不会制造我们所需的大多数维生素，哪怕是最少的，我们应当播种下自己的微生物，然后吃可以满足肠道微生物需要的饮食，以形成我们所需的维生素。斯坦福大学的研究人员最近说明，很多饮食中缺乏人类微生物区系所需的关键碳水化合物。事实上他们认为，西化的饮食基本上让我们有用的微生物都饿死了[12]。

对我们如何发展到现在的地步，这当然是其中的一部分。但好的消息是，对所需肠道微生物区系形成支撑的膳食成分，以及什么样的食物对我们的微生物群系有害，现在已经众所周知。现在可以追求真正支撑完善自我的整体饮食了。

3. 城市化

几个世纪以来，城市化对人类健康产生了有趣而多样的影响。城市化扩张的过程中增加了健康风险，尽管这一情况发生的原因在今天与过去有所不同[13]。过去卫生条件差，加上人都挤在一起，传染性疾病很容易传播，使城市变成一个对健康有害的地方。今天，现代城市生活在很多方面都高度集中，这是造成微生物群系破坏、免疫系统失衡、炎症和易感染以及完全不同的一整套疾病的明显原因。

向城市搬迁这种趋势一直不是什么新鲜事。我的学术兴趣之一就是研究苏格兰的历史，特别是苏格兰爱丁堡的金匠历史。这里金匠组织的历史超过五百年。可以从居住生活在镇中心的能工巧匠的记载和故事中了解很多有关城市生活的部分。爱丁堡是个古老的城市，原本建于一个沼泽上方陡峭的山坡上，从11世纪早期开始[14]，周围修建了很多具有纪念意义的城堡，起到防御功能。在工业革命前，苏格兰本身主要保有着农耕文化。城市生活以及城市消亡的历史细节依然依稀可见。

17世纪和18世纪的爱丁堡曾经是一个繁华的城镇，到处都是出租的房屋，沿着几条街道店铺林立，高楼鳞次栉比。这些高大的建筑甚至被建在最大的教堂圣吉尔斯大教堂的一侧（圣吉尔斯大教堂坐落在议会广场），沿着皇家大道从城堡一直到荷里路德宫。在鼎盛时期，爱丁堡的皇家大道就像一个微缩的曼哈顿，只是木料多了一些。各种社会阶层的人鱼龙混杂，住宅与店铺相邻，拥挤在狭窄的空间里[15]。这个城镇有个亲切的昵称，叫阿杜德里基（或许因为烧火做饭，意思是老旧而多烟，但通常解释为老旧且臭）。这是一个污染特别严重而且很不卫生的山丘，人们会随意将生活垃圾抛出窗户丢到街道上，最后沿着街道流入沼泽。因此谁都想尽可能住在这些建筑的更高的地方[16]。传染病也特别猖獗。

在这种肮脏的条件下还是有很多美好的东西制造出来。18世纪最著名的苏格兰金匠是大师詹姆斯·克尔，金匠克尔家的第二代传人，以其绝妙的金银制品而闻名。在1745—1746年苏格兰詹姆斯二世党人叛乱结束后（以卡洛登战役为结束标志），詹姆斯·克尔因在危险的政坛如鱼得水而闻名。1747年他攀升到最高位置，代表爱丁堡加入英国议会。而在那个年代，议会这个位置通常是给镇上最受人尊重的商人的[17]。

詹姆斯·克尔的家庭生活却几乎不存在。他的金匠父亲托马斯·克尔生活在爱丁堡议会广场自己商店的棚屋里，只有一个栅栏门，直冲陡峭的街道排水沟的一侧，就是一个“凄惨而肮脏的窝棚”[18]。13个孩子中唯一幸存下来的男孩就是詹姆斯——只是因为全家搬到一个相对健康的房屋里[19]。具有讽刺意味的是，詹姆斯·克尔几乎没有成功将下一代抚育成人，尽管他与妻子多方尝试。他与两个妻子一共生育了20个孩子，只有五个活了下来。幸存下来的这些孩子大多数是在詹姆斯·克尔富裕之后买下一个叫作布格特里格的庄园后出生的。他的女儿维奥莱特嫁给了他最有天赋的徒弟威廉·登普斯特，而且在克尔从政及在伦敦期间两人建立了长久而利润丰厚的合作伙伴关系基础。他幸存的孩子中罗伯特·克尔成为一位著名的科普作家。罗伯特出生在远离爱丁堡的一个乡村庄园，当时他的母亲在那儿待过一段时间[20]。这很可能救了他的命。

当然，在克尔金匠两代人生活的爱丁堡（17世纪50年代到18世纪60年代），死亡的首要原因是传染病。与之形成鲜明对比的是，2013年导致爱丁堡居民死亡的首要原因是像癌症和循环系统疾病的非传染性慢性病，占总体死亡率的一半以上[21]。

18世纪到21世纪在爱丁堡发生的事情，是世界各地发生事情的缩影，仍然涉及过度拥挤问题。19世纪爱丁堡开始城市规划，疏通沼泽建设新城以容纳更多想要城市化的人。随着这些改变，卫生条件得到提高。结果相比大量的人类垃圾导致大范围的感染和死亡，城市人类活动的化学副产品现在攻击并损害着我们的身体。

相比农村地区，越来越多的人都搬向城市和大城市居住。根据联合国2014年一份题为“世界城市化前景”的报告，全世界现在54%的人口居住在城市地区，到2050年，随着新的超大城市的创建，这一数字预计会增长到66%。每个超大城市人口均会超过1000万人[22]。城市已经成为一个巨大的绘图板，绘有各种工作机会、服务，还有各种各样的娱乐。一般的公式是，每平方英里的人数越多，工作机会、商业及运输机会越多（如果需要令人信服的证据，那么就简单对比一下从纽约城市机场飞往世界各地的航班与那些纽约附近机场的航班），还有更多的事情可做。几个世纪对城市生活的追求导致现代大学出现很多学位课程，并为城市规划者提供了工作机会，以创造综合的城市空间来供应巨大人口的所有活动。这些人造空间一直被称作“建筑环境”。想一想像旧金山、纽约、东京、北京、西雅图、伦敦、罗马、圣保罗等城市的规划量，大家可能认为这必然是全球最最健康的地方。但不完全是。

一个主要的问题是，城市规划者可能设计了大家所能想到的所有特殊部分和性能，如围绕大都市的服务、娱乐区、绿色空间、徒步或骑车的车道、公园、高密度住宅规划、公共交通等，但不知什么原因，他们错过了选择在城市生活的人需要的一个关键的东西：防御这个世界上最常见的杀手——非传染性慢性病[23]。

最近研究人员发现，生活在城市的人，无论是在哪个城市或哪个大洲，相比那些居住在城市外的人来说，非传染性慢性病的患病比例都显著提高。其中包括通常看不到高死亡率的年龄段。密歇根大学人口研究中心的阿利纳·热罗尼米（Arline Geronimus）教授指出，在一些城市的贫困地区所居住的中青年居民死亡率过高，慢性病是死亡的主要原因[24]。当然，问题是为什么？有一些相当好的线索来解释。

与城市生活相关的几个组成部分可能会导致与微生物群系有关的问题，并提高非传染性慢性病的风险。其中研究最多的是空气污染。市区空气中密集的细颗粒物（PM）是一个重要的问题。研究人员已经将越来越多的系统炎症与细颗粒物接触联系在一起[25]。如前一章所述，无法在适当的时候终止炎症是导致非传染性慢性病发作或持续的主要成因。具体说来，居住在主要道路附近，如在所有的大城市那样，会显著提高患心脏病和哮喘的风险[26]。对哮喘来说，暴露在污染空气中的时间及孩子的性别均影响到之后与污染接触后的风险。此外，有证据显示，接触与交通相关的城市空气污染[27]增加了肥胖症的风险[28]。此外，城市空气污染被认为与炎症的加剧有关。

如果正常的超大城市还不足以引起人们的关注，中国正在打造超大城市，越来越多的人口涌向超大城市，相关的活动聚集到一些相对狭小的地理范围。其中规划有两个超大都市。一个在珠江三角洲，预计人口会超过加拿大或澳大利亚[29]；另一个涉及北京，预计会有1.3亿人口[30]。这主意好吗？答案可能取决于想要什么。任何目睹空气污染问题的人均可以想象，微尘颗粒浓度的翻倍增加对人体健康意味着什么。

相比创建超大城市预期会进一步破坏人体微生物群系并提高非传染性慢性病的患病比例来说，回到低密度的乡村生活可能是一个更为健康的发展方向。这一点符合一种科学观，即我们以各种形式已经讨论过的卫生假说[31]。事实上对于免疫系统和多重非传染性慢性病的风险来说[32]，我们了解城乡差别效应已经有一段时间。就像20世纪60年代埃迪·艾伯特（Eddie Albert）在《绿色田园》（*Green Acres*）中所唱的那样，"农耕生活是我的理想"。

《绿色田园》描述的是生活在扈特维尔小镇过着乡村生活的一个卖报的孩子。埃迪·艾伯特（Eddie Albert）、艾娃·加博尔（Eva Gabor），当然还有阿尔诺德（Arnold，别号：猪）就生活在这里（如果你年龄太小，记不住这个节目，那就等着看吧，这个故事还有百老汇音乐剧版，还有一个电影版的计划）[33]。除空气污染外，城市环境使我们无法接触到农场的动物、环境和食物，这些都支撑着我们的微生物群系与一个协调良好的免疫系统。城乡差别效应首先是在德国被注意到的，他们对比了在农场长大的孩子与那些在附近城市长大的孩子的健康风险。尽管其他因素类似，但城乡生活差别与特定类别的与免疫相关的非传染性慢性病所出现的风险差别很大，如过敏疾病和哮喘[34]。同时，城乡环境差别已经显出对免疫系统发育的影响[35]。在最近《科学》（*Science*）杂志的一篇文章中，比利时和荷兰的研究人员表明，生命早期的农村生活至少为免疫保护作用搭建了部分基础。他们发现，饲养动物的农场的灰尘中的微生物产物可以从不同方面对免疫系统编程，从而使免疫系统平衡得更好，产生更少不健康的炎症，并在任何形式的过敏反应形成前[36]需要更高的过敏原暴露阈值。

城市化对一个超级有机体来说是个健康问题。这可以改变，但它从根本上意味着改变城市的结构和运行模式。不管怎样，我们必须或者改变城市环境，或者搬出城市住在乡村。

4. 出生分娩模式

婴儿出生的方法是影响婴儿微生物群系最重要的一个因素。虽然新生儿在出生前的发育中接触过一些细菌产品，但对微生物群系来说，最重要的一次播种机会是在通过阴道分娩出生的时候。这为整个身体（口、肠道、泌尿生殖器）的微生物提供了基础，而且它们将与发育中的免疫系统一起成熟。毫不奇怪，出生分娩模式也是影响新生儿免疫状态和非传染性慢性病风险的一个重要因素[37]。

当婴儿通过剖宫产出生时，微生物群系就没有得到适当的播种。除非使用补充治疗[38]，否则就会延迟定植足够的微生物。随着我们对新生物学的理解，以及自身不完善从本质上说是一个出生缺陷的观点，出生时未建立我们90%的共生微生物及99%的微生物基因所造成的后果就会变得越来越明显。剖宫产从医学的角度可以是必要的，但应该在迫不得已的情况下使用。然而，在最近的一篇期刊文章中，我有机会思考剖宫产的起源和多年来剖宫产实践的演变，导致了目前全球剖宫产的比例达到史无前例的高位。[39]

剖宫产最初只是在母亲刚刚死亡或濒临死亡的时候，[40]用来拯救胎儿的。事实上古罗马有一条法令叫作《恺撒律令》（Lex Caesarea），规定剖宫产针对的是所有怀有身孕但已经死亡或濒临死亡的妇女。可以让母亲和婴儿一起存活下来的想法，是医学进程的一个相对现代的使用方式。母婴同时存活下来的第一个已知的案例发生在15世纪的瑞士，然而这一道听途说的事情直到16世纪80年代才有书面记录[41]。

一旦抗菌剂、麻醉药和抗生素使得剖宫产存活率提高且更为安全时，剖宫产就成为人们可选择的分娩方式。这开启了选择性手术的可能之门。对所有涉及的人而言，预定产期有了一定的内在优势。由于一切都为选择性剖宫产铺平了道路，即使不是优先选择，选择性剖宫产在发达国家和发展中国家的比例都一直在稳步上升。从1996年到2007年[42]，美国剖宫产的比例增加了53%。这种增加发生在所有的国家和民族[43]。在瑞士，从1997年到2006年选择性剖宫产增加了三倍[44]，而在英国从1998年到2008年翻了一倍[45]。最近报道的剖宫产比例如下：英国24%[46]，美国33%[47]，印度的一部分40%[48]，巴西32%—48%（取决于母亲的原国籍）[49]，中国46%[50]。当然，选择性剖宫产的大规模增加都是基于这样的假设：手术过程没有任何不利因素，特别是直接的手术风险会一次性过去。但这种风险收益估计是错误的，因为对生物学的理解和安全测试的方法是错误的。我们现在才更多了解这些知识。

毫不例外，在整个20世纪，在决定什么东西是安全的时候，我们一直在使用各种短视的措施。在考虑传染病、流行病及急性中毒时，这一做法没错。但在考虑到终身安全时，这么做远远不够。似乎是我们一直愿意在手术或接触环境后每周检查一次，然后才认为是安全的。但如果说新生物学教会了我们什么东西，那就是你测量的内容和时间都至关重要。在与残酷无情的鲁克雷齐亚·波吉亚（Lucrezia Borgia）共进晚餐后的第二天早上醒来，只不过可能是一件令人放松的事情，但这种对生存衡量的方式对整个生命（抑或一个月处于意大利文艺复兴时期危险的政治世界）来说却并不是健康的最佳预测。发育编程、表观遗传规律，以及与微生物群系、免疫系统和神经系统相关的看不见的那些问题的发生就像一颗定时炸弹。我们永远不知道有一个问题盯着新生婴儿，即使采取西方医学和安全评估中所一直采用的惯常措施。

根据最新结果，与剖宫产相关错过的健康风险具有双重性。首先外科手术像大多数手术一样，包括手术前使用抗生素以防止术后感染。抗生素（如果没有破坏）损害了母亲的微生物群系（这是需要传递给婴儿的），同时削弱了在分娩前那些从母体微生物所接受到的细菌信号。从实质上说，如果母亲服药，就会影响到她传递给孩子99%的遗传成分，而且迄今为止按照标准医疗实践，还没有任何方法可以纠正这一缺陷。然后剖宫产绕过了从母亲的阴道到婴儿身上微生物的表面接触传递，这种接触使得微生物可以植入婴儿的肠道。剖宫产干扰了人类超级有机体的诞生环节。这表明，如果没有从生物学的角度使婴儿完善，那么未来他们就会出现健康问题。

在我们的身体部位，比如我们的肠道所逐步植入的微生物的时间和性质对我们的生理成熟及生命后期健康的发育编程至关重要。瑞典的弗雷德里克·巴克赫德（Fredrik Bäckhed）与其研究同事最近对比了母婴在孩子刚出生第一年微生物群系的变化[51]。结果是什么呢？见以下精彩内容：

（1）通过阴道出生的婴儿在微生物群系方面很像母亲。根据对粪便样品分析化验，婴儿肠道的细菌种类有72%与母亲肠道的匹配，而通过剖宫产出生的婴儿，只有41%与母亲的匹配。

（2）剖宫产出生的婴儿，更多的细菌来源于母亲体外（如医院工作人员及各种接触过的外表）以及母亲的皮肤和口腔。然而皮肤与口腔里的细菌并不是小肠中促进共同成熟及最有效代谢所通常需要的种类。顺产婴儿身上的主要细菌种类为拟杆菌属、双歧杆菌属、副拟杆菌属、埃希菌属及志贺菌属。相反，剖宫产婴儿所带有的细菌种类为肠杆菌属、嗜血杆菌属、葡萄球菌属和链球菌属以及韦荣球菌属。

（3）随着剖宫产婴儿的发育，与顺产婴儿相比，他们缺少或仅具有很少的拟杆菌细菌。

（4）随着婴儿越来越大，剖宫产婴儿的微生物群系看起来似乎更像成人的微生物群系，比顺产婴儿增长更快。好像是剖宫产让他们错过了某些早期发育过程。在出生第一年的每个发育阶段，带有剖宫产标志的细菌种类与顺产婴儿的细菌种类不同。

（5）在刚出生的时候，剖宫产婴儿比顺产婴儿所携带的抗生素抗性基因更大，而且在四个月时差别依然特别明显。这可能会影响到孩子以后接受有效抗生素治疗的能力。在很多方面这毫不奇怪，因为剖宫产婴儿更多的微生物或者来自医院或者来自与医院环境的接触，比顺产婴儿暴露得更多。

（6）婴儿的早期微生物群系在完善的情况下，旨在消化吸收作为初始食物来源的母乳。

（7）婴儿早期微生物群系的新陈代谢以大脑发育所需要的关键维生素、铁和氨基酸的生产为中心。

巴克赫德等人在瑞典的母婴杂志发表文章之后有一篇附带的评论发表，题目为："婴儿肠道微生物群系的诞生：母亲的二次分娩！"[52]我完全赞同这一论点。

此外，最近对剖宫产效果的描述涉及试图通过初乳和母乳，利用母体的益生菌来促进微生物向婴儿转移。意大利的一个合作研究小组仔细研究了怀孕后期和哺乳早期每日给孕妇服用含有乳酸菌和双歧杆菌的益生菌混合物对初乳及母乳中所发现的微生物的影响。顺产分娩的妇女的初乳和成熟的母乳中益生菌的水平明显增加，但通过剖宫产分娩的妇女的初乳和母乳中，益生菌却没有显著增加[53]。在这种情况下，分娩的模式影响了摄入益生菌的细菌水平。摄入益生菌的细菌随后可以通过初乳和母乳传递给婴儿。这个发现确实令人意想不到。

剖宫产确实对免疫系统的成熟和很多非传染性慢性病的风险产生了相关影响。而且，与免疫系统相关的问题类型显示，其奠定了非传染性慢性病高风险的基础。例如，对新生儿的免疫系统来说，其中一个所需的改变是对获得性免疫的Th1分支来说，必须赶上促进过敏疾病（Th2）的那些反应类型分支。在产前存在对Th2的偏向，这种不平衡必须通过进一步成熟得到纠正[54]，为婴儿提供免疫平衡。一般来说，Th1反应在与病毒和癌症的战斗中最有用，而Th2反应对打败寄生虫和某些种类的细菌帮助最大。最后，为对抗各种疾病并维持组织的完整性，婴儿需要两种反应类型的平衡。Th1与Th2的不平衡通常会导致疾病。

瑞典传染病控制研究所的研究人员表示，剖宫产不仅造成肠道微生物的问题，而且也抑制了婴儿体内的Th1免疫分支[55]。免疫系统并没有达到平衡。其他研究人员在测量免疫系统激素和其他用来帮助Th1免疫反应的因素时也已发现类似的结果[56]。与自然分娩的孩子对比[57]，剖宫产出生的孩子在气道炎症的测量值上也有增加。这些研究表明，婴儿的免疫系统在剖宫产分娩的孩子身上是不平衡的，而且在一定的环境暴露下，很可能出现较高水平的组织发炎。

正如剖宫产分娩的孩子必然有免疫系统失调的问题一样，与免疫问题相关的非传染性慢性病在这些孩子和成人的身上发生更为频繁。丹麦的一项研究就与分娩模式相关的疾病对1977年到2012年出生的200万个孩子进行了检查。在对其他因素校正之后他们发现，相比顺产分娩的孩子[58]，通过剖宫产分娩的孩子出现哮喘、全身性结缔组织病、少年关节炎、肠道发炎疾病、免疫缺陷和白血病的频率更高。毫不奇怪，伴随着这种额外的疾病负担，剖宫产分娩的儿童比顺产分娩的儿童住院治疗更为频繁。研究人员表明，在这种情况下很可能存在一种常见的免疫机制。其他研究也报告了剖宫产会导致个体处于各种各样的非传染性慢性病高风险之中。这包括肥胖症[59]、自闭症谱系障碍和注意缺陷多动障碍[60]、高血压[61]、腹腔疾病[62]、以IgE为媒介的食物过敏风险[63]和遗传性过敏性皮炎[64]。应当注意的是，其中某些疾病的关联也涉及其他因素。如，对遗传性过敏性皮炎来说，是剖宫产分娩、抗生素的使用及某些免疫基因变异的结合，造成疾病风险显著上升。此外，对腹腔疾病来说，主体免疫遗传组成部分影响了谁在剖宫产分娩时处在最大的风险之中。这表明，对某一特定的非传染性慢性病来说，并不是所有的剖宫产婴儿都有完全相同的风险。部分可以解释为什么不同的剖宫产所分娩的孩子会出现不同的疾病。最后对与剖宫产相关的多重非传染性慢性病来说风险增高。然而这并不意味着某一个通过剖宫产分娩特定的孩子会出现非传染性慢性病。只是意味着作为一个群体，剖宫产出生的婴儿随着年龄增长会明显出现较多的慢性病。但是如果是您的孩子出现一种或几种这类疾病，那么人口统计数据就会变得没有意义了。

母婴微生物传递、婴儿免疫成熟及生命后期非传染性慢性病风险的综合证据表明，非医学上必要时，应当避免剖宫产分娩。

5. 人类安全走错了方向

尽管目的良好，很多保护人类健康的努力仍经常跑偏。监管机构和安全测试法规完全就位，但是怎么会发生以下这些事？

（1）沙利度胺这种药，曾被开给数以千计的孕妇治疗晨吐，被认为是安全的，只是在造成大量严重的出生缺陷后[65]，才被迫退出市场。

（2）以前认为石棉是一种非常安全的绝缘材料，用在大多数商业建筑及很多房屋上，后来才发现石棉是一个主要的危害健康的材料而被移除[66]。

（3）对铅设定了安全水准，只是后来发现明显的安全水平也会降低接触过铅的孩子的智商并破坏其免疫系统[67]。

（4）双酚A和邻苯二甲酸盐曾出现在婴儿奶瓶等数千种塑料产品中，但后来被召回，并在一些国家被禁用，原因是会造成内分泌紊乱并具有影响许多生理系统的毒性[68]。

（5）作为一种提高安全的新措施，儿童睡衣和家具中含有阻燃剂，如聚溴二苯醚（PBDEs），只是后来因为这些化学品会产生对多种器官的毒性并致癌才被召回[69]。

化学品和药物的问题一直是被广泛关注的问题，尽管在几十年后一旦安全水平得到重新评估，它们就会被撤回，然而数以百万计的妇女儿童已经接触到这些促进非传染性慢性病且不安全的化学品和药物，贻害无穷。卡尔·克拉诺（Carl Cranor）在其著作《合法用毒》（*Legally Poisoned*）[70]中详细叙述了这些问题及其他问题。

为什么安全测试会出现偏差，在保护人类健康方面留下巨大的空白？例如，只需把新药开发过程中的创新性、独创性和投资与科学在安全评估方面的应用之间的差异加以比较，就能察觉问题所在。为了发现新药而进行的研究利用最先进的科学，随时随地寻找新的医疗解决方案。相比之下，对化学品和药品的安全监管则需要所有利益相关者，包括制药和化学工业之间，达成长期共识。这种官僚机构的运行速度像冰川一样慢，而且极其烦琐。什么事情都没法往前赶，而且实际上等所有各方达成一致时，所研究的问题可能已经过去了十年，甚至不再相关。毫不奇怪，这一直沿袭了旧的生物学。有一种巨大的势头，就是要维持现状，因而在必要时修改实验准则是偶然的特例，而非经常发生的事情。

这是一个令人头皮发麻的案例，与我自己工作的领域相关。在过去用于治疗非传染性慢性病的很多命名为“生物制剂”的新药中，有些药物是用来纠正免疫激素（细胞因子）中与非传染性慢性病相关联的特定不平衡的。细胞因子不平衡的存在可以反映出疾病的状态，而且临床医生会跟踪细胞因子的水平，作为监测使用一些生物药物治疗是否有效的一种方式。因此，细胞因子药物已经给实际人类患者使用，用来改善细胞因子水平从而更好地改善一些非传染性慢性病的症状。然而，当涉及使用完全相同的细胞因子并使用同样的测量方法来确定新的药物或化学品是否会造成健康问题或导致有害的免疫反应时，似乎用同一种细胞因子测量办法来确定是否安全太新颖，而且其与免疫状态的相关性太不确定。记得我当时的答复是“鱼与熊掌不可兼得”。如果能确定什么时候使用细胞因子给人治疗效果特别好，那么就足以说明免疫系统的状态。但是当然，这要求在药物安全上的科学水平与在药品开发和治疗方面的科学水平相同。

这只是其中一个问题，解释了我们是如何一代一代接触到化学品和药物的。这些化学品和药物在出现问题时迅速从市场撤出，但在撤出之前已经有可能导致非传染性慢性病。误导安全测试的第二个问题涉及作为我们的过滤器和守门人的微生物群系。迄今为止，我们所要求的人类安全测试都是基于我们只是人类哺乳动物这一模型，而人类哺乳动物细胞和组织的安全是唯一需要关注的问题。在新生物学下这一限制就是一个问题，因为我们所评估的仅仅是人类很小的一部分。现实是，没有考虑微生物群系的人类安全测试不足以充分保护我们。我们以前所认为安全的东西，如果对我们的微生物伙伴有害，则可能就不再是安全的。

最近一组研究人员使用最常用的实验室小白鼠品种（与安全测试所使用的不同）来探索一种非常常见的食物添加剂的安全性：食品乳化剂[71]。乳化剂用来让食物变得浓稠而光滑。毕竟大家都不喜欢有结块的冰激凌、肉汁和酱汁。在这种情况下，测试了两种在食品上使用最广泛的食品乳化剂：聚山梨醇酯80和羧甲基纤维素。冰激凌、口香糖、明胶和食品起酥油中均含有聚山梨醇酯80。但也存在于消费者可能以别的方式所接触到的其他产品中。包括某些维生素、肥皂、洗发露、化妆品、药品及疫苗。含有羧甲基纤维素的产品包括冰激凌、泻药、减肥药、纺织塑形剂、洗涤剂和一些人造泪液。更重要的是，羧甲基纤维素也可以用于一些手术后的敷料或给药体系之中[72]。换句话说，你几乎每天都会接触这两种化学物质，而且有些医生甚至可能把它们放在你身上或身体里面。

这些乳化剂通过稀释黏液层和增加炎症来改变肠道微生物的数量，最终导致小白鼠体内因炎症发作而患上非传染性慢性病。以旧生物学为基础的安全测试一直认为食品及消费品添加剂是安全的。但从这一新生物学为基础的研究信息看来，似乎这很可能促进了因炎症而发作的非传染性慢性病。顺便提一下，失控的炎症和非传染性慢性病的暴发正是过去几十年在全球发生的事情。

还有什么我们不知道的？转基因（GMO）产品安全吗？是不是已经测试过这些产品对微生物群系的有害影响？如果没有，那么这仍然是一个悬而未决的问题。事实上至少最近的杂志有一篇文章报道，孟山都公司生产的农达（Roundup）杀虫剂对几种益生菌细菌有抑制作用，包括乳杆菌属细菌[73]。很多我们之前认为安全的化学品和药物对人类的微生物群系产生了破坏。我们需要重新根据新生物学做大量的安全测试，并将微生物群系放在首要位置。安全测试必须与人类超级有机体相关联。

6. 仅考虑人类哺乳动物属性的医疗

一直以来，人类医学实践的方式是这一谜题的一个重要部分，诠释人类的微生物伙伴为什么遭到破坏，为什么我们到目前为止在与非传染性慢性病的战斗中仍然处于不利境地。按照目前的做法，现代医学只关注人类患者的哺乳动物属性，这是造成非传染性慢性病流行的第六个原因。迄今为止，其特征仍然是滥用抗生素，认为剖宫产是一种安全的分娩模式而极力推广，对有益于全人类的饮食的误解，并使用方向错误或不完善的安全信息。一直被默认的做法是：生病看医生，然后带着抗生素离开。20世纪的医学利用了以下观点：节食可以减肥（但并没有意识到微生物也需要食物）。而且必须让微生物到位。不管采取什么样的时尚饮食方式，患者均有可能出现体重问题。医疗实践往往避开城市化这样的社会选择。毕竟，这只是个人选择，即使这是大众在对健康的利弊理解不完全的基础上实实在在做出的一种选择。但在20世纪，以地域为基础的医疗建议通常仅限于建议离开某种压力太大的工作，或者逃离区域性的过敏原。考虑到母婴的安全，医学将剖宫产奉为一种安全的分娩过程。其所依赖的人类安全评估，我们现在意识到，不但不完善，而且往往是错误的。不完善是因为它仅侧重于人类哺乳动物的部分；错误是因为它从来没有考虑当今非传染性慢性病最相关的指标上最关键的东西。除非医学实践改弦更张，将微生物群系纳入其中，否则在其他类别上的进展也将是远远不够的。

如果我们真希望获得人类健康，就需要转向现代医学模式，全面接受人类超级有机体这一生物学概念，从而治病救人。

第十章

正视精准医疗

非传染性慢性病在每个国家打击着各行各业的人，杰出人物也不例外，而且很多人已经认识到这一点并讲述了自己家庭所遇到的问题，这些问题经常提醒大家有治愈的需要。其中包括比尔·克林顿（Bill Clinton）的心脏病、罗纳德·里根（Ronald Reagan）的阿尔茨海默病、雪莉·克劳（Sheryl Crow）的乳腺癌、哈利·贝里（Halle Berry）的糖尿病、珍妮·麦卡锡（Jenny McCarthy）和德鲁·布里斯（Drew Brees）的儿子的自闭症、迈克尔·福克斯（Michael J. Fox）的帕金森病、赛琳娜·戈麦斯（Selena Gomez）的狼疮、麦莉·赛勒斯（Miley Cyrus）的腹腔疾病、菲儿·米克尔森（Phil Mickelson）的类风湿性关节炎、金·卡戴珊（Kim Kardashian）的牛皮癣、蒙特尔·威廉姆斯（Montel Williams）的多发性硬化症以及吉利安·迈克尔斯（Jillian

Michaels）的多囊性卵巢综合征。

在现代医学上我们经常看到的一个场景开始于一群女人，这些妇女很长时间特别渴望有自己的孩子。尽管完全不是她们个人的问题，但碰巧这些妇女均患有非传染性慢性病。或者因为糖尿病和哮喘而特别肥胖，或者有高血压或越来越高的中风、心脏病、关节炎、甲状腺疾病、腹腔疾病风险。这些都是常见的非传染性慢性病。她们向妇产科医生求救，想方设法怀孕然后分娩一个健康的婴儿。在怀孕期间想方设法控制非传染性慢性病的症状，但并没有治愈这些疾病。这些妇女携带着功能失调的微生物，而这些微生物与一个或多个非传染性慢性病相关。此外，她们的哺乳动物染色体或基因携带着可以促进非传染性慢性病的表观遗传标识。其中一些标识是因为功能失调的微生物群系造成的。在妇产科医生的努力下，许多妇女选择剖宫产。因为这是一种外科手术，会使用到抗生素。这又进一步损害了微生物群系。即使有些人是顺产分娩的，但也会穿过与母亲的非传染性慢性病相关的功能失调的微生物群系。孩子是分娩了，而且看起来似乎绝对没问题。整个生育完美无缺。这是现代医学一个美妙的成果。但到底真相如何？

这群母亲所生育的孩子开始了其人生轨迹。他们或者错过了从母体肠道接种微生物的机会，或者接种了与非传染性慢性病关联的微生物。孩子被送到儿科医生的手里。沮丧的医生完全清楚将会发生什么。他们开始诊断这些儿童体内的非传染性慢性病，似乎除此之外什么都无能为力，根本无法避免。孩子在六个月的时候会出现特应性皮炎；两岁时有些孩子会出现食物过敏，如花生、乳制品、鸡蛋或其他食物。四岁的时候，有些孩子会出现哮喘或已经被确诊患有自闭症。到六岁时，有些孩子会出现肥胖问题，有些会患有注意缺陷多动障碍。八岁的时候，有些孩子出现Ⅰ型糖尿病而有些孩子会出现腹腔疾病。而在青春期，呼吸道过敏和抑郁症就很普遍。

这些孩子在青少年时有什么共同之处？他们均患有非传染性慢性病，都需要药物治疗。有些情况下需要多种药物治疗。似乎疾病与治疗根本无法消失。很多情况下生活质量也受到影响。未来会怎么样？按照目前的预测，是心脏病、癌症、多发性硬化症、狼疮、炎性肠道疾病、多囊性卵巢综合征和阿尔茨海默病等，当然每一种疾病都需要越来越多的药物进行治疗。这些疾病很难消失。相反，会越来越多。最后，所有这些儿童都带有不完整或功能失调的微生物群系。这正是我们目前所做出的最大努力所给我们带来的东西，原因很简单，只是因为我们一直所治疗的仅仅是少数哺乳动物类患者。如果要真正严肃地对付非传染性慢性病及对整个人类健康负责，我们必须转移侧重点，将注意力全方位地放在人类的微生物共同合作伙伴身上。

前面已经讨论过，到目前为止要解决非传染性慢性病所采取的保健和预防手段均无能为力，现在我们必须寻找各种解决方案。我们必须让新生物学注入被重新设想的医学中来。

这并不是说我们在医学上所做的每件好事都必须抛弃。但这意味着所有的一切——每一个医疗程序、每一种药物、每一个主要治疗方案——均需根据我们对基本人类生物学的了解进行审慎核查。将新生物学与旧生物学结合在一起，我们会受益无穷。在全人类健康的道路前方有许多亮点，包括越来越多的预防保健、个性化医疗，而且保健服务越来越方便并具有可持续性。其目标是扭转非传染性慢性病流行，并让有才能的卫生保健专业人员管理健康，而不是单纯控制疾病的症状。

针对超级有机体的精准医疗会将人当作一个生态系统一样去对待。健康管理覆盖了皮肤、肠道、口、鼻、呼吸道及生殖系统中成千上万个物种，容纳了人类身体所有的品种。这就是医疗的未来。这就是2015年6月美国全国广播公司财经频道（CNBC）医疗报道中将微生物称为“医疗的下一个前沿阵地”[1]的原因之一。这一变化并非某种令人恐惧或害怕的东西，事实上它令人兴奋不已，满怀希望，即使某些问题依然存在。

我们已经非常清楚这种新的、更精准的药物将会是什么样子。有不同的策略、途径和特定的微生物可以参与操纵微生物群系使其更健康。无论个人的年龄有多大，这都是有可能的，可以帮助预防或治疗非传染性慢性病。

我认为未来有二十个大转变涉及微生物群系和非传染性慢性病。

1. 对于个人、生命阶段、性别及血统来说，微生物群系的修正（称为再生）将成为标准而且会越来越个性化。例如，对正考虑怀孕的女性来说，她们会向妇科医生咨询维持一个平衡而完整的微生物群系的重要性；作为常规预防医疗的一部分，可能会评估益生菌的再生性。这对她们的健康以及未来婴儿的健康来说特别重要。

2. 携带着非传染性慢性病且微生物功能失调的孕妇，在妇产科医生的照料下，为了自身和婴儿的健康进行微生物群系调整。这样妇产科医生就有了一个特殊的新使命，或许这是对未来两条生命的健康发挥作用的最佳时机。患有非传染性慢性病将要做母亲的人是需要进行微生物群系改变的主要人群。

3. 每次怀孕都应有一个生育计划，包括分娩一个完整的婴儿—— 一个接种了一套良好平衡且健康的微生物群系的婴儿。在必须利用剖宫产进行分娩时，可能需要这样的技术处理——使用孩子出生时擦过母亲阴道微生物的棉签给孩子擦拭。精准的技术将会发生改变，但不会给医院存在的病毒留下任何机会去播种微生物群系[2]。喂养这个完整的婴儿，包括他的微生物群系，将会成为优先事项。

4. 我们都了解母乳喂养的重要性以及对过度推广的配方奶粉的滥用。这也是我们以后可以看到将发生巨大变化的一个领域。为婴儿准备母乳（甚至可以选择按照需要补充益生菌的配方奶）将被优先考虑。我们知道，怀孕及分娩期间所发生的事情会影响母乳中所含有的微生物。结果母乳对婴儿来说并不完全相同，也不完全有益。我们应当更多地关注影响母乳微生物多样性的具体因素[3]。

5. 如果没有旨在恢复和补充抗生素对微生物群系造成的损害的补充益生菌治疗，将不再使用抗生素。事实上以后均会在部分情况下根据微生物群系的状况开药，而且在一些情况下随同药物处方会开益生菌和益生元来辅助药物的药效和安全。

6. 疾病预防将会处于更优先的位置。作为对非传染性慢性病风险的常规评估方法，儿科医生会检查婴儿的微生物群系。一旦有了保证，会推荐使用益生菌再生及改变饮食来补充微生物群系。

7. 以后会将更多的注意力放在合并性非传染性慢性病的预防上，以延缓日益迈向越来越多的非传染性慢性病的步伐。作为这一步骤的一部分，儿科医生在诊治儿童非传染性慢性病初发症状（例如哮喘、特应性皮炎、Ⅰ型糖尿病、食物过敏和腹腔疾病）的同时，治疗微生物群系。

8. 与大剂量的长期处方药物相比，通常使用益生菌与饮食结合来治疗精神行为症状。现在益生菌被视为神经活性化合物的传递系统[4]。这是一种新的方法，可能是一种更安全、更具体、更自然的药物传递方法。例如对小白鼠的研究发现，在控制强迫症的过程中利用益生菌鼠李糖乳杆菌GG株治疗像服用百忧解[5]一样有效。最近发现在石油化工行业工作的工人补充了益生菌后抑郁和焦虑的症状有所减轻，这表明使用益生菌的方法可能取代其他常规以药物为基础的治疗方法[6]。

9. 将把益生菌纳入癌症治疗，作为任何放射、免疫及化学治疗的常规部分，因为微生物群系的状态影响到这些治疗是否起作用[7]。

10. 将再生方法纳入代谢综合征、肥胖和糖尿病的治疗，作为整体方法的一部分，形成新陈代谢的永久性转变，清除病人对某些食物的渴望并减少体内的炎症。如果以前节食确实一直是意志力的问题，那么以后就不仅仅是意志力的问题了。

11. 对全身低水平炎症的监控将在患者筛查中发挥更大作用，而且对不当炎症的反应将在很大程度上以微生物群系为基础。这很可能利用常规收集到的同种样品来完成（例如血清、唾液、尿液和粪便）。

12. 对药物和环境化学品，如农药、新医药和食品添加剂的安全测定，将考虑到人类微生物群系的安全。在缺乏这些数据的情况下，会采取适当的预防措施。我怀疑，考虑到责任的话，这首先会在制药和特定标签上发生。某些药物对某些人体内的微生物可能会有副作用，那么就有必要避免给药。

13. 对微生物群系的评估将会变成每年体检的一部分，以后这些记录将被保存，用来跟踪健康即将发生变化的危险信号。你（大概）了解自己血压和胆固醇的变化历史，但很快每个人都会检测自己微生物群系的变化情况。

14. 从本质上说，对饮食的建议与对微生物的建议有着内在的关联，因为从实际到达内部组织、器官和细胞的营养预测的角度，这两者在实践上不再能分开。比简单建议患者吃更利于心脏健康的食物而言，医生将更加积极地使用联合治疗（饮食加微生物群系调整）。

15. 老年医学将转向强调益生菌和饮食，以帮助营养吸收，减少炎症，更好地支持组织和内部器官的完整性。食欲不振、营养吸收减少及记忆力衰退对老年人来说是严重的问题。他们营养不良而且可能不容易认识到这个问题。恢复一个强壮的微生物群系可以帮助解决这些限制。

16. 未来将量身定制益生元，来喂养新植入的微生物。例如来自瓜尔豆植物部分水解的纤维就是一种益生元，可以特别刺激双歧杆菌的生长及其丁酸盐的生成[8]。喂养新植入的微生物是新健康食品一个主要的成长领域，涵盖了营养学和微生物学领域。寻找支持个别微生物特定的新益生元将成为一个增长的行业。随着制药—益生菌—益生元联合战略成为纠正非传染性慢性病的一种有效方法，这实际上为大型制药公司提供了一种新的机会。请注意，这种方法已经在家禽行业使用，帮助摄入益生菌的小鸡能更有效地消化吃掉的食物[9]。

17. 细菌代谢物如短链脂肪酸、色氨酸代谢物、吲哚代谢物和鞘脂——以及更大更复杂的分子——在抗击非传染性慢性病的战斗中将成为有用的新药[10]。

18. 未来将利用呼吸分析仪测试来收集微生物群系的信息。这应该成为年度体检的一部分，并最终也会用在一些疾病门诊的评估上。

19. 微生物群系学将成为医学领域的一个专业，医生接受微生物群系状态评估的培训，查看以后可能会患有非传染性慢性病的病人的健康指标及其发出的信号。看看哪所医学院将来会在这一方面领军，会是一件很有意思的事情。

20. 健康保险公司可能会很乐意接受以微生物群系为基础的治疗。一旦对患者的微生物群系分析成为常规检查，这就成为一种成本相对低廉的治疗方法。

我们怎么知道超级有机体医疗这种概念不仅仅是某种迎合潮流的概念呢？这是在新泽西州“制药巷”举办的一次有关最新的药物发现和药物安全的集会上，在我关于微生物群系的演讲之后，一大群颇有名望的制药公司科学家提出的有趣问题之一。这些世界上最大型的制药公司，大多数在这次会议的会议地点几英里之内均有自己的企业网点，还有几家公司的总部就设在宾夕法尼亚州边境不远的地方。

毕竟，我只是告诉满屋子最聪慧的制药和生物技术科学家（还有几个列席的药物监管人员、学者和前宇航员），随着主要变化的降临，医疗和人类安全上没有任何事情是一成不变的。旧生物学已经过时，而人类超级有机体已经占领阵地、蓄势待发。我告诉他们，审查药物效力和药物安全的基础可能正在改变，而我们很快将通过微生物群系来工作，或者至少必须与微生物群系协调一致。因为之前的工作并没有考虑到微生物群系，很多安全测试必须重做或者必须重新考虑。抗生素的使用很快需要配合补充性的益生菌治疗，否则就会被看作潜在的医疗事故。对于病人，就不再会有人总是对他们说，他/她只不过是一个病人，相反只是在某些地方与别人完全不同。

这对生物医学科学家来说是个令人震惊的消息，其中一些人在特定的新药上挥洒着热血、汗水和泪水，坚持不懈朝向最后的批准和市场化努力。他们对这个消息非常重视。但参会者回到工作岗位并立即重新书写自己所有的工作规划前，有理由问一问，这是流行吗？这个问题很合理。难道这是呼啦圈、宠物摇滚、迪斯科、电臀舞（恶心）、卡拉OK（请告诉我那是一种时尚）、手机哗啦圈、心爱的顽石、（令人讨厌的）扭屁股舞蹈、手机？哦！等等，最后一个也不再是一种时髦。之所以说超级有机体医疗不是赶时髦，那是因为我们对将人理解为一个超级有机体，从新生物学的角度并不是什么暂时的东西。我们对此做出反应的确切方式可能是暂时的，但我们均有微生物共同伴侣这一事实并非暂时的。我们已经共存了数千年，而且知道它们影响着我们的健康和身体状况。我们只是自己承担着风险而忽视了它们。

在我离开新泽西的演讲台回到自己的座位时，坐在我旁边的人侧过身来对我说，“我认为，这是一个经典转变”。半个小时后我接到一个电话，这是四天前听过我微生物群系讲座的人打来的，在一个大陆之遥的地方（加利福尼亚州）。几乎是完全相同的论调，“这看起来像是一个经典转变”。

能干的医学专业

想一想，医疗上的改变并不是什么大问题。只是改变的程度和速度可能会让医生和患者等难以接受。每隔几年，医生问诊、医院及门诊病人护理、开立处方和非处方药、医疗检查以及医疗检测设备的确发生了变化。你可能已经注意到这一点，相对较近的一个变化是现在一切都电子化。医生们总是随身携带着平板电脑或笔记本电脑。很多以前的处方药现在可以在药房买到。越来越多的高科技仪器出现在诊室里。患者血糖/胰岛素水平的检测与十年前相比已经大有不同。那么在医疗上也发生了改变；没有任何东西一成不变。但这些案例均经历了一个相对缓慢的变化过程，变化范围相对较窄，主要涉及医生、检测及药物治疗一方。而对患者来说，总体上还保持不变。

医疗别无选择，只能改变主要的方式，因为作为一个超级有机体的你是一个非同寻常的病人。你可能熟悉刚进入医院或医生的诊室时所收集的那些初步数据。通常他们会记录病史（或询问最新的情况）并测量你的血压和体温，甚至可能会下令验血并复查这些结果。但他们是否检查过你的微生物群系状态？或者微生物群系自上次检查以来是否已经发生了任何改变？如果他们每年都追踪你的微生物群状况和健康状况的变化，这不是很有用吗？如果他们在你接受药物治疗后监测你体内微生物群系的变化，并能做出调整，这难道不是很有用吗？

在你最后一次看病过程中，医生是否在不了解你的微生物群系状态的情况下给你开了药？是否在你的微生物群系已经遭到抗生素破坏后，他们又给你开了抗生素而并没有一个补充计划来重新安置或修复你的微生物群系？或者将你像一座遭到破坏的珊瑚礁一样弃而不顾？

超级有机体医疗应用的第一步是对患者现有的微生物群系进行一次评估。这是对微生物群系规划调整的基准，也是治疗策略考虑的基准（如，根据微生物群系选择药物并确定药物的剂量）。这就要将患者的微生物群系看作一个新版本的标准血压读数、体温测量和血样化学分析情况的结合。微生物群系分析将成为基本的东西，它告诉医生，你是否100%健全或者缺少健康所需要的某些关键的微生物物种。

目前，进行微生物群系分析主要有三种方法。使用皮屑取样、使用棉签擦拭鼻子、脸颊和泌尿生殖器以及采集粪便样品来测定微生物的物种并根据物种鉴定来确定其相对丰富的程度。这种方法称作分类学方法。但有的时候同一类微生物的子集在所携带的基因上有着细微却有意义的差异。因此，对人类所携带的微生物基因及其丰富程度的评估可能是有用的。这种方法称作宏基因组学方法。该术语是指对某个群落的基因组的分析，在对你的微生物群系以这种方法进行取样分析时正是用的这种方法。最后医生可能需要的最终信息与你的微生物群系正在制造的化学物质相关。这与对人类的血样化验大致相同，只是更为具体，并显示出微生物群系正在制造的化学物质的指纹。这种方法称作代谢组学分析。所有这三种方法都是有益的。

以此为一个基准线，现在可以定制用于调整微生物群系的治疗。有了个体患者与其呈现的微生物信息，就可以利用准确的调整来推进个性化的医疗。从此，所有的治疗都有了一个共同的目标：根据情况调整部分或大部分微生物群系。这些调整称为再生。从根本上说，再生需要在肠道或其他身体位置（如阴道、皮肤、嘴、气管）中安放良好平衡的微生物系统，并喂养它们。这意味着要给它们提供可以生存与繁殖的最好的食物。这是一个微生物群系更新的过程，并不会取代或消除现有的医疗选择。但最终会让这些医学治疗更加有效、风险更小。

在一个既定的身体部位改变微生物的组合可以改变人类的新陈代谢、生理和免疫状态，并打破某些非传染性慢性病的束缚、防止这些疾病的出现。目前遇到的挑战是如何将微生物群系改变得与疾病和患者匹配，也就是在这个地方，特定微生物代谢的广博知识才变得有用。在本书第三部，我会讨论微生物群系修正策略的整体状况，除了已经使用以及看似很有希望的用于疾病预防的新策略应用类型，还有对现有治疗的补充疗法、独立的新疗法和微生物群系的主要重建方法。

使用抗生素可能会杀死病原菌，但治疗的同时也让病人容易受到复发性感染及与微生物群系损耗相关的非传染性慢性病的影响。很多人都有过这样的经历，使用抗生素消除了最初的感染后，几个星期内又病倒了。通过使用特定的益生菌，通常是给细菌所喜欢的食物（益生元），可以让一些抗生素通过减少对微生物的意外损害以及降低后期健康并发症的风险而变得更加有效。这是在意大利展开的一项研究中发现的，用一种益生菌微生物混合物（称为VSL＃3）结合抗生素的方法来治疗前列腺炎。通过抗生素与益生菌的结合治疗，患者的并发症显著减少[11]。

另一种策略是利用特定的微生物来形成特定类型的感染，而在这个过程中改变免疫系统反应或更好地控制炎症。在已经使用过此类方法中，其中一个就是解决过敏问题。脊髓增生异常研究者已经通过使用寄生虫，特别是称为蠕虫的寄生蠕虫，来研究肠道微生物的改变。蠕虫形成一定的化学物质，改变了人类对外部环境因素的忍受力（包括蠕虫——虽然如此，依然让人感到恶心不已）。这种思路在治疗过敏疾病中已经有一段时间，但对其如何发挥作用的完整理解直到最近才出现。蠕虫这种寄生虫实际上并不能抑制免疫系统，只是调整部分免疫系统，保护蠕虫不受到好斗的免疫攻击。除自我保护外蠕虫什么都没做。然而在这么做的过程中，它们确实抑制了形成过敏的确切反应类型及过度的炎症[12]。对于这种治疗方法并不是没有争议，但它显示出在将新生物学使用到医疗的过程中使用微生物处理的力量。也许这一知识会导向争议较少的治疗。

你不必使用抗生素治疗也能享受益生菌给健康带来的好处。益生菌补充剂也可作为独立的治疗策略来使用。其中研究比较好的一种益生菌混合物叫VSL＃3，最近在几个非传染性慢性病临床试验中测试过。在印度对肝硬化患者的一项研究中，每天使用VSL＃3，持续6个月的时间。在6个月结束的时候，益生菌组的住院率和肝病评分都显著低于对照组[13]。

肯塔基大学的一个研究小组对五个独立的临床试验进行了综合

分析，分析VSL＃3对溃疡性结肠炎的影响。大多数患者在使用常规疗法的同时使用益生菌，与使用常规疗法却没有使用益生菌的患者形成鲜明的对比。与单纯使用传统疗法的病人相比，参与试验的病人这种疾病的缓解率几乎是两倍（43.8%∶24.8%）。对于这种自身免疫疾病来说[14]，这种益生菌混合物明显提高了治疗效果。在其他临床试验中，VSL＃3在心脏病[15]、儿童的非酒精性肝病[16]及肠易激综合征[17]的研究中产生了有益的改变。最后一种情况显示，VSL＃3提高了褪黑素的水平，并且可能有助于症状的改善。

在某些情况下，在正确的发育时期植入单一的菌株似乎就可以改变免疫系统中正在进行的重要成熟过程。其中一个案例涉及肠道细菌鼠李糖乳杆菌GG株与食物过敏的风险。这种细菌对一个更为健康的免疫平衡和对牛奶的耐受性起到决定性的作用。它可以通过改变免疫系统对食物的反应来防止因Th2引发的对食物过敏原的过度反应[18]。此外在澳大利亚的儿科临床试验中，除使用口服药进行免疫治疗外，已经使用这种益生菌治疗花生过敏。使用益生菌的联合治疗方法已经在82%的患病儿童中成功（相比之下，控制治疗也只有3.6%的成功率）[19]。这显示出一种潜力，甚至使用单一类型的益生菌治疗可以治愈婴儿非传染性慢性病形成的免疫问题。也许花生将永远不再是父母生活中的克星了。

在另一项研究中，对患有类风湿性关节炎的患者使用含有干酪乳杆菌的益生菌补充剂治疗8周而非控制治疗。与使用传统控制治疗组相比，益生菌组不仅在这种疾病的传统症状评分上有显著下降，三种促炎免疫激素的水平也得以降低。后一项观察表明，这种细菌能够减弱或消除引发关节炎的炎症[20]。

关键微生物，或者可以用作新治疗方法的目标，或者可以作为衡量现有治疗方法进度的生物标识，其中一个例子就是之前提到过的嗜黏蛋白阿克曼菌（AKK菌）。结果表明，肠道中阿克曼菌的广泛性是控制饮食的一个有用指标，这一指标对成年人超重或肥胖非常有效[21]。研究人员指出，如果看不到阿克曼菌的任何变化，饮食就不会发挥作用。当然这同时也表明，如果能尽早简单地改变阿克曼菌的广泛程度，可能是一个有用的减肥策略。

当微生物群系需要进行大的改变时，可以进行彻底的重建。威斯康星州格兰特·费雪的案例属于这一种。作为一个婴儿，他病得很重，在十个月的时候出现支气管炎。使用抗生素的标准疗法清扫了他的呼吸道，但很快就出现了令人不安的胃肠道症状。他体重降低，而且因为艰难梭菌（C. diff）的感染，并没有茁壮成长。医生开出更多合并使用的抗生素，但无济于事。这个小男孩正在一步一步走向死亡。这时医生们尝试了一种激进的疗法。

他们知道这种长期大剂量使用抗生素不但杀死了肠道的有害细菌，而且杀死了有益的细菌，所以他们采取了粪便微生物区系移植（FMT）的方法。他们采集了其母亲的粪便，将其移植到他的肠道。这就像一个奇迹一样发挥作用了。

二十四小时内格兰特的症状消失了。一周之内在他的系统中已经再也检测不到艰难梭菌。这次移植将病原体消灭得干干净净，并重建了一套健康的肠道微生物群系。格兰特得救了。农业上四十多年来一直使用类似的策略来抵抗有问题的微生物[22]。

虽然历史简短，但FMT程序本身在技术上得到长足发展。一开始这种移植是通过结肠镜检查的方法进行的[23]。亚利桑那州的梅奥诊所几年来一直在使用该程序来治疗复发性艰难梭菌感染，据报告已经有超过90%的治愈率[24]。近年来，已经可以使用口服冷冻胶囊施用FMT[25]，这一程序风险更小。

FMT是否可用来治疗任何其他疾病？答案似乎是肯定的，但其应用的确切范围仍有争议。当然，在这个过程中的未知因素之一是捐赠的粪便[26]。确实需要来自一个健康的人，而且有一个平衡良好的微生物群系。否则就可能移植一个功能失调的微生物群系，并为其他疾病设立了受体（就像在接受与肥胖相关的肠道微生物移植后变得肥胖的小鼠的情况一样）。

对其他肠胃失调来说FMT似乎也是有用的，特别是对治疗溃疡性结肠炎（UC）一直以来都很成功。这是一种炎性肠道疾病。虽然还没有达到治疗艰难梭菌感染那样90%的治愈率，但在溃疡性结肠炎患者中已经取得25%的成功。与之前的其他方法相比，在对付这种疾病上这已经是显著的进步了。以前的方法主要是采取免疫抑制。研究者怀疑，一旦捐赠粪便中囊括了为逆转溃疡性结肠炎所需要的关键微生物，成功率可能会大大提高。

在肠道之外利用FMT治疗非传染性慢性病还有一个问题，还需要更多的实验，但生物学建议，只有找到正确的供体才会有用。其中一个研究领域是代谢综合征。胰岛素抵抗是糖尿病的前奏，而有些研究着眼于FMT及其对胰岛素反应性的影响，但这让患者处于感染和癌症的危险之中。然而，因为研究人员知道，一些缺失的微生物信号是预防肥胖和控制糖尿病的，因此很可能只需要目标移植或特定的益生菌混合物。既然微生物群系是各种临床研究中发生显著变化的一个变量，正在进行的一项举措就是让供体的微生物群系标准化。

最后，有理由相信对某些病症来说，以微生物为基础的治疗可能甚至不需要活着的益生菌细菌或FMT。几个研究小组已经隔离了肠道微生物化学物质但仍然可以调节免疫系统，解决炎症问题并改变其他生理系统。这些会被分成几个不同的类别，包括血糖、脂肪酸和脂质。例如哈佛的微生物学家丹尼斯·卡斯珀使用多糖A取得令人欢欣鼓舞的结果，这是脆弱拟杆菌的一个组成部分。这种细菌糖可以在患自身免疫疾病的情况下抑制免疫系统，并为治疗诸如多发性硬化症等带来希望[27]。改变作为特定肠细菌一种发酵产物的短链脂肪酸（SCFAs）的平衡，对免疫系统和脑来说具有深远的影响。许多临床研究小组在非传染性慢性病的矫正治疗中利用这些化学品进行研究，重点特别在神经发育和神经退化的病症上[28]。一直令人兴奋的是，他们发现肠道细菌所产生的鞘脂可以改善大脑功能并预防痴呆。这是以微生物为基础的治疗方法另一个潜在的类别[29]。

迄今为止的研究和临床发现，清楚地显示了微生物群系的价值，特别是有关非传染性慢性病的预防和治疗价值。如果对微生物群系做出修改并获得平衡和完整，但疾病仍然存在，那么仍然可以使用偶然有严重副作用的控制相同症状的标准药物疗法（例如汀类药物和抗抑郁制剂等）。但如果没有解决微生物功能障碍问题而首先使用这类药物，很可能会让患者形成更多的生理功能障碍，以及若干年后患上更多的非传染性慢性病。当谈到微生物群系的重要性时，我们最好的医疗保健供应商应该不会很快忘记地高辛和食品乳化剂的教训，也不应当忘记我们现在所知道的构成生物学最大部分的东西。

但随着这一新范式的出现，非专业人士可以做什么呢？利用这种新知识我们自己能做什么？让我们进入第三部吧。

第三部

关注自我健康

第十一章

你，这个不稳定的有机物

与电视屏幕及时尚杂志上迷人的人物形象，甚至是旧书中关于他们的故事相比，人类的气味实在不怎么样。这是因为人从实质上讲是一种不稳定的有机化合物。也许了解自己的微生物群系甚至要采取行动的最佳的第一步，是认识这一事实。

我一直强调微生物代谢物或化学副产品的重要性。人类的微生物忙忙碌碌制造着这些东西来完成很多化学家的梦想。微生物代谢物包括各种糖、脂肪酸和脂质化合物，以及醇、酮、醛，甚至有臭味的气体，如硫化物和甲烷。是，这是真的。人类就像牛一样制造着沼气。

微生物代谢物的数量和种类确实令人惊叹。但鉴于微生物是人类补充物质的90%这一状况，这并不奇怪。这些代谢物以及我们的能量源，影响我们整体的化学组成。

我们所制造的一些化学物质从结构上讲，主

要是建设人类的细胞、器官、肌腱、肌肉和骨骼的。然而很多是很小的分子，渗透在从人体排出的气体和液体里（如泪液和尿液）。其他化学物质透过皮肤散发到周围的空气里，通常在汗水中。这就是为什么很多人必须使用除臭剂的原因。这些化学物质之所以很容易进入空气，是因为具有一种叫作高蒸气压的特性，这些东西叫作易挥发性有机化合物（VOC）。

你以前可能听说过工业VOC，如甲醛。然而更多的VOC是由植物和微生物产生的，并且大部分是无害的。虽然不是全部，许多VOC均携带着一种气味，这种气味我们鼻子中的气味受体和嗅腺均可以闻到。有一种微生物的气味我肯定你们都很熟悉，就是浴室、澡堂，甚至公共宿营地的帐篷中所闻到的那种霉臭味。这种气味是化学物质三溴苯甲醚散发的[1]。

有人放屁的时候大家就会说“你切奶酪呢”。然而最接近奶酪气味的实际上是脚的气味，至少闻起来特别臭，像林堡干酪。脚上气味的来源之一是亚麻短杆菌，产生一种叫S–甲基硫酯的VOC。短杆菌从脂肪酸和某些氨基酸的分解中产生这种化学物质[2]。

VOC，包括那些特别臭的，均具有一定的功能。其中某些可以帮助有机体之间的交流，包括微生物之间以及微生物与人类之间。其他的则有助于控制肠道等地方的微生物之间的平衡。然而，我们怀疑它们的产生仅仅是为了让我们能够闻到它们。更有可能的是，我们发现用鼻子来探测某些化学物质是有用的，要么可以避开它们，要么可以被它们吸引。正如当你穿过前厅的走廊时闻到金银花的浓郁芬芳就会禁不住深深地呼吸几下，或者当你推着购物车在过道里看到各种各样的巧克力和糖果时就会不由自主地放慢脚步。巧克力里就有大约1000种不同的VOC[3]。

除促进健康状况外，微生物所产生的化学物质同时也具有商业价值，可以用来制作香水和调味剂，甚至可以加工成类似从稀有植物中所提取的香料。食品科学家正在试图搞清楚巧克力里所含的这成千种VOC中哪些是人类真正无法抗拒的。在形成香味的过程中，微生物所生产的这些VOC通常更有用，而微生物所形成的非挥发性化学物质通常用于产生结合香气和味道的气味[4]。

同样的香水不同的人闻起来也不同。这是怎么回事？人类的微生物千辛万苦为每个人制造出各自独特的气味。当这与香水的香味结合在一起，气味就发生了改变。每个人皮肤微生物群系的差异会与每一种香水独特地结合在一起，从而形成一种其他人很容易发觉的全新的个性化香味混合物[5]。这就是为什么你与你邻居使用同一种香水，散发的味道却不相同的原因。

当涉及脑和免疫系统中的信号传导时，丁酸盐（也称为丁酸）是最重要的微生物化学物质之一。它也是一种可以闻到的细菌化学物质。其最纯粹的形式闻起来像人的呕吐物，但实际上只是它的一个主要成分。一旦进行一些轻微的改变，丁酸盐就可以用于商业，赋予食物菠萝的味道和香气。另一种微生物产物是丙酸盐，而且肠道中的丁酸盐与丙酸盐生产的平衡在某些非传染性慢性病中很重要。在某些条件下丁酸盐是有保护性的。例如对肠道健康的人来说，微生物所生产的丁酸盐水平比较高，而患有炎症性肠炎的人则非常低。服用富含丁酸盐的益生菌有助于修复上皮屏障[6]。能够检测出丁酸盐的水平可能有助于平衡肠道微生物及其化学代谢产物。

检测微生物代谢物的能力作为评估微生物群系的一种方法变得越来越重要。能够通过嗅觉做到这一点有一些优势。对于丁酸盐，人类可以检测到其百万分之十的浓度[7]。但是，与一些动物相比，我们在气味探测方面是相当业余的。

长毛的微生物群系检测器

对人类来说，动物的一些行为是粗鄙不堪的。以前是否看到过狗相互打招呼？如果两只狗碰到一起，就会相互闻身体的部位，特别是屁股。当我在康奈尔大学的兽医学院工作的时候，经常会看到刚进入诊所的动物的这一行为。如果有可能，我总是企图阻止我的狗这样做。但现在我了解更多了。如果狗从细胞的角度来说只有10%是犬类而90%属于微生物，那么想一想，它们在闻什么？

屁股和其他孔口对微生物群系来说是敞开的入口。一条狗会走到另一条狗的后面，把鼻子贴上去。为什么要这样做？这就像向对方打招呼那样问“你是谁”“身体怎么样”，而且相互之间并没有什么限制。这样它们就可以获得其他动物甚至人类的这一信息。狗的鼻子是很灵敏的。

根据达尔豪斯大学的西蒙·加德布瓦（Simon Gadbois）和凯瑟琳·里夫（Catherine Reeve）的说法，狗的社交网络包括“小便邮件”和“鼻书”[8]。狗敏锐的嗅觉使得它们在很多方面特别有用。它们可以对气味做出特别细微的区分。这一特点让它们在搜寻炸弹、非法毒品及寻找失踪人员——包括那些被困或死在灾难废墟里的人，都有很高的价值。

最近有人训练狗来为医疗服务。糖尿病报警犬可以检测到血液中血糖即将降低的化学信号变化，及时报告主人以便采取行动。这样病人就可以得到及时治疗，避免出现危及生命的症状[9]。其他为医疗服务的狗可以从呼吸和粪便样品中检测到结肠癌。它们会采集到该疾病特定的化学特征[10]。

狗还有能力区分不同的癌症，可以区分出肺癌和乳腺癌之间的差别[11]，识别不同形式的子宫癌[12]和膀胱癌[13]。目前还不清楚医疗服务犬的全部才能，它们可能会从嗅觉之外发现一些线索，提示它们的主人即将发生的紧急情况。

现在，狗也被训练检测微生物。对于丁酸盐，人类只能闻到百万分之十，而狗所能闻到的浓度要比人类低1000倍[14]。如果说人只是嗅觉检测的业余爱好者，而狗则是专业的嗅探器。这一特征使得它们非常有价值。

狗及其他动物之所以能够检测到特定的微生物及其副产品，其中一个原因，是微生物消耗特定的营养物质并排泄出特定的化学物质。所有的细菌、古菌和微生物真核生物均有排泄化学物质的特质，有些很特别，等同于微生物的指纹图谱。生物学家和化学家将这些指纹图谱称为生物标识，即一种特定微生物在一定的水平可以被检测到的标志。狗是一种很容易训练的动物，它们可以有意识地收集这些微生物的化学特征。

第一次使用经过微生物气味检测训练的狗是让狗闻微生物生长过程中的气味，如建筑物中细菌和霉菌的味道。2002年芬兰国家公共卫生研究所的研究人员证明，可以训练狗根据气味来检测细菌以及霉菌的菌株[15]。

荷兰有一只叫克里夫的小型猎犬，特别了解人类的微生物群系，在患者需要治疗时它能给医生以帮助。它是医院的工作人员，甚至工作时有自己的制服。虽然其他的狗可以检测到气味，但克里夫的嗅觉特别灵敏，也受过良好的训练，它可以检测到单一一种叫艰难梭菌的肠道微生物的变化。这是一种肠道病原体。克里夫可以识别出哪些患者患有艰难梭菌疾病，哪些患者没有，而且它比其他仪器可以提前三天检测到艰难梭菌疾病的暴发[16]。这意味着它能够给医务人员提出警示，这样提前采取行动防止疾病的全面暴发。

即使人不在面前，狗仍然可以闻到微生物的气味。虽然这还有待证实，但研究人员提出，用来搜寻失踪孩子、深山搜救或追踪逃犯的狗可能会随着气味利用人类微生物、死皮及油脂的香味组合来远距离跟踪人[17]。在加利福尼亚的水质矫正项目中，一直使用训练过的狗来确定水源的表面及排水是否被人类粪便等物质污染，这是水质改良优先项目的一部分[18]。如果怀疑供水受到人类排泄物的污染，狗能比其他现场测试更快、更灵敏地嗅到粪便微生物的气味。这样，狗就可以很容易地追踪到污染物的来源，从而帮助工作人员纠正问题[19]。

在微生物气味检测上狗并非独一无二的，经过训练的巨型袋鼠可以检测到引起肺结核的细菌[20]。不过就个人而言，我宁愿让克里夫来给我检查，而不是一只巨型袋鼠，但它们毕竟各有所长。

气味化的景观

几乎我们微生物的所有组成部分在我们的体味中均有某种作用，而且在一定的程度形成我们每个人独有的气味和味道。在这方面，人类肠道、口腔、皮肤和泌尿生殖道中的微生物起到关键作用。在人类超级有机体中，从这些地方所排放的气体和排泄物可以反映出我们微生物群系的状况以及我们潜在的健康风险。

医学博士迈克尔·莱维特（Michael D. Levitt）毕其一生进行人体胀气探索。莱维特在明尼阿波利斯退伍军人医疗中心服务，并担任明尼苏达大学医学院医药系的教授。2006年，《不可思议的研究年鉴》（*Annals of Improbable Research*）以年代为基础录入了莱维特四十年来兢兢业业的部分研究论文[21]，标题为“肠胃气胀患者研究”（《新英格兰医学杂志》）、“肠胃气胀”（《医学年鉴》）及“只有鼻子知道”（《胃肠病学》），继而“对一位极度肠胃气胀患者的评估”（《美国胃肠病学杂志》）。随着人类超级有机体的发现，不但科学家对其对肠道微生物的入微观察表示赞赏，就连外行人也叹为观止。

胀气的产生本身不一定是坏事。事实上吃过某些类型的食物（如高纤维的食品）就会出现一些胀气现象。这是特定微生物对此类食物进行新陈代谢的标识。这些微生物中包括演变了十亿多年的古菌。它们与我们演变而来的哺乳动物分支分离，但同时也与细菌分离。在很多方面它们就像一个混血儿，外观和行为像细菌，但却拥有更像人类的很多细胞组织。古菌在沼泽地产生沼气，在牛的体内形成臭气，在人体肠道也一样。

虽然所形成的很多气体并没有什么异味，但硫的最终产品绝对让气体发出令人作呕的气味。而含硫的化合物，如在西兰花、椰菜花、卷心菜、芥菜和卷心菜中所发现的萝卜硫素，据报道也有抗癌作用。根据研究，同样的化学物质对患有自闭症谱系障碍的患者也有明显的益处[22]。

对人类的微生物伙伴来说，皮肤是一个非凡且广阔的地方。相对肠道微生物群系的研究来说，对皮肤微生物群系的研究发展一直比较迟缓。然而最近的研究发现表明，随着我们向超级有机医学迈进，皮肤微生物群系的操作也将有大量的可能。皮肤从人的头顶覆盖到脚底，包罗万象。对微生物来说有很多栖息地，类似从潮湿的热带雨林到干旱的沙漠油田。每个不同的地方都有自己微生物的组合，这些微生物与自己所喜欢的食物资源相协调，形成新陈代谢产物，支撑并修正人类的身体部位。你不会希望生活在脚趾缝隙或腋下的特定微生物群系出现在脸上。你不喜欢，它们也不喜欢这样。

人体皮肤是体味的一个主要来源。这也就是为什么从个人卫生的角度大家会如此关注体味，而且会花那么多钱买个人护肤品改变自己的体味。但你也可能想过用其他办法来控制体味——那些让自己的微生物群系产生更好结果的办法。我们可能没有意识到，人的汗水如果是纯净的形态，是没有任何气味的[23]。事实上这一概念早在20世纪50年代就成立了。如果汗水里有气味，那就是皮肤微生物群系所制造的化学物质散发的。正如我们要讨论的，每个人的气味就像某种个人所携带的名片。当我们四处走动的时候，周围所环绕的是阿贡国家实验室的杰克·吉尔伯特（Jack Gilbert）所描述的那种个人的微生物云[24]。我喜欢把它想象成《花生漫画》（*Peanuts*）中围绕着乒乓的尘土，走到哪儿跟到哪儿。当我们上班、旅游及与其他人接触时，均携带着自己的微生物云。其他人和动物会注意到我们的气味[25]，而且蚊子不会落在上面。通常蚊子只是一个让人讨厌的东西，除非你碰到传播疾病的那种蚊子。

夏天家人或朋友聚会的时候，有些人经常遭到蚊子叮咬，而另一些人似乎什么事也没有。有些人就像磁铁一样吸引着蚊子，这些人似乎会引起附近所有寻找食物的蚊子的注意。人所吃的东西可能是一个因素，或者吸引蚊子或者让蚊子四散逃离。例如蚊子对大蒜中的有机硫化学物质会有反应，似乎它们像吸血鬼一样令蚊子讨厌。

蚊子趋近或躲开某个人的主要原因是某个人的皮肤微生物群系[26]。虽然蚊子可以利用很多线索，但它们选择叮咬者的最大决定因素是被叮咬者皮肤微生物群系的VOC。在对48个皮肤微生物群系不同的人的研究中，荷兰瓦赫宁根大学的一群专家所带领的研究人员分析了皮肤微生物群系的哪些特征使人对蚊子更具诱惑力，哪些特征让蚊子视而不见。他们发现，如果皮肤的微生物群系越多样化，越能防止蚊子叮咬。另外如果特定细菌出现的数量很大就会出现明显不同。葡萄球菌数量越高的人，对蚊子来说越有吸引力。而另外两种细菌（假单胞菌和贪噬菌）含量高的人蚊子就不感兴趣。这一切都归结于我们的合作伙伴微生物所产生的化学物质。当然，对什么能组成真正的自然驱蚊剂，这些发现可能会给我们带来新的意义。

最近一个横跨美国和欧洲的大型合作研究小组提供了皮肤微生物群系特定身体部位的详细资料[27]。他们创立了类似美国植被的地图。这些地图有地形而且还是三维的。这些图纸标注出身体某些部位（如腹股沟、脚底和脚面、腋窝、头皮、脖子和脸）皮肤微生物区系的不同，以及男人与女人之间的差别。同时还说明如何使用个人护理产品来影响自己的皮肤微生物群系。除居住在身体皮肤不同部位的微生物物种图谱外，研究人员还开发了微生物代谢物化学图谱，展示出皮肤的某个部位会具有某种我们的合作伙伴所制造的特定化学物种[28]。很多这些化学物质与人皮肤本身的蛋白质和油脂混合在一起[29]，形成人体的气味。实际的信息是因为本地“环境”不同，皮肤的每个特定部位均形成自己独特的微生物组合。此外，每个皮肤部位均是自己的小型香水厂，将这块皮肤的成百种特定微生物所发出的气味与人体自身各种油脂和腺体分泌物混合在一起。就香味的多样性和复杂性而言，香奈儿的香水也无法与我们自身媲美。

为了深入了解皮肤微生物群系，就有必要理解人类分泌腺的性质。基本上有两种普通类型：汗腺和皮脂腺（集中在头皮上）。汗腺进一步细分为两种类型：外分泌（水、蛋白质构成部分、盐、尿液、乳酸）和顶分泌（外激素、蛋白质及更重要的是喜欢脂肪的化学物质）。

脚上也有自己的微生物群系，部位不同，分布也不同。对脚气的分析提供了几个有趣的发现。事实证明，脚气主要来源于一种类型的细菌，叫沙门氏菌，虽然其他一些不太突出的细菌也会产生有味的代谢物，但沙门氏菌栖息在足底，占该位置所存在的所有细菌的90%以上。相比之下，脚面的细菌更为多样化而且事实上“异味更少”。人类足底的一些特征组合可能会让沙门氏菌将其作为首选栖息地。沙门氏菌将肽类代谢成一种叫异戊酸的化合物。这种细菌在足底分布很广，但在脚面大部分地方却没有。这种化学物质很重要，可能是它让我们经常运动的脚发出独特的像奶酪一样的酸味。

对体味微生物来源的研究已经转向性别对比、年龄对比、症状对比和身体部位的对比。在使用抗生素消灭其他不太需要的细菌的地方可以使用一种叫作竞争性排除的策略，一直有人建议在特定的身体部位（如腋下）使用取代性细菌来作为天然除臭剂[30]。这样我们就可以制造出人造汗水[31]。

口腔本身就是一个非常复杂的微生物世界。数百种细菌、真菌、古菌、病毒和单细胞动物不仅与你产生互动，而且也在相互作用。在口腔里它们代谢食物和其他进入口腔的东西，彼此之间发送并向免疫系统发出信号，而且将自己组织成一个复杂的多元文化社区。它们不但对口腔环境做出反应而且帮助创造这种局部环境[32]。这不仅对牙齿健康重要，而且对人的两种感官都很重要：嗅觉和味觉。口腔微生物不但可以影响人自身的嗅觉和味觉，而且会影响到所呼出的气味。实际上口臭有一种化学特征，一些公司生产了各种量化（口腔微生物所引起的）口臭的检测仪器[33]。这是检测微生物什么时候失衡的一种方法，正如检测非传染性慢性病一样。

你可能听说过各种葡萄酒的芬芳香味。但有趣的是葡萄的大多数化学物质是无味的，只有在细菌作用后才能形成产生气味的化学物质。最近的一项研究表明，负责白葡萄酒香味产生的细菌在人的口腔里[34]。葡萄的前化学物质是无味的，但通过口腔细菌会变成产生气味的化学品。这确实让人迷惑不解，难道葡萄酒品尝师的特殊"味觉"更依赖其口腔的细菌，而非其以哺乳动物为基础的天赋？

患有肥胖症的人在口腔和唾液微生物上与常人有明显的差异，这会影响到其与食物的互动，就像品尝师所感受到白葡萄酒的香味会受到口腔微生物群系的影响。据报道，患有肥胖症的人和没有肥胖症的人在口腔微生物群系的构成和局部的代谢中有明显的差异。就白葡萄酒而言，与肥胖相关的微生物似乎会破坏芳香混合物的释放[35]。

相比用狗检测人的微生物，有一件有趣的事情，那就是经过训练的人来检测人和狗身上与微生物相关的牙周炎问题所形成的异味。伦敦一所牙科学校的研究发现，气味的检测与产生高水平挥发性硫的细菌有关，当牙周出现疾病时这些细菌的含量也较高[36]。

泌尿生殖系统的微生物群系也逃不过关于气味与健康的讨论。之前我提出了阴道微生物群系与分娩及新生儿微生物的播种相关，但是阴道与阴茎中的微生物与气味、生命周期、性别及健康密切相关，还需要多多了解。

健康女性的阴道微生物群系以乳酸菌为主。阴道内的微生物组成和分布存在局部区域差异，随着年龄、月经周期和性行为会发生改变。然而在很多此类变化中[37]，主要的因素似乎是雌激素的水平。患有细菌感染性阴道疾病的女性阴道的微生物群系已经发生改变，其特征在于乳酸菌种类的数量减少而加德纳菌和普雷沃氏菌增加。对细菌性阴道疾病的治疗会导致乳酸菌种类的提高；但几周以后，有可能恢复到促使生病的微生物状态并导致复发。对阴道微生物功能失调[38]，我们可以进一步探究其根本原因，但现在我们知道，阴道气味的改变是基于（1）阴道细菌可以代谢的外分泌腺（通过导管或开口分泌）所分泌出的分泌物，及（2）阴道内微生物的混合物[39]。与皮肤所散发的气味不同，这些气味是外分泌腺的分泌物、脱落的上皮细胞、黏液和常驻微生物代谢物合成的，可以根据不同的情况而改变（包括月经周期阶段）。在月经期间[40]，阴道气味的整体变化可能更多是因为外部分泌物及细菌新陈代谢范围的变化，而非细菌本身的变化[41]，因为人们普遍认为女性阴道的微生物在整个月经期间是相对恒定的[42]。唯一的例外是在发生细菌性阴道炎时，阴道微生物群系发生改变，似乎带动了气味的变化。

男性也会对阴道气味的变化做出反应。一组国际研究人员发现，男性的唾液睾酮水平和皮质醇水平会根据女性与月经周期阶段相关的腋窝和外阴气味而改变。

如果阴道有一个微生物群系，那么阴茎也有，尽管微生物没那么复杂而且数量较少[43]。虽然相对于阴道而言，对阴茎的研究比较少，但某些观点已经出现。男性阴茎微生物群系不同基于其是否割过包皮、年龄及性行为[44]。而且其阴茎微生物群系似乎也受到其性伴侣微生物群系的影响[45]。有关气味与阴茎之间关系的研究，在气味变化上的报告甚少。真正明显的恶臭味（像鱼腥味）通常与死亡的表皮细胞堆积及微生物群系的变化有关，例如导致女性细菌性阴道疾病的那种细菌堆积[46]。要想进一步了解阴茎更微妙的信息，还有待于进一步的研究。

电子鼻

小型猎犬克里夫已经有了新的竞争对手。随着技术发展，已经开发出一种像克里夫的鼻子一样强大的气味检测系统，叫作电子鼻或E鼻，可以分析人腋下气味的VOC[47]。事实证明，人腋窝的微生物依赖该部位皮肤汗腺的分泌物而生存，而且微生物所产生的代谢物十分独特，可以用来对人进行身份鉴定。狗可以做到，电子鼻照样可以做到。想象一下，当你在机场海关或移民时，他们要求你抬起胳膊，然后从你的腋窝取样进行身份识别会是什么感觉？轻松点，旅途照样愉快！

电子鼻还有别的用途，包括根据呼吸（呼气）[48]的化学分析将患有阿尔茨海默病、帕金森病的人从健康的人群中区分开来，还可以用来检测癌症[49]。想象一下，用同一台设备来监测非传染性慢性病的状态及微生物群系的状态会怎么样？如果这种能力可以在未来发展，那么以后的常规筛查（如上一章所述）会是什么？当谈到医生监测微生物群系的状态及益生菌使用的成功时，电子鼻似乎在不久的未来会像超声波设备一样最终留驻在医生的办公室[50]。

气味受体的力量

我们的嗅觉感受器和微生物代谢物之间的气味检测似乎远远超出了我们大脑的气味检测。事实上，越来越多的人认识到，这不仅与气味有关，而且与我们的整个生理机能有关。目前在约翰霍普金斯大学医学院的詹妮弗·普拉兹尼克（Jennifer Pluznick）一直在研究在身体的不寻常部位所出现的气味受体，这些受体似乎比正常的气味检测具有更多的功能[51]。特别有趣的是，一些嗅觉感受器与我们的微生物产生的化学物质相互作用并被触发。在一个案例中，至少有一种气味受体似乎对血压和高血压风险有重要影响。由肠道细菌产生的短链脂肪酸似乎至少使用其中一种气味受体来帮助调节血压。普拉兹尼克和她的同事发现，当老鼠接受抗生素联合治疗时，它们的肠道微生物群系被破坏，与气味受体结合的短链脂肪酸的细菌产量严重减少，血压飙升。仅向小鼠提供细菌短链脂肪酸就能显著降低它们的血压。这是血压问题的关键。我们的微生物群系似乎能够使用一种意想不到的策略来控制血压，即产生挥发性有机化合物，这种物质与位于组织中的气味受体相互作用。

回想1979年在康奈尔大学，我记得当时教过学生一项新的研究课题，即研究小白鼠如何根据尿液的气味选择自己喜欢的伴侣。这至少是我的免疫课上比较轻松的部分，之所以受到欢迎是因为可以让学生从当天其他科目的紧张中放松一下。现在事实证明，不只是小白鼠会利用这类线索。

人也能闻到相互的气味，这与人与人之间的吸引力大有关系（即使我们没意识到）。伊丽莎白·斯沃博达（Elizabeth Svoboda）2008年在《今日心理学》（*Psychology Today*）所发表的一篇题为《气味与感觉》（“Scents and Sensibility”）的文章中，解释了为什么我们从未来的生活伴侣身上所感知到的化学作用、火花及电就像其他任何东西对气味的感觉一样[52]。正如在小白鼠身上所发挥的作用一样，其中一些似乎与我们的哺乳动物免疫自我认同基因有关，这些基因控制着器官移植的接受或排斥等。这些基因位于一种被称为主要组织相容性复合体（MHC）的复合体中。人类的MHC被称为人类白细胞抗原复合体（简称HLA复合体）。事实证明，女性更容易被携带不同免疫反应基因的男性的气味所吸引。（还有人怀疑免疫系统不只是对抗感染吗？）她们在不知不觉中更喜欢与能够帮助她们的孩子扩大免疫反应能力的男性生育后代[53]。这很有道理，也很可取。但是人类的HLA复合体或小白鼠的MHC是如何影响基于嗅觉的社会互动和配偶选择的呢[54]？问这个问题的另一种方式是：人类免疫反应基因如何转化为气味？在一本名为《人类气味证据》(*Human Scent Evidence*)[55]的书中，有几种关于HLA复合体[56]如何影响人类气味的理论。但这才是真正让人兴奋的地方，也是微生物群系出现的地方。

众所周知，至少人类的部分哺乳动物基因的确影响到人类所选择（或耐受）的微生物伙伴。据报告，影响人类微生物群系构成及多样性的基因中就包括HLA基因。我们不必太善待我们体内或身体上的任何旧细菌。我们有权选择自己的微生物伙伴，就像选择自己的生活伴侣一样。我们并不了解免疫反应基因及其蛋白质是否有臭味，但它们影响了我们的肠道及其他地方可以发出臭味的微生物。我们与微生物的合作伙伴关系确实是这样。一般我们会接受它们；然后它们继续在我们的身体内做内部更新。实际上，我们所拥有能发出臭味的微生物是人类HLA的一种替代品。所以在恋爱的时候，喜欢潜在伴侣身上那些有刺激气味的微生物可能会帮助你怀上一个更具免疫弹性的孩子。

随着我们对自己的狗越来越尊重，可以想象一下，无论我们走到哪里都会驾着自己个人的微生物云，在未来医生的办公室遇到电子鼻。而且随着对通过气味测试的关系有了新希望，在超级有机体医疗年代我们准备更深入地研讨自我保健的问题。

第十二章

超级有机体洗心革面

关注自我保健并不是什么新鲜事，显然人们已经做了几个世纪。不但我们的祖先这样做，而且我们每天都在这样做。当我们选择食物时，当在各种生活方式中选择活动时，当我们选择与谁共度良宵时，当我们发现那些可以让我们的生活更加快乐并一如既往地追求时，我们就在践行自我保健。当涉及健康幸福时我们会得到很多专业人士的帮助。但关注健康最终是个人的事情。作为自己身体的监督者，我们会自动成为权威和最相关的专家。有的时候我们会寻找很多信息来支撑自己的决定和选择以关爱自己；有的时候我们会在信息真空中运转，但不得不做出决定。这就是自我选择自我关爱之美。但当谈到自我关爱的种种后果时，我们就是与后果共存的人。

不必改变自己所做所爱的一切，或者改变所

有的膳食或与谁一起消磨时光。这些只是摆在自己面前关于自己选择安排的一些新的思路和信息。

“洗心革面”这个词本身就是一个时尚的新词汇，但像做一次SPA或按摩这样的事情，与几十年甚至几个世纪前泡一次温泉来治疗确实没有什么差别，都是旨在恢复体力并让身体达到明显更好的平衡状态，就像一个复位键。

每个人所偏好的复位键不同。也许你的复位键是追求自己的喜好在健身房做一天健身、在游泳池或大海游一次泳、在大自然散一次步、一次徒步旅行、一次慢跑或骑车，或者也许只是与朋友、家人或者其他志同道合的人待在一起。如果你知道什么总会让自己的身体放松、感到完整并可以全身心地为自己工作，那就都是难能可贵的。这也是一个参考框架，我希望你们在考虑超有机体改造的选择时，可以参考它。你可以和你的微生物合作伙伴合作对你有帮助的事情——不仅仅是理论上的帮助，而是你注意到在自己身体里有用的东西。

对此我也有自己的参考框架。对我来说是摇摆舞，我中年时养成的一种爱好。好好地跳过一段舞蹈后我的整个身体就会放松，所有的感觉就会恢复。舞蹈不但是一种身体运动而且是一种社交，因为舞蹈要与他人一起跳。我的睡眠质量很好，对我来说这是一个很好的个人标准。考虑一下你可能会使用什么基准来确定特定的超有机体改造的益处。哪些适合你，哪些不适合？你知道你自己的身体。让它成为你的向导。

让我们一步一步来解决自我保健的问题。任何理性的人都会提出这样的问题。

1. 我们是否充分了解，甚至尝试过这样的东西?

是的，只要在任何杂货店的付款台拿一本杂志看看里面的文章就行。到处都是“营养突破，用益生菌溶解脂肪”这样的文案。当我写作本章时也有一篇这样的文章放在面前。当然这未必是收集与健康相关的信息的最佳方式。

综合医疗疗法已经扩展到健康领域，其中某些部分采用了系统生物学的方法来处理健康问题。这意味着不仅要专注于生理系统的某个特定功能，还要从各个方面寻找更全面的解决方案。然而，即使是这些综合的方法似乎仍然缺少一些东西。从某种意义上说，将构成我们的数千种微生物纳入医学和自我保健的综合方法中，这只是一个小小的额外步骤。除此之外，我们确实知道与疾病相关的微生物群系是什么样子的，而且我们确实有工具来改变我们的微生物群系。

尽管这样，对于微生物群系，需要铭记在心的一件事情是，我们正处于学习曲线的起点。但这不意味着在我们了解一切之前，什么都不做。如果对微生物的方方面面我们的确了解甚少，那么我们知道什么都不做会带来的后果。这只会让非传染性慢性病的状态持续发展，并随着年龄的增长疾病越来越多。很多人可能认为这只是不怎么好而已。他们宁愿选择其他方法来改善自己的生活质量。

2. 是否有一个最佳的超级有机体改善过程?

没有。有几个非常有用的配方，可以在任何超个体（包括你）中实现更好的微生物群系平衡。这些食谱可能对你有些用处。对你来说最佳的方法可能取决于你的祖先/种族渊源、性别、年龄、以前及当前的饮食习惯、早期生活经验、食物过敏及耐受程度、健康史与当前的疾病压力。这有点像在规划一个理想的假期。某个人完美的假期对另一个人来说就是一场最糟糕的噩梦，而理想的假期涉及很多个人因素。对理想的微生物群系来说也一样。目前人们认为有三种基本不同类型的健康肠道微生物群系，称作三种微生物区系类型。这意味着每一种有用微生物组合的原型均由一种细菌种类主导：拟杆菌属、普雷沃氏菌属或瘤胃球菌属[1]。

微生物区系类型的不同取决于人的祖先起源及古老的生活方式（包括饮食习惯）。例如，拟杆菌属喜欢代谢蛋白质和动物脂肪；普雷沃氏菌属与黏蛋白和简单的碳水化合物有关；而瘤胃球菌属喜欢黏蛋白和糖类[2]。黏蛋白是一种多糖（碳水化合物）蛋白质，有多重糖分附着在上面。因为携带着许多糖分，所以也称作重糖基化蛋白。黏蛋白形成凝胶，在人体中包裹着上皮组织，不但起到屏障作用，而且是一种润滑剂。有些细菌喜欢吃掉全部或部分黏蛋白；而有些不会。

韩国已经鉴定出两种不同类型的微生物区系。其中一种以拟杆菌属为主导，而另一种以普雷沃氏菌属为主导[3]。就好像这些先祖和他们的合作伙伴微生物，通过当地便于获得的饮食，早就协调完整成为一体。对于是否存在三种以上的微生物区系类型以及它们是否以连续体而不是离散的肠道微生物群的形式存在[4]，存在着大量的科学争论。关于这个话题还有很多要说的，但是现在，我只想说，你应该选择离你最近的一种肠道微生物区系类型的最健康的版本。在过去，人们和它们在一起很健康，我们可以再度这样做，获得健康。

3. 微生物群系可以被分析吗？

是的，虽然对每一个身体部位进行全面分析的时代还尚未到来，但是有几家公司，其中一些与大学相关，提供粪便、皮肤及其他部位的微生物组合分析。这可为你的个人改善提供一个起点。然而迄今为止提供的大多数服务都是基于你所提供的样本中的微生物类型（主要是细菌），而非其基因组成或代谢能力。随着个人微生物分析很快从研究室转移到服务公司，很可能会得到更广泛的普及。

记住，如果有了微生物分析的基线，在追求微生物群系改善的时候就可以将其作为监测微生物群系改变的一个起点。显然你自己身体的感觉和表现是对一种特定的再生方法是否对你有用的终极测试标准。但微生物分析可以告诉你，随着你的健康改善发生了什么变化[5]。

粪便微生物群系分析是建立涉及微生物群系、免疫系统、大脑和炎症调节的疾病关联的主要方法。我们可以看到什么时候发生了大问题。我们还可以看到何时进行了修改，并评估这些修改的有用性。但是通过这种分析并不能完全得知我们想要了解的一切。事实上，它对我们身体其他部位的微生物几乎一无所知，比如皮肤、生殖道和肺部，它甚至不会告诉我们整个胃肠道中的全部微生物信息。

4. 益生菌是否起作用？

一般来说是的。首先益生菌是微生物——有时是单个细菌，但通常是混合物——在正确使用时可以改善健康。对益生菌的研究已经很多，但就所评估的人数而言，最强的一个是对所有已经公开的个体人类实验的整体分析。加拿大新斯科舍省哈利法克斯市达尔豪斯大学的玛丽娜·里奇（Marina Ritchie）和塔玛拉·罗曼努克（Tamara Romanuk）展开过一项共同研究，进行48项侧重于益生菌口服药的试验，涉及大约10351个患者。结果发现益生菌对治疗、防御胃肠道疾病有广泛的作用[6]。

5. 益生菌是如何发挥作用的？

国际益生菌和益生菌科学协会的一个小组在《肠胃病学及肝脏病学自然评论》（*Nature Reviews Gastroenterology & Hepatology*）[7]杂志上发表的一篇综述文章中，对这一过程进行了最好的描述。爱尔兰考克大学营养药理中心的科林·希尔（Colin Hill）作为第一作者与11位来自加拿大、英国、芬兰、法国、意大利、西班牙和美国的研究人员和医生合著过一篇论文。共同研究人员认定了益生菌可以改善健康的三种类型情况。

（1）相对罕见的微生物种类发挥某些关键作用，有益于免疫、神经或内分泌系统的情况。通常这种情况的发生是因为微生物会产生一些影响人类生理的关键化学物质。

（2）很多不同微生物物种为我们生产维生素，帮助维持我们的肠道屏障、中和有毒的化学物质（如致癌物质）、控制胆汁盐代谢并提高某些酶活性。

（3）最后，很多重要的促进健康的功能均是由健康的微生物群系中似乎最普遍的微生物益生菌种类来完成的。这包括对病原体的竞争性排除（意味着好的超过坏的）、控制人类身体环境的酸性、影响人类细胞组织的短链脂肪酸的生产、促进肠上皮细胞的更新、调节通过肠道食物的消化并帮助肠道微生物恢复平衡。

6. 相同细菌种类的所有益生菌来源是否相同？

不是。至少有三种方式在结果上不同。首先，当然益生菌公司的生产运作——特别是是否包含益生元—— 会在服用益生菌的时候影响到结果。其次，同一菌种的不同源培养物（例如乳酸菌）可能携带一些影响微生物代谢和功能的基因差异。最后，有证据证明，益生菌的宿主物种（比如人类和牛）可能具有不同的能力，可以向发育中的生理系统（如免疫系统）发出信号。对于某些类型的帮助，人类来源的微生物可能比来自其他动物的微生物对我们更有效[8]。

7. 六十岁以后，再生是否太迟了？

不是，好饭不怕晚，体验各种好处再晚也不迟。事实上微生物群系研究令人兴奋的一面是给人生周期两端的人可能带来巨大的好处。老年人在营养吸收和利用以及多种生理系统退化（包括免疫系统和大脑）方面有很多健康问题。如果有了一个强大的微生物群系，可以使用更多能量源并形成代谢产物，可以帮助免疫系统和大脑保持健康。

8. 如果需要再生，是否意味着做错了什么？

不是。在微生物失衡或失调后，再生通过播种并滋养有用的微生物区系来重建一个健康的微生物群系。理论上讲，如果出生的时候已经有了一个健康的微生物群系，而且在整个婴儿期、青少年期及后来的生活中喂养良好，那么就没必要再生。然而甚至在最好的环境下，任何人都可能发生皮肤、呼吸道、泌尿生殖系统和肠道中的微生物区系受到破坏的情况。也许你有食物中毒的发生率，一个主要的压力源——如失去一个朋友或家庭成员，或身体的某个部位被感染——使你脱离你的正常生活，迫使你改变你的饮食。坐飞机旅行和去酒店房间会让你接触到新的微生物，这些微生物会改变你的个人平衡。接触化学品和药物很容易破坏你的微生物群系[9]。此外新的非传染性慢性病诊断——甚至一些非传染性慢性病症状（过敏性鼻炎、哮喘、克罗恩病、腹腔疾病和牛皮癣）的暴发及与其相关的组织炎症——通常会导致自身微生物的变化。再生是一个明智的反应。

而且，这可能是你照料过的最重要的花园，因为它占据你身体的90%。你将收获你所播种和滋养的一切。如果你什么都不做，特别是在生长季节的早期，杂草会生长茂盛。从杂草丛生的土地上收获任何东西几乎都需要重新开始。但是，经过精心准备、精心播种和对幼苗的早期照料，花园的管理变得不那么繁重了。小的调整是为了保持植物之间的平衡，需要除草以获得丰富的收成。植物之间也有协同作用。一排金盏花可能不能产生粮食作物，但它们的存在有助于减少害虫。了解花园中植物的定位和相互关系是很有用的。人类的微生物区系之间也存在着同样的关系。

9. 在使用非抗生素治疗后服用益生菌还有效吗？

是的。事实证明，抗生素并不是可以改变微生物群系的唯一药物。药物并没有针对微生物群系的安全性进行常规筛查，那么对很多药物来说，微生物安全可能就是个问题。要厘清哪一种药物很可能会造成微生物群系问题，一个可能有帮助的线索是，是否药物会产生包括胃肠道症状的副作用。我们现在了解到，至少有几种影响了肠道微生物群系并可能损伤肠道黏膜。已知的清单中包括非甾体抗炎药（NSAID）和质子泵抑制剂[10]。此外，有些药物如他汀类药物，仅对携带某些肠道细菌的人有用[11]。益生菌和益生元的合成物（称为合成素）可帮助对抗这些药物的不良反应[12]。

10. 如果要查看益生菌是否发挥作用，是否有必要检查粪便中微生物特性的变化情况？

没必要。粪便中微生物特性的改变只是益生菌影响人的一种方式。即使没有在肠道长期停留，它们也能在通过你的系统时改变新陈代谢。但最近科罗拉多大学博尔德分校的罗布·奈特（Rob Knight）与其同事讨论了一个不同类型的益生菌反应。即使人吃了商业生产的益生菌，而且其肠道微生物群落似乎并没有改变细菌的组合，但肠道微生物基因表达仍有显著变化，影响了人们对食物的偏好。[13]

11. 标准酸奶中的益生菌对健康有好处吗？

是的，但也许不是你想的那样。许多酸奶含有有限的益生菌，而且不一定是高剂量的。酸奶中含有的乳酸菌种类有限。然而，人们正在努力增加酸奶中所含益生菌的种类，这可能会大大提高它们的功效。[14]这些细菌在哪里最重要？通常主要类型的细菌驻留在阴道；[15]在这里制造乳酸，酸化阴道环境并抑制导致细菌性阴道病的微生物的生长。所以，具有讽刺意味的是，如果直接用在阴道，普通酸奶可能会以最佳的方式对健康有益。

12. 肠道是再生的唯一目标吗？

不是。当然，与其他身体部位相比，我们已经在研究和再生策略方面对肠道做了很多工作。然而当微生物失衡时，它们都有资格再生。我们刚刚提到的阴道，就涉及了乳酸杆菌再生和恢复的酸性环境。有证据表明，可以通过含有益生菌的饮食以及目标应用的使用来改变皮肤的微生物群系[16]。在最近筛选896种口腔细菌分离物中，以下细菌——干酪乳杆菌YIT 12319、发酵乳杆菌YIT 12320、加氏乳杆菌YIT 12321和链球菌YIT 12322——成为能抑制牙周疾病[17]的口腔益生菌的良好候选菌种。对呼吸道和肺部来说，用益生菌来直接干预调节肺部的微生物群系已经滞后于在其他身体部位所做的努力。然而在预防和治疗这一领域，已经引起了人们相当大的兴趣[18]。

13. 仅改变饮食习惯或只使用益生菌，对提高健康来说是否足够？

也许不够。每个人不同，情况也不同。然而有证据显示，最有效的策略是以协调的策略同时调整饮食和微生物群系。在某些人身上，饮食或微生物群系的逐步改变虽然缓慢但已经发挥作用；但并不容易或者说并不是普遍有效。如果是普遍有效的话，那么改变饮食习惯总是能达到永久减肥和矫正非传染性慢性病的目的。但是结果并非如此，仅改变饮食习惯对很多人来说很难达到减肥且持续保持健康的目的。如果你的饮食不利于支持你想要植入的微生物，那么服用益生菌也不会有很好的效果。你需要吃一种可以让植入肠道的微生物能够茁壮成长的食物，从而在你的体内形成一种生态优势并充分发挥作用。从另一方面来说，需要微生物到位，从而可以使你从健康的饮食消化中受益。如果你想吃地中海式食品而你的微生物急需比萨饼和牛奶巧克力（因为这与健康饮食不匹配），那你就陷入一场真正的内斗[19]。

在我个人矫正微生物失调的经验中，我采取改变饮食与服用益生菌并用的方式。

一年半前，我走上自我再生之路，健康结果很不错，这是我的家人和专科医生有目共睹的。我个人的微生物失调问题是从三十多年前开始的，当时我大概三十岁，正是我在康奈尔大学追求学术终身教职和晋升的最后阶段。我被诊断患上了肠易激综合征。长期的压力，努力准备一个有竞争力的终身职位，加上糟糕的饮食导致慢性肠道问题，需要抗酸处方（现在很容易在药店买到）。为了解决这个问题，我花了近两年的时间进行医疗干预，并获得了终身职位。

但是当时我不知道的是，胃肠道问题，以及可能伴随的肠道微生物失调问题并没有在我体内终结。很快我形成一种复发性的鼻窦炎感染，这似乎因呼吸道过敏更加严重。感染一直没法解决，最终必须使用抗生素。很快我每年必须使用四轮抗生素，而且这种情况一直持续了三十年。经常使用抗生素会形成抗体，因此我必须服用更专业的新一代药物，这通常会带来更多更严重的不良反应。这种情况周而复始、持续不断，耳鼻喉科专家似乎也拿不出一个长期的解决方案，我也逐渐失去了希望。事实上，这三十年里确实很少有几天让我感觉精神焕发、精力充沛。甚至在我不服用抗生素期间，也总会形成感染，使我萎靡不振，呼吸睡眠都感到困难。不难想象，在成年生活这个时段服用大约一百回抗生素对我的微生物群系会形成怎样无意而不间断的打击！当然，在21世纪之前，我们还确实对肠道微生物失调还有它与慢性病及其症状的关联知之甚少。

我的健康状况变得糟透了，连我的家庭医生都警告我必须减肥，而耳鼻喉科专家却在不断给我开越来越多与过敏相关的药物，试图杜绝任何诱发鼻窦炎的潜在因素。但体重并没有立马减轻，而且鼻窦炎也没有明显改善。他们的反应是询问我是否有作为诱发因素的胃反流现象，但我一直没注意到。情况极其糟糕，甚至我的食道也受到鼻窦炎的刺激。耳鼻喉科医生再次将重点放在胃反流的可能性上，最后有一天晚上，一次强烈的反胃确认了他们的怀疑。我们不了解的是，这种现象一直都在我睡着的时候发生，而我之前根本没注意到。这就是所谓的GERD（胃食管反流病），也是这些非传染性慢性病中的一种。

然而，了解到胃反流可能让我患上鼻窦炎还是不足以打破这种恶性循环。胃反流越来越频繁，而且一次比一次更厉害，甚至服用抗生素药剂也是这样。回想起来，难怪胃反流所促成的呼吸道问题一直没有明显改善，对出了问题的微生物群系我什么都没做！播种和喂养都没有到位，怎么能有助于我已经四面楚歌的肠道微生物？！

然后奇迹发生了：一次完全偶然而意外的观察给我指明了方向，解决了困扰我三十年的个人健康问题。我到德国参加为期六天的学术会议，讨论金属与传染病的问题。会议结束时，我们应该就此主题编写一份权威性的专题论文。在这段时间我们一起长时间工作，吃的是当地采购由厨师准备的食物，活动时间比平常可能要少很多。食物包括当地的美食（例如德国香肠和酸菜），还有更多有异国情调的希腊、印度和中国菜。我吃了一些谷类，但形式与我在美国的那些东西有所不同。像往常一样，在这样的旅途中，我一直担心鼻窦炎出现。通常因为旅途劳累、时差及睡眠受到干扰的情况接连不断。我随身携带着耳鼻喉科医生开的抗生素，以备不时之需。

令我吃惊的是，我的鼻窦竟然没发炎。但除此之外还发生了一件不寻常的事情，六天的会议开到第四天的时候我的裤子竟然穿着不合适了。不可思议的是我的腰围竟然小了一号。这怎么可能呢？

食物太美味，我一日三餐一直吃得比平时都多，而且很少运动，我的腰围竟然变小了！而且还没有反胃现象，虽然有时差，但我比平时精力更好。我的腰围之所以减小都是因为炎症的消失。显然我的体内一直有炎症，德国的环境让我的炎症减轻了。之前把炎症锁定在体内的东西现在消失了，或者至少减少了。

我不得不相信这涉及食物中的某些变化，因为我严重怀疑，是不是我整个白天和部分夜间一直坐着有助于我腰部的收缩。这几天我没有喝之前定时饮用的苏打水，这是一个潜在的因素。令人惊讶的是，我吃的食物比德国正常情况下更多样化，包括一些谷物和硬面包。我马上给妻子发邮件，告诉她一回到家就会展开自己的饮食实验。我决心找出美国饮食中使我处于持续促炎状态的因素。德国食物显然对我的健康有帮助，而我在美国的饮食习惯也让我一直处于炎症状态。当然，这次会议本身也为我的健康好转提供了一些额外的线索。似乎我们所展开的每一次讨论都会转向微生物群系，即使这不是一个具体的议程或某个背景文件的主题。但我们开始意识到，如果我们缺乏微生物在门户入口处（如皮肤、肠道、呼吸道和嘴）对金属的影响信息，那么在金属对人类免疫系统的影响和抵抗疾病方面就没什么好谈的。每一次讨论都无意中转向了学习的重要性，首先也是最重要的——我们的微生物群系对金属的作用。对我来说，似乎整个宇宙都在不断地用微生物群系敲打我的脑袋，直到我找到它。

我一从德国回来，就严格限制自己的饮食，每一次增加一种食品，只要不在胃里造成大的积食（这是胃炎的早期症状，现在我可以察觉到）。同时我利用两种不同的益生菌+益生元补充剂开始再生计划。我放弃了过去经常饮用的苏打水，也不再吃有麸质和乳糖的食物，也严格限制了其他谷类的摄入。这种组合加上益生菌的确做到了其他治疗无法达到的效果。2014年，在我63岁的这一年，是我自打二十多岁以来生命中最健康的一年。当我在益生菌和食物之间取得良好平衡的时候，只有在我感到胃积食或其他胃反流现象时才使用一次益生菌。益生菌化解积食的功效甚至超过了抗酸剂组合。对抗生素的需要大幅度降低，而且在苦恼和病态中度过的日子也相应减少。2014年底2015年初的时候，我让我的家庭医生和耳鼻喉科专家给我做了一次体检。他们都惊呆了。家庭医生不断提到他如何告诉很多病人减肥，但只有少数的人取得了成功；而且，减肥通常只是暂时成功了。当我告诉他这都是我在德国观察的功劳，加上我的微生物播种饲养战略时，他索要了我关于微生物群系的论文，从而帮助其他病人。

去看耳鼻喉科医生更是令人记忆犹新。他一看到我就知道必定发生了什么重大的事情，因为他已经一年多没见到我了。当我告诉他，是他的胃反流理论结合我在德国的经验及微生物群系的知识给我指明了方向时，他惊呆了。但他也讲述了他如何怀疑其他病人也有类似的肠道相关炎症引发的呼吸道问题。他无论如何都没想到解决方案就这么简单。我虽然还需要一些过敏药，但鼻窦炎的风险现在处于可控之中，之前是完全失控的。

虽然这只是一个个例，但假如了解到失控的炎症处于非传染性慢性病的中心位置，而且微生物群系会教给影响炎症控制等事宜的免疫系统这些知识，那么为很多病例找到匹配方案都有可能。有两个有用的信息：（1）既然你已经有了我在1980年所没有的微生物群系的知识，不要再等三十年才对占自己90%的微生物采取有用的措施。当涉及微生物群系的时候，你可以与自己的医疗保健提供者进行合作。（2）相比单纯的饮食调整或再生，改变饮食加上再生可能更有效。

14. 尝试再生的过程中有风险吗？

是的，现实是在生活的方方面面几乎都有一些积极的风险，包括早上起床、开车上班、将自己的信用卡密码输入宾馆的网络、吃酸奶或者进行粪便微生物区系移植。那么既然做任何事情都有风险，在决定是否追寻某种程度的再生时，这可能就不再是关键的因素。更有用的问题是，是否存在的这个风险可以接受？你可以接受吗？这才是关键。

我们这个社会最让人感兴趣的一件事情是，如何应对风险。对此有几个主要因素，包括我们的个性、实际风险水平、对风险的看法以及谁在控制风险。本章中我将讨论一般风险，然后讨论涉及微生物群系的风险。因为有风险就不是零风险，总有一种可能会发生。这种可能性也许低到离谱，但绝不是零。因此，一个有用的风险讨论始于这样的事实，我们应对的是超过零的各种风险。承担风险的大小取决于对风险的容忍度、可能性和事态本身的严重程度。同时对风险的看法也随着年龄和生活状况而改变。

青少年和年轻人往往初生牛犊不怕虎。他们不太可能感觉到需要各种各样的保险，而最有可能去尝试最刺激、最新颖的游乐场娱乐项目。虽然不时有磕磕碰碰甚至骨折，但很快就会愈合。而对他们的老祖母来说，同样的磕碰和骨折就很严重，甚至令人恐惧。对他们的中年父母来说，对风险和保险的看法又不同，因为他们认为自己的投资收益是为了支撑孩子未来的发展。

要做的一个重要比较是，不采取任何行动的风险与再生带来的风险（通常较低）之间的对比。在这种情况下，什么都不做通常意味着处理一个或多个可以预测到的非传染性慢性病，包括它们代表的寿命缩短和生活质量降低的风险。任何行为都没有可以准确预见的后果。然而更重要的是，任何行为均有相关的、大于零的风险；在做任何事情前应当可以接受这样的风险总和，包括吃一口酸奶、吃发酵的食品（这个话题会在后面的章节讨论）或者在再生方面做一些更全面的事情。

15. 再生在动物包括我的宠物身上起作用吗？

是的。当然大多数最原始的再生研究是在小白鼠和老鼠身上实验的。它们是动物。但是你可能不了解的是，家禽业一直在使用一个相当成功的再生程序，大概有三十年到四十年的历史了。也许你听说过很多家禽饲料中使用抗生素的悲惨故事，这在第九章我们讨论过。但在家禽中使用益生菌是一个更令人高兴和引人注目的故事。不仅因为它发挥了作用，而且它改变了一些家禽饲养户的生计，并为我们人类使用益生菌提供了一个生物学原理证明。

在本书前面的章节中我介绍了乌克兰免疫学家和自然免疫之父艾力·梅契尼科夫。但在之前我并没有提到梅契尼科夫是益生菌早期的支持者和实践者。他经常喝自制的像酸奶一样富含益生菌的饮料，他相信这有助于长寿。但假如梅契尼科夫是使用益生菌的先驱，那么养鸡场则是首次为降低疾病风险而大规模使用益生菌的。1973年，芬兰赫尔辛基国家兽医研究所的埃斯考·努尔米（Esko Nurmi）和马库斯·兰塔拉（Markus Rantala）教授在科学杂志《自然》上发表了一篇文章，展示了后来众所周知的努尔米概念[20]。这些科学家对1971年暴发在家禽中毁灭性的沙门氏菌感染做出应对。努尔米教授关注的是，现代农业实践将新孵化的雏鸡与母鸡分开饲养这一事实。这些很早就被分离的雏鸡在正常的肠道微生物区系发育上很缓慢。

这使得它们非常容易受到肠道病原体细菌如沙门氏菌的感染。

鸡舍的综合环境管理意味着可以随意喂养益生元和益生菌并测试不同的组合来为特定鸡龄和使用目的（新孵化雏鸡、下蛋成鸡、速长肉鸡、繁殖种鸡等）的鸡群找到一个最佳组合，以提高鸡的健康和产量，确保养鸡户的利润。在饲养行业所使用的益生菌过程称为“竞争排除”。可在鸡的消化道播种饲养所需要的东西来消灭细菌病原体的实力，从而获得立足点。

随着努尔米的发现，出现了大量的实验室研究、现场试验和补充开发。到20世纪90年代中期，已经报道了一些试验，到2003年，已经广泛回顾了以前关于补充乳酸菌和双歧杆菌以及特定的益生元前的喂养工作[21]。其中一个推动目标是降低沙门氏菌在家禽之间以及从肉类和蛋类传播给消费者的风险。但同时其他好处也被观察到，包括提高鸡蛋产量，改善从饲料到肉鸡的转化，提高整体生长速度，增强抗病能力（例如，降低产蛋鸡群的死亡率）。这实际上就提高了养鸡户的利润率。

为了对肠道病原性微生物取得有效的竞争排除，通常会尽快给刚孵化的雏鸡或火鸡使用益生菌制剂。可以在孵化箱喷洒益生菌或在雏鸡的饮用水中添加益生菌。然而在饮用水中添加益生菌的方法所产生的好处并不均衡。雏鸡可能在它们被运送甚至开始吃食前才开始饮水。因此，在雏鸡被移出孵化器之前就喷洒益生菌也是一个很好的选择[22]。在快孵出前，当胚胎还在发育的时候，将益生菌直接注射到鸡蛋中的效果很有意思。这会产生喜忧参半的效果，因为给胚胎注射的益生菌有些可以干扰孵化本身。然而最近的研究为胚胎发育后期施药提供了一线希望。因为雏鸡与婴儿一样，孵化或出生的时候是支持健康微生物群系的绝佳时机。

竞争排除有点类似酒吧的场景，如果有人大喊一声“本店酒水免费赠送”，人们就会蜂拥而至，冲向酒吧和调酒师。在这种情况下，通常引发疾病的细菌与抓着酒吧里的凳子而没有得到酒的那些人没什么两样。换一个说法，竞争排除就像登录到一个新广告页面的一次促销竞争；前100个登录者会赢取一张免费的加勒比游轮船票。在这种竞争中，益生菌细菌处于高速连接上网状态，而病原体却使用的是拨号上网。

这一进程已经发展到这一地步，所使用的益生菌商业化产品含有多达200种不同的细菌。回顾一下家禽中使用竞争排除的历史就可以得出结论，这不但非常成功地控制了禽类中的肠道病原体，而且还带来死亡率降低并促进生长的额外好处。它甚至作为恢复禽类微生物群系的一种方法[23]，被用于年龄较大、需要抗生素治疗的禽类身上。这种形式的再生与人类健康特别相关。

家禽行业四十多年的竞争排除实际经验证明，这是一个很有价值的健康策略。在家禽中使用益生菌的经验一直没有被忽视，从家禽开始的这一策略也并没有停滞在家禽行业。竞争排除已经使用到养猪上，来减少仔猪中的大肠杆菌和沙门氏菌问题。在养猪行业，似乎这已经成为取代在饲料中常规添加抗生素的一个有效方法。益生菌混合物对牛来说也有用，特别是那些处在管理压力下的牛[24]。更重要的是，用于鸡、猪和奶牛的益生菌培养物必须来自相同的动物物种。

几十年来，益生菌在塑造动物微生物群系方面取得了巨大的成功，大量的动物构成了世界上动物蛋白食物来源的重要比例，这就提出了一个问题，为什么我们在西方医学中迟迟没有正式采用类似的策略？如果一个农民的利润率和食品安全依赖于几十年来使用益生菌的行之有效的策略，那么我们究竟还在等待什么？

请注意，在成功地对家禽使用益生菌管理方法三四十年之后，农民现在可以选择使用微生物代谢物而不是整个活菌来喂养家禽。可以给鸡和猪喂短链脂肪酸丁酸盐，以阻止沙门氏菌立足[25]。当然，这种名为丁酸盐的化学物质仍然很臭，所以还需要一些额外的研究来确保鸡闻不到这种气味。

与人类的情况大体类似，当狗或猫患有非传染性慢性病时，其肠道或皮肤的微生物群系也会发生偏差[26]。毫不奇怪，益生菌在狗身上也发挥了良好的作用，鉴于狗身上免疫疾病和胃肠道疾病发病率较高[27]，微生物群系管理也是其整体健康越来越重要的一个组成部分。现在益生菌微生物已经纳入宠物营养、治疗和标准护理之中[28]。

例如，与家禽很类似，治疗宠物的下尿路感染[29]也可以使用口服益生菌的办法。据报道，在人类健康上所使用的同一种益生菌混合物（VSL#3）有助于治疗狗的炎症性肠炎[30]。通过比较强的松和甲硝唑联合治疗和益生菌VSL#3菌株治疗的微生物学、组织学和免疫调节参数，表明益生菌混合治疗对患有特发性炎症性肠炎[31]的狗有好处。美国已申请了大量与犬用益生菌有关的专利，用于新产品开发和知识产权保护。这表明，目前还没有公开的科学文献中的其他数据支持益生菌分离物对犬类健康的益处。

在猫身上肠道微生物群系失调一直与腹泻病相关，在病猫与健康猫群体所流行的细菌种类在特征上有明显差异[32]。兽医学中很多不同的派别在治疗胃肠道疾病和肾病时都把益生菌当作综合治疗方案的一部分[33]。康奈尔大学的猫科动物健康中心在治疗猫的炎症性肠炎时将益生菌纳入所建议的最新治疗方案之中[34]。

16. 我应该服用什么益生菌？

这是个大问题，是我讲座后听众提问的第一大问题，也是我最害怕的一个问题。为什么？首先，这个问题的答案只有你和你的专业医疗健康提供者知道。对研究文献中我所看到的以及我个人所采取的方法我可以评论，但这个信息的目的并不是，或者说不应当作为个人医疗的建议。对一个人来说发挥作用特别好的东西对其他人不见得照样起作用，而且我希望现在原因已经很明显了。

其次，目前益生菌商业产品的标准很少。这就像你初次到一座城市选择一家宾馆一样。怎么选择呢？你是使用像旅行顾问这样的在线评论网站，仅按照自己信任的标准来选择大型连锁酒店，还是听信自己的好驴友的口头建议呢？

简单为你提供一个例子，我们家所使用的方法一直是：（1）首先也是最重要的，查看一些研究与临床试验报告所提供的所有科学证据，看显示哪些微生物群系组合可能最有用；（2）使用我们自己的微生物分析结果；（3）查找具体商品客户评价，确定含有自己希望尝试的益生菌种类的产品。然后让自己的身体（有时借助相关的生物或微生物分析）告诉自己这个产品是否有用。

加拿大卫生部编制了一份益生菌菌株清单，并有足够的研究来得出结论，预计足够的剂量可以带来综合的益处。这个清单包括双歧杆菌（青春双歧杆菌、乳双歧杆菌、双裂双歧杆菌、短双歧杆菌和假长双歧杆菌）和乳杆菌（嗜酸乳杆菌、干酪乳杆菌、发酵乳杆菌、加氏乳杆菌、约氏乳酸杆菌、副干酪乳杆菌、植物乳杆菌、鼠李糖乳杆菌和唾液乳杆菌）[35]。这并不意味着使用其他微生物菌株没有益处，只是这些菌株的益处均有实质性的证据。

底线是，即使有一些不确定性，但随着信息越来越多而且各种风险均大于零，我们没有理由只是简单地生活在非传染性慢性病的痛苦之中并用大剂量的药物来治疗这种终末过程的症状，却永远没有解决问题的根本。现在是该考虑像对待超级有机体那样来对待自己了。

第十三章

与你的微生物群系私语

一旦了解了自己的微生物群系是如何发挥作用的，你就会对整个合作关系有一种掌控感。这正是真正有效的自我保健开启的地方。正如我从自己的非传染性慢性病与微生物群系的发展路径所学习到的一样，这是完全可以自我控制的。

你的微生物群系就是你的合作伙伴，而且还有一些深层的秘密和行为怪癖需要了解。既然微生物与你一生相伴相随，当涉及共享居住空间，也就是你的身体时，可能是时候该设定一些规则和边界了。我不知道你的身体是不是你的神殿，但我的确知道这是你的微生物群系居住的地方。现在是该委任你作为自己的身体这个业主协会（HOA）的头目了。当你的注意力在其他地方对抗着生活的压力时，你的微生物群系不能恣意去举办疯狂的少年派对并捣毁这座房子。为了确保有用的行为，你需要训练自己的微生物群系，就像训练自己的孩子或宠物一样，要不断关爱它们、保护它们并与其一起享受生活。训练自己的微生物群系有点像让自己变成有掌控力的父母，或者一位训练有素的驯狗师：需要对受训者了若指掌，应对自如；需要了解某些不健康的趋势和行为，识别出现的时间并制订计划尽量减少损害，同时将这些行为转变成某种有效的东西。在本书之前的部分，我强调过你强大的、占较大比例的微生物。但对自我保健来说，现在该是占比较小的哺乳动物部分负责的时候。你可以，也应该尊重自己的微生物，但尽管如此，你应当完全掌控自己的身体，即使微生物的数量远远超过了你自己。你想了解微生物的行为就像塞萨尔·米兰（Cesar Millan）了解狗的行为一样。有马语者和狗语者，也会有微生物语者。

有的时候，微生物并不只是独立运行而是作为整体在运行，而且很容易转变成整体运行的一种状态。这对你的身体来说通常并不是一件好事。这就是你失去控制的地方，就像你的宠物狗受诱惑加入附近的狗群，试图去掩倒一只鹿。但正如塞萨尔·米兰了解狗一样，你对自己微生物群系整体趋势的了解可以让你变成自己微生物群系的主培训师。为了真正取得上风，让自己的微生物部分与自己的健康目标保持步调一致，首先就得像微生物一样来思考才有用，然后设定一些目标。微生物的社会生活会是什么样子的，它们如何生活、如何社交、如何保护自己？你愿意与什么样的微生物一起生活？

肠道微生物区系和微生物的多样性

地域不同，长期饮食习惯不同，不同的人群肠道发挥主要作用的细菌也不同，从而其微生物区系不同。显然，来自不同种族、不同地域的人，甚至生活方式不同的人会拥有不同的微生物群系。这并不是什么令人吃惊的东西，因为人的微生物群系或者说第二基因组是世系或环境的产物（后者包括饮食模式）。因此，中国昆明的人肠道中正常理想的微生物群系不一定与科罗拉多的博尔德、委内瑞拉的马拉开波或澳大利亚的阿德莱德健康的成年人身上的微生物群系相同。不同的种族构成、不同的环境及不同的饮食习惯对微生物群系来说会导致出现不同的重叠情况。

当考虑对自己的肠道微生物群系做点什么的时候，你可能会发现有些变化很容易产生并维持，而另一些变化似乎很不容易维持。研究人员认为，这种差别就是肠道微生物在主导模式内部（即自己的微生物区系）所发挥的作用与跨微生物区系所发挥的作用不同。目前你可能不了解自己的肠道类型，但有很多公司提供微生物群系分析这类服务，它们可以告诉你。你不必了解自己的肠道类型来改变自己的微生物群系，但这是你自我保健时需要注意的事情。

然而衡量微生物群系健康还有第二个有用的方法，即其丰富性或多样性。按照自己的饮食习惯和血统找到自己处于领先地位的肠道微生物细菌是不够的，你还需要确保自己的微生物群系具备所需要的多样性以及正确到位的微生物玩家，来为自己的身体实施所有必需的合作伙伴功能。这对你的肠道稀有微生物的核心来说是有益的，以实施你最希望培养和保护的微生物关键功能。换句话说，要了解自己最薄弱的环节。在肠道周围有很多最常见的微生物，但总是有一定确实稀有、在功能上特别重要的细菌，可以在健康与疾病之间形成差别。在训练自己的微生物群系时，这两个概念需要共存[1]，其一是了解自己发挥主要作用的细菌，其二是保持自己微生物群系的多样性。

证据显示，微生物的多样性通常是有益的，而且应该是我们的培训目标之一。换句话说，拥有足够多的不同种类和菌株的细菌和古菌有助于我们提供所有代谢途径，神经活性化学物质和免疫信号，我们的身体需要保持平衡和良好的功能。如果我们的微生物群系不够多样化，那么通常这就是一个即将发生或已经存在的健康问题警告信号。有两个重要的证据：第一，许多不同类别的疾病（例如过敏、自身免疫性疾病、炎症、代谢疾病）与微生物群系总体概况相关，或者是因为缺乏某些细菌种类，或者是因为关键细菌的数量太少从而不能执行重要的任务。虽然微生物的高度多样性并不总能保证良好的健康，但与健康对照组相比，如果微生物种类的多样性受到限制通常会有健康风险[2]。

第二,一个国际研究小组最近分析了委内瑞拉亚马孙州奥里诺科高地亚诺玛米美洲印第安人村落所居住的一群与世隔绝的人的粪便、口腔及皮肤细菌微生物群系。这些人之前没有与欧洲血统的人有过任何接触。这群土著居民生活在从委内瑞拉到巴西的亚马孙丛林中，具有任何人群所没有的多样性最高的细菌[3]。同时基因分析显示，在微生物功能上他们所处理的基因范围更广。这些土著是不是从不得病？当然不是。他们会死亡，但通常是因为传染病[4]。虽然有些传染病的死亡是因为当地的病原体，但其中很大一部分是因为与外来者接触碰到以前从未碰到过的病原体所引起的[5]。可以认为其死亡情况看起来就像很多世纪以前欧洲人口的情况。

而他们之中却没人患上目前在全球流行的非传染性慢性病。这一点很重要。事实上在近几十年对亚诺玛米人所采集的样本中并没有发现高血压和肥胖症[6]。然而，2014年的一份研究中报告了生活在丛林中与生活在两个有西方生活风格（称为转化）的村落中的亚诺玛米人的肥胖症比例对比[7]。正如在早期研究中所看到的那样，生活在丛林中的亚诺玛米成年人没有肥胖症。相比之下，两个不同村落的成年人根据其营养西化的程度不同，其肥胖症的比例不同（44%及89%），而且比例很高。实际的信息是，还有各种不存在非传染性慢性病的村落的生活方式，而且这些生活方式的特征似乎是，饮食习惯越是没有西化，其微生物群系越多样化。我们的目标将是找出那些让我们更接近自然生活的变化，同时仍能从文明进步中获益。打败非传染性慢性病，还是有某些中间地带。

从生理学的角度，益生菌被认为是将我们的生理机能从促进肿瘤生长状态转移到抗肿瘤状态的工具，特别是涉及胃肠癌的时候[8]。在一项人体研究中，益生菌可以改变结肠癌患者的肠道微生物群落，中国上海的研究人员表示，与健康对照组相比，癌症患者的组织限制了微生物多样性。此外，癌组织受到梭菌属细菌的支配。由于这类癌症中这些特定细菌的负荷较重，与对肿瘤的免疫反应较差和患者生存时间较短有关，因此有人认为梭杆菌负荷是患者预后的有益指标[9]。服用益生菌既减少了梭杆菌的存在，也增加了肠道微生物的总体密度和多样性[10]。确定益生菌是否真的能延长结直肠癌患者的生命还需要更多的研究。然而这些结果显示，一些似乎可以促进肿瘤生长和组织免疫攻击的微生物混合物，可以被益生菌改变。

如果将人体比作花园，一般说来，你会经常培养自己的微生物花园，让其硕果累累，让不同蔬菜（微生物）的种类变得更多，每一种蔬菜数量更大。

此外，在自己的微生物花园干活的时候，还需留心自己的土壤和气候类型（这可能意味着在向更为健康的微生物平衡努力的时候需要对自己的肠型做点事情）。在肠型内移动可能比在肠型之间移动更容易些，因为这些细胞从我们的先祖开始已经根植在我们的身体。好消息是，健康的微生物群系存在于迄今为止检测的所有主要肠型中。

肠型内部健康的微生物群系为什么可以帮助发挥作用？一个很好的案例是最近对亚洲五个国家不同的乡村和城市所居住的303名学龄儿童肠道微生物群的分析[11]。这些儿童的微生物特征分为两大类：即以普雷沃氏菌属（P型细菌）细菌为主导或以双歧杆菌属或拟杆菌属（B型细菌）细菌为主导。在这两种主要微生物区系之中还发现有亚型细菌。中国、日本的大多数儿童以B型微生物区系为主，而印尼和泰国的孔敬地区大多数儿童以P型细菌微生物区系为主。值得注意的是，每一种主要微生物区系均囊括了身体健康质量指数高的孩子和那些患有肥胖症的孩子，所以在培养自己的微生物群系的过程中，你可以从不健康状态变为健康状态，而仍处于同样的主导肠型内。

例如，一种名为Dialister invisus的细菌在日本67%的儿童身上被检测到，而其他国家只在18%的儿童身上被检测到。研究人员发现，一些差异可能与食用的大米种类及其抗性淀粉含量有关（日本大米和印尼大米的抗性淀粉含量不同）。此外，研究还发现，在泰国，儿童主导肠型在农村和城市存在明显差异。在泰国农村，大多数儿童为P型，而在曼谷，大多数儿童的资料为B型。但在另一项以素食者为研究对象的曼谷居民的研究中，他们的肠道微生物群看起来更像来自该国农村地区的人（他们也比曼谷的同龄人吃更多的蔬菜）[12]。这项研究提出了这样一个观点，即城市总体上对我们的微生物群系并没有那么有益，除非有少数人特意过上更健康的生活方式（比如在城市里创造一种个人田园式的生活方式）。

最近的一项研究对泰国不同地区的两组健康儿童的肠道微生物组成进行了分析。在这个国家的东北部[13]，人们吃不同的肉类，各种各样的碳水化合物（包括发酵的大米），以及各种各样的水果和蔬菜。相比之下，在泰国中部地区，人们在饮食中吃更多的大米、早餐谷物和牛奶。这些不同地区的饮食的微生物存在明显差异。儿童之间的差异之一是东北地区乳酸菌和脆弱拟杆菌的含量较高。重要的是要记住，这些饮食差异的范围不仅包括样本中的儿童，还包括他们的父母。

其他对两个大洲和四个不同地区的孩子肠道微生物的对比发现，在影响微生物群系的特征上地区差别比大陆差别可能更重要。[14]在这种情况下，地区差别的具体原因（如饮食习惯、纬度及其他因素）还有待考证。

地理、气候和饮食习惯所影响的不仅仅是肠道微生物。通过气候和地理对比发现，阿拉斯加、德国和非洲的成年人[15]，唾液中的微生物不同。结果是阿拉斯加人与德国人彼此更相似，超过了这两个地区居民与非洲人的相似。然而尽管取样地点不同，总是能发现一些微生物的核心群体聚集在一起。

所有此类研究表明，其最终的目标是尽可能为自己的肠型找到特定的饮食调整和再生方案，并在现在所在的地方让它们来满足你，而无须企图寻找某种适用于地球上任何人的灵丹妙药。超级有机体的规划可能需要几个世纪的努力，然而必须找到适合自己的综合方案。如果现在医疗变得越来越个性化，那么对自我保健来说也是越来越个性化的时候了。为自我保健提出点建议吧，并用自己的身体变化来证明。你会感觉到的。

如何影响微生物群体

我们可以利用微生物的群体行为倾向来造福人类。就像人、牛、鱼和昆虫一样，微生物彼此交流，既可以单独行动，也可以作为一个群体。这种交流在你的身体内外进行。你希望你的微生物与正确的群体相联系，而不是参与任何会伤害你的团伙行为。微生物联合交流和行动的过程之一被称为群体感应。这个名字的字面意思是指我们的微生物可以探测到其他微生物的存在，以及其他微生物的种类和数量。然后，它们可以决定是否参加微生物群体项目。有些项目可能是对人体很有好处的，有些则不是。这就是你作为微生物群系训练师需要介入的地方。

群体感应是细菌与古菌影响群体行为沟通的一个过程，可以让微生物检测出既定环境（例如人体）下种群的密度，并对其他环境变化进行检测并发出信号。因为与周围的环境一直保持沟通状态，所以它们可以协调模拟完整生物体的反应。在细菌所经历的变化中，可根据可用的营养来改变其新陈代谢、避免有毒化学物质的沉淀并保护自身免受其他微生物的影响。病原体会利用群体感应对抗人体的免疫反应，并增加其迅速感染的能力（通常称为毒力因子）。事实上在成千上万的微生物中，化学回路可以同时被激活，从而促进群体的变化和行动。不同类型的细菌（如革兰氏阳性菌与革兰氏阴性菌）利用不同形式的群体感测系统。

在其中一种类型的群体感应策略中，细菌产生一种叫作自诱导物的蛋白质的东西，有助于与其他微生物的沟通。也就是这一过程可能会导致一个群体的各种变化。在某些情况下这些变化可能有益于人体健康，而在其他情况下可能带来患病概率增大。通过了解群体感应的工作原理和工作时间，就可能利用这些信号，维持一个健康的微生物群系并降低因失调而引起的疾病风险。

病原体利用群体感应增强毒性的一个案例是在皮肤的金黄色葡萄球菌中发现的。正常情况下，如果皮肤屏障被打破，细菌只会导致轻微的皮肤感染。然而，在不同的情况下，它可以导致严重的、危及生命的感染。金黄色葡萄球菌是医院感染的一个主要原因。当激活群体感测的不同组合、金黄色葡萄球菌的毒力显著增强时，这种细菌就会致病[16]。

比较了不同种类的乳酸菌，某些种类的乳酸菌在生理反应上是刚性的，而其他种类的乳酸菌似乎可以适应不同的生态位。在荷兰的一项研究中[17]，研究者发现，在人体肠道及发酵的食物和植物中所含有的植物乳杆菌比高度限制生态位的乳杆菌物种（如约氏乳杆菌）含有更多的群体感测基因和相关成分。

人体哺乳动物受体也可能识别出细菌所产生的群体感应分子。至少有一项研究显示[18]，人类的哺乳动物部分可能侦听到群体感应分子所传递出来细菌的颤动。正如在像Twitter、Instagram和Facebook等社交媒体上跟踪自己年轻时的活动一样，保持对自己微生物群系的群体感应颤动的掌控是件好事。

虽然群体感应是微生物之间合作的自然策略，但涉及群体感应路径的具体认识给微生物群系管理提供了一个新的机遇[19]。利用群体感应改善健康、降低疾病风险有三种主要方法：（1）提供人体微生物群系即将发生变化的指标，（2）为即将发生或正在发生的感染提供潜在的用药目标，以及（3）为不同组织中的微生物群系调整构成及状态提供新的机遇。

在第一种情况下，群体感应信号可以为我们提供一个显示人体微生物群系正在发生潜在的有害变化的尺度。这种信号被称为生物标志物，可以用来帮助区分有害和健康的环境接触（例如，潜在的有害环境毒素暴露或有益的某些益生菌摄入），并确定医学治疗是否有效。根据所涉及的微生物，特定的环境暴露可能会改变群体感应，从而给我们带来迫在眉睫的健康风险。

其中之一就是某些病原体聚集在一起的趋势，改变其自身生理机能并形成所谓的生物膜。对我们来说生物膜很难受到免疫攻击或通过使用抗生素受到攻击。但随着对群体感应了解的逐步深入，我们可能找到解决生物膜问题的方案。例如，我们肠道的一些细菌有能力通过肠道病原体阻止生物膜的形成。在其所生产的产品中有一种叫作酰基转移酶的抗生物膜酶[20]。我们可以利用我们的微生物本身的策略来规范病原体中的破坏分子，从而在控制体内不良微生物的过程中将其转向对我们有利的一面[21]。

对群体感应信号的测量为我们提供了一个强大的工具。这些信号的变化可以是有助于疾病预防的早期警告信号。其他预期的群体感应信号可能帮助我们确定，给定的益生菌是否会在肠道、皮肤、呼吸道或泌尿生殖道产生预期的结果。

这里有一个真实的例子。通过改变群体感应信号，应该有可能干扰病原体细菌转变成危险的感染媒介。如果这些细菌不能作为一个整体行动，并与包裹着组织的上皮细胞紧密结合，那么细菌就无法形成生物膜来阻止免疫攻击。因这种干扰，致病菌就失去了形成疾病的工具和优势。

下面是一个肠道细菌如何利用群体感应来阻止病原体的例子。在一项涉及孟加拉国儿童和无菌小白鼠发人深省的研究中[22]，来自三个大洲的研究者发现，孟加拉国正常儿童肠道中的一种共生细菌（卵瘤胃球菌）可以利用微生物之间的沟通来降低引起霍乱的霍乱弧菌的能力，霍乱弧菌会在人体肠道定居并诱发疾病。共生细菌会对霍乱弧菌产生一种群体感应效果，这会改变其基因表达并限制其在肠道形成并引起疾病的能力。

我认为以后可以用这些以微生物群系为中心、自然却受到人为操纵的类型来降低某些感染疾病的风险。

微生物的记忆与自我防御

不但人类、动物和植物需要担心遭到病毒的攻击，而且居住在人体的细菌和古菌也会遭到病毒的侵袭。虽然我们可以依赖自身的多细胞免疫系统来保护自己免受病毒和病源菌的感染，但我们自身的微生物并没有像我们一样具有丰富的淋巴细胞、巨噬细胞及所有林林总总的免疫细胞。它们是不是完全没有抵御能力？事实证明，它们有一套相当精巧的计划。

细菌与古菌均有自己的免疫系统对等物，只是没有招募任何专门的免疫细胞部队去前线进攻。相反，它们动员了不同类型的酶直接将病毒撕成碎片。我们用细胞打击敌人的地方，它们用酶，其系统被称为CRISPR。

CRISPR代表定期聚集间隔短倒序重复（clustered regularly interspaced short palindromic repeat），是原核生物（没有细胞核的单细胞微生物，如细菌和古菌）的一种免疫类型。像人类的免疫系统一样，CRISPR可以回忆起以前看到过的外部威胁，称作免疫记忆。有了这种记忆，当第二次遇到同样的威胁时（如感染某种病毒），就会针对病原体做出更具体的免疫反应，且行动更为迅速，并利用更多的资源。在这种情况下，细菌希望受到保护，免遭病毒（称为噬菌体）及其他DNA移动碎片的侵害，因为这可能危及细菌的完整性并破坏其功能[23]。

从某些方面看，细菌对病毒的CRISPR攻击看起来有点像《黑客帝国》三部曲中所动员的噬铁哨兵对锡安山（位于耶路撒冷）的攻击。酶通过病毒DNA裂变，破坏病毒并帮助细菌和古菌维持其完整性。但事实证明这些细菌酶背后的故事比最初看起来要复杂得多。

如果说最近对微生物群系的解密已经在安全评估和保健方面引发了一场革命，那么从人体的微生物伙伴身上我们会收获更多。细菌有自己的免疫系统类型，这一惊人的发现为人类和动物的新疗法以及植物科学技术铺平了道路。因为细菌对病毒的攻击非常敏感，所以它们需要一种方法来保护自己的完整性，因此形成一种以基因为基础的独特策略来保护自己免受攻击，正如加州大学伯克利分校的詹妮弗·杜德纳（Jennifer Doudna）和亥姆霍兹感染研究中心[24]的埃马纽埃尔·沙尔庞捷（Emmanuelle Charpentier）所发现，由卡尔·齐默在《量子杂志》（*Quanta Magazine*）所描述的那样[25]。

这种保护涉及细菌从入侵病毒捕捉DNA片段的能力，将其存储于自身细菌基因组的特定位置，并将病毒DNA拷贝成RNA片段，然后发动RNA片段协同特定的DNA消化酶来打击同一入侵病毒的DNA。RNA序列与病毒DNA精确匹配，这样酶就仅破坏了其感兴趣的DNA。而对细菌来说，这是一种毫无能源浪费，也无任何副作用的具体防御。

整个过程依赖两个系列的基因序列。第一个就是已经描述过的CRISPR，其次是产生DNA切割酶的基因，叫作Cas，代表与CRISPR相关的基因。这些酶扭转了细菌，携带着从病毒DNA制作的RNA拷贝当作着陆的垫子。一旦这个着陆垫锁定在匹配的病毒DNA上，酶就会发挥作用将DNA切成碎片并破坏该病毒基因组。就是Cas酶为RNA寻找精准匹配，使攻击具有特异性。CRISPR与Cas构成了一个有效的团队。特别是其中一种Cas（Cas9），似乎在赋予整个类似免疫的防御系统记忆能力上尤为重要[26]。

值得注意的是，这种细菌免疫防御只针对单一入侵的病毒，而并不破坏其他DNA。因为这种特定性以及细菌利用先前接触病毒的优势，细菌防御代表着一种适应性免疫反应的类型。事实上，当侵入细菌的病毒（也被称为噬菌体）出现缺陷噬菌体时，似乎就发生了一种类型的细菌接种事件。细菌接触这些有缺陷的噬菌体可导致CRISPR序列的建立，这给了细菌准备时间来对付一场真实完整的病毒攻击[27]。此外，还有一种针对自身免疫反应类型的选择（在序列和酶与宿主细菌基因组重叠的地方）[28]。

人体细菌和古菌的CRISPR-Cas9系统与人体自身的免疫系统有很多重叠。除对先前攻击的记忆外，细菌还能对自己的DNA进行选择，这有利于将外来DNA安置在染色体的CRISPR区域[29]。细菌的CRISPR-Cas9系统保护了细菌基因免受外来基因物质的攻击。该系统和我们自身的哺乳动物免疫系统与外部环境（包括我们的微生物群系）的相互作用方式重叠。人类的免疫系统不仅抵御宿主的致病性侵入，而且与组织内的环境和正常功能的发挥形成一种稳定的相互作用状态。在很多方面，细菌的CRISPR-Cas9系统也模仿了这种生理功能。研究人员发现，即使没有各种病毒，CRISPR也存在。问题是在这些情况下它在做什么？其中一个思路是，它通过改变自身细胞膜生理让细菌对环境变化做出反应[30]。

CRISPR-Cas9的生物技术应用将远远超出微生物，并将影响未来的医学和治疗。实际上，我们正在向微生物学习如何更好地与疾病做斗争[31]。就现在来说，这是有益的，这种基于基因的微生物策略使它们能够像拥有自己的免疫系统一样发挥作用，它们可以对其环境进行采样，与之互动，并保护它们免受环境攻击。

在我们对微生物行为的技术细节的理解上，这些显著的进步使我们能够控制我们体内的微生物。但另一项研究可能对我们的日常幸福感有更惊人的影响。接下来让我们转向微生物群系对我们心理的影响。

第十四章

微生物对大脑的影响

2013年3月，公共政策投票小组对1247名美国被调查者展开各种各样的信仰调查。题目中包括这样的问题：你认为是谁在真正负责控制我们的生活[1]？结果显示：28%的人认为有一个神秘的精英专制集团在图谋控制这个世界；25%的人认为政府对媒体广播施加了心智控制技术；而4%的人认为有变幻莫测的太空人在运行这个世界。当然，重点是谁在从外部控制着我们的表现；而调查中没有问到的问题是：谁在内部操纵着我们的表现？换句话说，是谁真正在运行你这个超级有机体？我不知道这1247名被调查者中有百分之几的人察觉到微生物几乎影响到他们所有的决定。

几位研究人员，包括爱尔兰考克大学的约翰·克莱恩与旧金山加利福尼亚大学的卡洛·梅利（Carlo Maley）一直将微生物群比作我们的木偶大师。约翰·克莱恩在考克大学的同事指出，在肠道微生物与大脑之间至少有五个木偶大师沟通的线路或路径：（1）免疫信号传导，也包括下丘脑-脑垂体-肾上腺（HPA）轴线，（2）迷走神经活化，（3）脊髓通路，（4）细菌直接产生的神经传递素，以及（5）短链脂肪酸的微生物产品[2]。这些路径所提供的不仅是信息的传递，还有大脑生理及功能的真实变化。

我们已经了解到，控制行为可以规避某些寄生虫和病原体[3]，它们可以自私地控制局面。举个例子，大多数人都了解狂犬病毒，它可以造成受害者包括人在内的行为改变，变得好斗甚至会咬人。这些行为通过唾液在动物与人之间传播病毒。有人说这种攻击性是因血清素水平严重下降而引起的[4]。这就是为什么你不会冒被动物咬伤的风险，也是为什么康奈尔大学的诊断实验室会在蝙蝠、狗、狐狸、臭鼬和其他温血动物身上做大量的狂犬病实验的原因。斯蒂芬·金（Stephen King）在其疯狗系列小说中很好地描述了这种病毒的使用，这部小说后来被改编成电影《恶犬惊魂》（*Cujo*）——而迪士尼影片《老黄狗》（*Old Yeller*）以较为温和的方式为这种病毒做了铺垫。

如果病原微生物可以控制我们的行为，那么我们的微生物朋友也可以，而且还有很多。挑战是当涉及微生物的意图时[5]，如何确定哪些微生物最终是恶意的，哪些是仁慈的。

肠道里有70%的免疫系统和成千上万的微生物物种，这个充满敌人和朋友的世界，对人体健康来说至关重要。根据这一基本要求，内脏-大脑轴是下一个最重要的连接，因为它决定了我们在这个世界中对自己的感觉。个人的行动和责任占有相当大的比重，因为这是维系社会团结的关键部分。然而，我们个人责任的“个人”部分涉及成千上万种不同的物种。

肠道本身对神经功能和大脑来说影响特别大，因此一直被称为“第二大脑”[6]。然而隐藏在肠道里的是我们的肠道微生物，而且在很多方面，它们是隐藏在宝座后面的木偶大师。人体的微生物与我们的祖先协作了几个世纪。事实上，正如第一部所述[7]，它们一直在我们的先祖身上利用一代又一代的表观遗传基因开关发挥作用，这些基因开关很可能通过我们的祖先代代相传。纵观这一人类行为工程，微生物已经制定了策略将我们塑造成理想的合作伙伴。

食物渴求

如果遮风避雨的屋顶和一日三餐是微生物的基本需求，那么我们的微生物可能宁愿待在家里而只是简单地派你出去按照所需的清单寻找食物。而且它们知道如何准确地做到这一点[8]。黑巧克力富含各种各样的化学物质，包括多酚。在各种水果、红酒和葡萄里也发现有同一组化学物质的部分，而且我们已经了解其在预防各种非传染性慢性病中的重要作用[9]。肠道里的微生物必须对这些化学物质采取措施，让它们变得对人体真正有用。最近研究人员指出，肠道微生物为我们制造了这些有用的化学物质，反过来，多酚也会影响我们肠道微生物的状态，因为它们也需要这些化学物质[10]。

只要所摄入的热量保持在控制范围之内，肠道微生物会让黑巧克力把人体变得更健康。有证据表明，嗜好吃巧克力的人肠道里的微生物不一样，而且尿液里有不同的巧克力代谢物[11]。肠道微生物的状况、对某些食物的渴求及从这种食物所形成的代谢物，似乎明显一致。到底肠道里哪种微生物与对某种食物的渴求信号相关，这还有待于从无数的可能性中进行确定。既然微生物的副产品可以让我们出现截然相反的快乐、陶醉、抑郁、焦虑、不适和痛苦感，那么这就是要认真对待的地方。从这个领域的工作所得到的实际信息是，通过改变自己的微生物，就有更好的机会改变自己的饮食习惯。

肠道里的各种细菌并不只是无辜的旁观者，希望你一不小心选择越过其他微生物来喂养它们。它们知道如何通过生物化学影响你选择他们喜欢的食物。一场信号之战在你内心激荡，最终转化为一个你以为自己创造的菜单。相反，它反映了微生物之间的力量平衡。肠道细菌有三个主要门类：放线菌门（A）、拟杆菌门（B）及厚壁菌门（F）。结果发现瘦人身上B与F的比例比胖人高很多。事实上F∶B值高是促炎现象，并被认为是肥胖的一种生物标识[12]。总体而言，B的增长偏好高纤维食物并促进其生长，而F的增长偏好高脂肪食物并促进其生长。对世界各个不同地区的儿童研究表明，那些饮食中含有高纤维低脂肪的孩子B∶F值较高[13]。但每个菌门均包含很多不同的细菌，而且各种细菌均有自己的食物偏好和需要。如果展开更深层次的比较，三个不同菌门的肠道细菌也均有各自的食物偏好。

根据细菌所使用的能量源不同，其所偏好的食物来源也不同。例如，普雷沃氏菌属细菌（B门菌属）喜欢吃碳水化合物，而双歧杆菌属细菌（A门菌属）渴望食谱中的纤维[14]。人体肠道中的其他微生物区系（例如阿克曼菌属和罗斯氏菌属细菌）均有自己的偏好并且也占一定的比重。这是权重的均衡。如果家族世代吃某种东西，微生物很可能会反映出来。你与你的肠道微生物在长期能源上是同步的。另外，如果你的肠道里有某种混合微生物，它们会努力确保你吃的正是它们想要的[15]。

控制人体大脑的化学物质

人体的肠道微生物控制着人体大部分的神经与大脑功能，因为除影响人体哺乳动物细胞所产生的那些相同的神经活性物质外，它们还可以产生各种各样的神经递质和神经调节剂。这些影响大脑的化学物质或者可以通过肠（或肠道）神经系统，或者通过门脉循环（从肠道到肝脏的静脉）[16]到达大脑。越来越多的肠道微生物神经活性代谢物被报道，包括：

血清素（由某些肠球菌属物种产生）

多巴胺（某些芽孢杆菌属细菌的产物）

r–氨基丁酸（GABA）（由某些乳酸菌和双歧杆菌产生）

乙酰胆碱（由某些乳酸菌产生）

组胺（由某些乳酸菌产生）

去甲肾上腺素（由某些酵母、埃希氏菌和其他细菌产生）[17]

血清素是一种调节睡眠、情绪和食欲的神经递质，还影响到某些感知功能，如学习和记忆以及心血管功能、肠道蠕动、射精潜伏期及膀胱控制[18]。因此，血清素的调节对人体健康、情绪和幸福来说非常重要——而且药物百忧解及其他选择性血清素再摄取抑制剂（SSRI）历史性的成功说明了适当平衡神经化学物质的重要性。我们没有意识到的是，我们的微生物在多大程度上控制着我们神经化学物质的平衡。身体里的大多数血清素是由结肠中的特化细胞生产的。结果显示，肠道细菌可以通过特定形成孢子的肠道细菌所产生的代谢物控制肠道血清素的生产[19]。在控制我们核心存在的这些核心方面时，微生物把我们带到它们想要我们去的地方。然而，如果我们在任何时候不喜欢它们的影响，我们现在有能力驱逐它们，并建立新的合作伙伴关系。

越来越多的证据表明，焦虑和抑郁等情绪都受到微生物及其特定活动的影响。除了直接产生激素和神经递质，我们肠道微生物的其他代谢物还能从表观遗传学上对我们的神经系统进行行为特征编程[20]。这种编程可能发生在生命的早期，并影响我们以后的生活。考克大学的一组研究人员最近恰恰证明了这一点。缺乏正常肠道微生物的无菌动物的杏仁核基因表达发生了特别的改变，而杏仁核与神经行为有关[21]。

无菌小白鼠缺乏社会认知的欲望和/或能力[22]。它们是不需要社交的。正如约翰·克莱恩和他的同事们假设的那样，社会互动，包括社会集体意识，可能是为了允许个体之间交换微生物而进化出来的[23]。许多作者都讨论过所谓的集体意识：群体心理、共同的价值观和人类群体的社会心理。然而，很明显，任何关于集体意识和无意识如何运作的未来讨论都必将涉及我们的微生物[24]。

这为婴儿和儿童接受广谱抗生素治疗时可能发生的情况提供了一个新的视角。抗生素治疗耗尽了他们的微生物群系。在儿童发育的关键时期，可以发现产后早期脑功能的影响，也可以看到后期的影响，所有这些都受微生物群系状态的控制。约翰·克莱恩和他的同事在小白鼠身上做了这个实验，观察行为效应。他们发现，在断奶后（婴儿期后期），抗生素引起的微生物群系的变化会导致成年后微生物群系结构的变化，还会导致认知缺陷[25]。事实上，除了后期的认知缺陷，无菌小白鼠与自闭症儿童在社会互动特征方面也有着惊人的相似[26]。这些关于早期生命微生物群系在神经学方面的重要性的发现表明，任何对婴幼儿微生物群系造成消耗的过程都可能对大脑功能产生终生的负面影响。

人体微生物群系的不平衡也会通过炎症损伤大脑。人体微生物群系即是促炎和抗炎信号的来源。但当平衡被不恰当地改变时，随着肠道中某些细菌的过度生长，后果可能会非常严重。促炎信号可以增加肠道的通透性以及全身和中枢神经系统炎症的水平[27]。大脑中所驻留的巨噬细胞（小神经胶质细胞）是对许多这些细菌信号的主要反应者。如果被不当激活，这些细胞就会促进神经退化和破坏。抑郁、精神疾病和神经退行性病变非常难以纠正，除非肠道微生物发出信号所产生的不适当神经炎症得以逆转。迄今为止所做的大部分努力一直把焦点放在炎症所损伤的位置上（例如，大脑、肠道内壁），而非问题的根源，即肠道微生物的不平衡上。但有令人鼓舞的人类证据表明，使用益生菌改变肠道细菌的平衡状态可以减少全身性的炎症[28]。

我们需要从最适合人类超级有机体的角度，来重新思考心理健康的问题。

由于这一章是有关自我保健的章节，我会讨论如何使用主控微生物的思路来改善健康状况。美国2014年最畅销的处方药是什么？根据WebMD（美国最大的医疗健康服务网站）的信息，是安律凡（Abilify）。2013年7月到2014年6月其销售额为72亿美元[29]。安律凡一般称为阿立哌唑，是一种抗精神病药物，通过改变大脑的化学作用而发挥作用，主要是抑制多巴胺受体所产生的信号；用于治疗抑郁症、精神分裂症、躁郁症和儿童行为问题。其中一个副作用是年轻人自杀的风险增加[30]。但在微生物的时代，既然我们知道人体的肠道微生物是大脑的主控制器，大剂量的处方药不再是唯一的选择。改变你的微生物就可以改变生活。

人的大脑在一个重要的方面类似免疫系统：均需要一个健康平衡的微生物群系来正常发育并发挥作用。神经疾病和精神紊乱的流行和代价相当惊人。在最近对20个国家的一项研究显示，1990—2010年，与癌症或循环系统疾病所导致的死亡率相比，神经性疾病的死亡率急剧上升。例如，美国癌症的死亡率在20年间降低了两位数，而神经疾病的死亡率增加了两位数[31]。正如研究人员所指出，相比其他类别的疾病，神经疾病死亡率的特别增长可能是因为治疗有效性的差异。因此就有更多的理由检查操控微生物群系的价值，从而更好地保护大脑和神经系统。

在美国，因神经系统疾病而死亡的比例特别高。据估计，目前美国三分之一的老年人死于阿尔茨海默病或其他痴呆症[32]。然而，当涉及更广泛的人类非传染性慢性病中有关神经部分的统计，死亡率并非唯一有意义的标准。也许一个更令人担忧的，也与我们的问题更相关的指标，是最近儿童心理疾病和行为异常的暴发。根据最近的估计，现在每68个儿童中就有一个患有自闭症谱系障碍[33]，以及高达20%的儿童患有精神疾病，他们每年的护理费用为2470亿美元[34]。考虑到下一代人将面临非传染性慢性病的严重挑战，许多人需要持续不断的护理；而婴儿潮一代也正受到他们年龄阶段的非传染性慢性病问题的困扰，也需要持续护理。到达临界点时，到底还有谁来照顾我们？对于解决非传染性慢性病，如果还继续那种缝缝补补但却无效的解决方案，那么就不能再称其为一种解决办法。

大脑的再生

如果微生物影响着我们的行为和认知，而且我们可以利用益生菌和益生元或FMT治疗方法（通过与卫生专业人士一起工作）来重塑人体的微生物群系及其新陈代谢，那么我们就有可能改变并显著提高自己的认知和行为。对于面临这些疾病和症状的任何人来说，不管是个人还是家庭成员之间，在希望与机遇上这都是一个巨大的变化。如果你不喜欢你现在的精神状态，有一些新出现的策略可以改变大脑功能的平衡，这些策略可以替代终生服用产生副作用的猛药。

有研究支持这一类型的新方法，重要的是要注意，不仅益生菌的种类很重要，而且特定的菌株也很重要，因为不同菌株之间的基因、代谢物和生理效应可能不同[35]。一种有用的新出现的益生菌是长双歧杆菌1714株，它对小白鼠有抗焦虑作用[36]。此外，最近一项涉及益生菌的大学生的人体试验发现，每天补充益生菌双歧杆菌R0071，会让学业压力过大的学生，身体健康天数的比例更高[37]。最后，一项针对人类精神病学的研究得出结论，食用含有益生菌的发酵食品可以降低社交焦虑[38]。最近的一项研究比较了石化行业工人的心理健康和HPA效应，这些工人连续六周食用含有益生菌的酸奶，其中的益生菌是几种益生菌的胶囊混合物，还有一个对照组是服用标准酸奶。与其他对照组相比，这两种益生菌补充剂都显著改善了食用它们的工人的总体健康和精神健康[39]。

有证据表明，补充某些益生元可以通过肠道微生物-大脑轴的作用，提高对压力的弹性。在一个应激小白鼠模型中，俄亥俄州立大学的一组研究人员观察了饮食中添加两种不同的微改性乳糖的影响，这两种乳糖通常存在于人奶中。这两种类型的人乳寡糖是我们的哺乳动物细胞无法消化的，通过小肠未被吸收，然后被我们结肠中的微生物利用，产生各种所需的代谢物[40]。从母乳中提取的这些特殊的糖可以支持友好的合作伙伴细菌的生长，比如长双歧杆菌[41]。在这项研究中，雄性小鼠持续两周被给予两种益生菌中的任何一种，之后会受到社交干扰应激源的刺激——年轻的雄性小鼠会面对一只“外来的”好斗的雄性小鼠。益生元的补充使大脑神经元成熟程度提高，在社会压力暴露后肠道微生物群系更稳定，而且在压力过后的行为测试中没有焦虑反应[42]。这些结果支持通过补充有益的益生元来培育对大脑友善的肠道微生物的价值。同时还重申了母乳喂养的价值——对神经系统有好处。

一项针对人类的两种益生元的研究取得了令人鼓舞的结果，类似于在啮齿动物身上发现的结果。工作压力会提高皮质醇水平，也会降低工作效率，因为焦虑会使注意力难以集中[43]。当研究人员将益生元的半乳糖-寡糖制剂与益生元的第二种制剂和对照品进行比较时，他们发现，服用半乳糖-寡糖制剂的人，神经内分泌应激反应有所降低，注意力和专注力也发生了与焦虑相关的变化。有一种切实的可能性是，益生元的摄入可以让我们脱离不断的“战或逃”反应，从而为减轻焦虑、提高工作表现提供一条有用的途径。

益生元，就像母乳中所发现的低聚糖一样，对婴儿有好处，所以厂家不断将其添加到一些婴儿配方奶粉中。这些益生元包括低聚半乳糖、低聚果糖、聚葡萄糖及其各种组合。对这些补充配方奶，已有关于其积极效果的报道[44]。例如，添加了低聚半乳糖的配方奶粉促进了双歧杆菌和乳酸菌的生长，抑制梭菌的生长，并降低了肠绞痛的发病率[45]。这些益生元还能让在肠道微生物群和海马体之间发挥作用的多种神经递质和神经调节剂的产量增加[46]。

总而言之，益生元和益生菌对人体整体生理系统弹性的提高大有可为，包括大脑系统和神经系统。它们可以在免疫系统、神经系统和内分泌系统产生联合效应，并帮助我们缓冲各种类型和来源的压力。在智力、注意力和记忆力方面我们会表现更好，并且我们感受到的下丘脑-脑垂体-肾上腺（HPA）对压力反应的主要波动会越来越少。这些波动打击了人体免疫防御的功能并为更多的疾病敞开了大门。

第十五章

你不会伤害我吧？

保护人类安全、生命、机能和健康，并能享受生活，是我们为自己和他人千百年来所坚持不懈的事情——除了家庭、社区和文明一直在努力保护的“人类”之外，我们现在知道，“人类”是一种不同的动物，是一种超级有机体。保护一个多物种复杂的超级有机体安全，与保护一个单一种类的哺乳动物完全不是一码事。你认为对自己身体中成千上万个物种（自己生活中的微生物伙伴）来说，什么是安全的？在几乎每一种情况下，政府监管机构过去和现在收集的数据并不能给我们提供任何线索。虽然它可能告诉我们对哺乳动物来说什么是安全的，但却忽视了对微生物群系的风险及受到损害的微生物群系发出的信号；所以调查一直并没有以确切保护人体微生物群系的方式进行，也一直未能尽心尽力。我们的政府、食品企业、制药公司和医学界难以再借口不知情，你也不能。

当涉及人体微生物群系的时候，首要的应当是安全。

世界各国的政府机构利用全球性机构——如联合国和世界卫生组织，想方设法遏制非传染性慢性病的浪潮。同时这些机构意识到，其过去和现在的安全测试计划并没有覆盖到微生物群系。他们一直被误导了，而且对目前的使用计划疑虑重重。看看政府的不同反应就明白。那些在人体安全方面犯过决策错误的国家，更有可能支持为人体整体（超级有机体）健康提供支持的食物、环境和生活方式。

想一想政府对婴儿奶瓶、食品饮料包装、医用管材及其他塑料制品中的双酚A（BPA，内分泌干扰素）的反应。这些东西会损害免疫系统和生殖系统，因此助长了非传染性慢性病的风险[1]。2010年发表在《美国国家科学院院刊》（*Proceedings of the National Academy of Sciences*）上的一篇论文表明，双酚A会破坏肠道屏障。这是人体微生物群系与免疫系统连接的关键接口[2]。毫不奇怪，这会导致失调，产生炎症。但哪些国家迅速禁止了？又有哪些国家被牵扯着，不得不积极保护生命最脆弱时段（婴儿期）的健康[3]？涉及双酚A，禁令的时间和程度都是显而易见的。2010年，加拿大的禁令生效；2011年在欧洲生效；2012年在南美生效（特别是巴西、阿根廷和厄瓜多尔）；2013年在遭到很多消费者抗议之后，在美国部分生效[4]。这就告诉我们，在环境健康问题上谁处于前沿阵地，谁停滞不前[5]。

这是另一个仍在进行中的案例。截至2015年3月，美国国家卫生研究所报告，他们的研究结果显示常见食品乳化剂扰乱肠道微生物群系，并为非传染性慢性病提供了一个途径，其中包括因炎症而发生的肥胖[6]。这种毒性反应的生物学原因似乎很清楚。在采取预防措施保护消费者之前还要花多长时间？哪些国家的哪种监管组织会有所作为，而哪些无动于衷？虽然有人可能认为，我们不希望对最初的研究结果做出条件反射一般的反应；但当明确了化学品的毒性和生物学上的可信度时[7]，过去几十年的经验已向我们展现出拖延症对健康的影响。这就是为什么我们总能看到与免疫功能失调相关的非传染性慢性病越来越多的原因。我们正在让自己变成不完善的人。

对消费者来说，吃什么，接触什么，在选择和控制上当前所出现的不确定性和机遇也涉及同样的问题。在帮助消费者注意食品成分（包括食品添加剂和改良剂）的过程中哪些国家是主动的？而哪些国家似乎漠不关心？作为一个毒理学家，我认为你有权知道。读一下成分表，注意一下自己周围环境的化学成分。各种机构和各国政府会紧随其后。从某种意义上讲，我们现在都是毒理学家。金丝雀对自己周围环境的变化极其敏感。如果煤矿里的金丝雀死了，这意味着工人的健康已经受到闻不到的有毒气体的危害。微生物群系就是我们个人身体中的金丝雀。微生物群系的变化可以用呼吸、尿液的变化或粪便中某些细菌的丰富程度来衡量，这是接触不健康的化学物质早期的警示。

我们已经知道，加工食品（含乳化剂）和常见的药物（如非甾体抗炎药）中的某些成分，以前被认为安全的剂量，对微生物群系却是有毒的。但大多数化学品和药物对微生物的毒性还没有被检测过。微生物与药物的相互作用是很广泛的[8]。

政府机构以各种方式处理毒性的不确定性。在美国，举证的责任通常落在怀疑的阴影之外，取决于是否有证据证明是有毒的，也就是说在证明有罪之前是清白的。相反在欧洲存在不同的标准，即所谓的预防原则。根据这个原则，默认的情况是，如果对人体的伤害看似可信，那么在有证据证明接触是安全的之前，让大量的人接触新的化学品或药物就会被认为是特别危险的。因此除非确定安全，否则受到怀疑的化学品或药物就会被搁置。在预防原则下最著名的决定涉及转基因食品。预防原则导致欧洲在转基因作物和食品上采取禁止或者进展缓慢的行动，因为每种作物都必须独立评估，而在美国的做法正好相反[9]。

尽管每个人对转基因都有各自的见解，但对人体微生物群系的及其相关法规的研究却是完全不同的问题。我们对基因及其功能的了解远超过对体内微生物行为的了解。我们均有自己的选择，但当涉及微生物群系的时候，更谨慎一些似乎是有必要的。

在涉及人类哺乳动物细胞安全的重点监管方面，除草剂草甘膦是目前有关杀虫剂和除草剂争论的焦点。草甘膦不仅是孟山都公司所生产的一种除草剂的活性成分，而且也是生产抗草甘膦作物转基因战略的一部分，可以让作物在草甘膦浓度越来越高的土壤里生长。草甘膦在土壤里起什么作用？除其他作用外，它还选择性地改变了环境微生物的生态系统，如有利于某些类型生物膜的形成[10]。南美洲最近一份报告表明，草甘膦减少了真菌与草根共生的存在，而草根是觅食动物所必需的[11]。此外，草甘膦还能改变对人类具有致病性的细菌的抗生素敏感性或耐药性[12]。世界正日益成为一个草甘膦含量丰富的星球。

令人惊讶的是，只有少数的研究仔细研究了这种大规模分布的化学物质是如何影响微生物群系的，而且这些研究大多是针对生产食物的动物。尽管如此，仍然揭示出令人担忧的原因。在一项关于鸡肠道微生物的研究中，研究人员发现，致病细菌对草甘膦的耐受性比有益的共生细菌更强[13]。

在德国，草甘膦改变了奶牛体内微生物的组合状况；特别是在限制肉毒杆菌孢子生长过程中由共生细菌所提供的自然保护。近年来与牛肉毒杆菌相关的疾病一直在不断增加，而且草甘膦会通过抑制肠球菌属物种对肉毒杆菌的敌对作用而引发问题[14]。我们将大量的化学品倾倒进环境和食物链，却并未充分了解对自己的微生物群系会有什么样的潜在风险。

当涉及非传染性慢性病的预防时，如果政府不谨慎行事，那么当你对所提供的成分和安全信息的水准不满意时，可能你就必须主动避免某些食品、化学品和药物了。

健康选择

肥胖症、糖尿病、心脏病、癌症、阿尔茨海默病、痴呆、自闭症、帕金森病、腹腔疾病、炎症性肠炎和成百上千种非传染性慢性病成为新常态。这些病让人们失去了生命，或是改变了生活，让我们中很多人无法自理而且比以前更加依赖别人，不仅榨干了我们的健康服务体系，而且掏空了我们的钱袋，在某些情况下将政府资源挤压到极限。至今我们还没有找到解决办法。但话说回来，我们直到现在才开始理解这个问题。

我们已经将完善自我的假设作为生活更健康的一个基本原则，在这最后一章，我会简要介绍可以帮你播种、喂养和保护更健全更多样化的微生物群系的各种举措。不止一种饮食或微生物群系可以支持健康的生活，这一事实增加了个人选择的复杂性。但这也意味着你并不是在寻找单一一种年轻化的源泉。你只是在找寻几种选择中的一种，一种有成千上万个共存的物种来支持自己生态系统的生活方式。在你的邻居身上发挥作用的东西，对你的身体来说不见得有效。

饮食与微生物群系相关，反过来微生物群系与食欲相关。而这两者均与炎症相关，功能失调的微生物群系会将炎症锁定。运动可降低非传染性慢性病的风险。尽管如此，早期的生命规划和表观遗传因素可阻碍晚年精心规划的解决方案之实现。从单因素解决方案和单一生命阶段来考量非传染性慢性病风险的想法可能成功率较低，不如寻找能够在整个生命周期支持整个身体的方法。单独靠饮食调整、锻炼和补充益生菌来支持整个身体都不太可能比综合全面的努力来得更有效。

对很多人来说，单纯的节食并不起作用。如果对你来说节食没有用，那么这并不是你的错，或者你缺少毅力。强制饮食对很多人不起作用，因为人体的微生物要么没有发生足够的变化，要么变得不够快。微生物需要食物（能量源）来维持生命，而且它们知道怎么让你产生对那些食物的渴望。实际上，你的身体大部分是在与用意良好的节食方案做对抗。微生物组合错了，就像方枘圆凿的努力，虽然成功的概率微乎其微，但你可能正好在这个过程中损坏了一切。更好的策略是实施健康的饮食并在体内植入需要健康饮食的微生物。

注意，在许多国家，益生菌被认为是医疗食品，应该在卫生保健专业人员的指导下服用。重要的是要致力于饮食和那些代谢饮食的东西，使你的整个超级有机体受益。几个世纪以来，食用发酵食品中的益生菌一直是个人选择，然而如果在发酵食品之外使用，同样的微生物则在很大程度上被规定为药品。一日三餐的选择，我们并没有专业人士的建议，但服用益生菌却陷入了灰色地带。想一想很多酸奶中最常见的益生菌——嗜酸乳杆菌。如果在食物中自然存在，是不是一种食物？如果补充了添加剂来强化其功效，是不是一种食物？如果单独从食物中拿出来，是不是自动变成一种药品？抑或还是一种食品添加剂？这些问题不但影响了制造商对益生菌的宣传，而且影响到FDA处理它们的方式[15]。正如马里兰大学医学中心最近所指出，尽管一些保健医生可能会推荐使用嗜酸乳杆菌，美国FDA尚未批准将嗜酸乳杆菌用于任何医疗用途[16]。事实上，如果有病人投诉益生菌并未作为新药得到批准，那么就会让某个公司倒闭[17]。

虽然我们每个人都需要采取一些措施，让通向健康微生物群系之路所需的努力越来越少。除简单地感觉更好外，当人体的微生物群系得到更好平衡后，它不仅会接受而且会渴望健康的食物[18]。同时，为了超级有机体更加健康，基于新生物学，这里给出涉及面很广的十个关键建议，均是健康选择[19]。

1. 首先也是最重要的，在婴儿微生物群系的播种上不要耽误。要有个计划，哪怕必须剖宫产或者选择了剖宫产。擦拭母亲的阴道微生物可能是一个选择。虽然在生命的任何阶段—— 包括我这个年龄——植入完整的微生物群系都是有用的，但越早越有效。

2. 母乳就是世代累积的、用来喂养整个婴儿的，包括婴儿的微生物群系。虽然设计一种可以提供母乳中一切营养的等效替代品（包括母体免疫因子）听起来是可信的，但目前还不存在这种完美的替代品。如果需要一种母乳的替代品（例如强化配方奶），喂养婴儿的微生物群系也应当是此计划的一部分。

3. 如果你需要抗生素，和你的健康专家讨论补充益生菌疗法。总而言之，对任何处方药或非处方药，最好查看一下是否有与微生物群系相关的安全信息。希望在不久的将来，药品与微生物群系相互作用的数据库会明显增加。

4. 益生元很重要。为了调整微生物群系、降低非传染性慢性病的风险或减少支撑这些疾病的炎症，补充益生元就像补充益生菌一样重要。必须给自己想要的微生物提供食物。正是微生物使用益生元的动作改变了人体的新陈代谢，并发出有用信号到人体的免疫系统、肠道、大脑、肝脏、内分泌器官及其他组织。

5. 注意自己的身体对周围环境的药物和化学物质的反应（包括家居及个人护理产品）。除非有人出具资料显示药品和化学物质对自己的微生物群系是安全的，否则实际上你不了解是否对自己真正安全。在接触此类物质时，相信自己的身体及其反应。

6. 如果家庭成员不易因过度产生IgE抗体（称为遗传性过敏症的症状）而导致多发性过敏，且自己打算养一只毛茸茸的宠物，则最好在婴儿尽可能小的时候在家养。这样在孩子小时候发生动物相关哮喘的风险较低。此外，家里养只狗实际上有助于家庭成员之间的微生物交换。

7. 如果有食物过敏或无法忍受某种食物，那么就必须仔细围绕再生做出努力，从而安置进一个新的微生物群系并好好照顾它。有些人已经注意到他们的不耐受症状消失了，但这更有可能发生在你改变自己的微生物群系之后[20]。

8. 粪便微生物群移植是一个重要的改变，其过程本身和供体的选择都非常重要。它需要在卫生专业人员的监督下进行，而且只在绝对必要的情况下进行。

9. 如果食欲过旺，并希望改变，也可以使用益生菌的再生。食物的偏好，包括食欲过旺，可以通过转变肠道微生物来改变，并开始对大脑产生影响。

10. 情绪波动不定、焦虑、大脑茫然不清及抑郁症通常是因为荷尔蒙失调造成的。但我们现在知道自己的微生物群系是神经行为变化的主控制器。通过再生发挥作用有可能让你不再接受为期几十年的大剂量药物治疗，而且每一种药物均有其本身的副作用。

这十项举措是一个良好的开端。但还是让我们更详细地探讨一些你现在就可以采取的行动吧！

益生菌

如果微生物群系从健康平衡状态严重改变，那么服用单一益生菌菌株就不可能让其全部恢复到平衡状态。因此，很多临床试验已经使用益生菌与益生元甚至抗氧化剂结合的方式来消灭炎症。像肥胖症这样的非传染性慢性病是促炎症状，其中拟杆菌较高而厚壁菌较低的比较健康的状态已经被逆转，从而使厚壁菌类成为优势微生物区系[21]。再生的目的，包括服用益生菌，就是扭转这种不平衡状态。

益生菌并不只是可以服用的东西，而且可以用在鼻子、口腔和阴道，以及局部皮肤上。含有罗伊氏乳杆菌的片剂已经有效减少了与牙周疾病相关的炎症[22]。乳酸菌，特别是与嗜酸乳杆菌（卷曲乳杆菌、格氏乳杆菌和詹氏乳杆菌）有关的乳酸菌，可用来使阴道更具酸性且保护阴道免受细菌性阴道炎的干扰[23]。植物乳杆菌已经用在呼吸道疏通上[24]，而鼠李糖乳杆菌用在鼻腔疏通上，防止损伤性炎症[25]。

皮肤微生物群系的再生和保护还处于起步阶段。但不久就会出现大量的益生菌和益生元产品来增强皮肤健康。益生菌的口服和局部使用已经在研究中。在小白鼠身上，通过口服短双歧杆菌B-3来防止紫外线辐射造成动物皮肤曝光损伤[26]。植物乳杆菌HY7714有类似的效果，防止皮肤在接触紫外线辐射后[27]变得干燥粗糙[28]。

在一项人体试验研究中，我们测试了一种含有表皮葡萄球菌的新型益生菌化妆品，发现它可以提高皮肤的脂质含量，防止皮肤干燥。诸如此类的以微生物为基础的防晒霜和化妆品即将问世。

发酵食品

根据2006年世界卫生组织的定义，益生菌是活的微生物，如果适量摄入，则可以促进健康。它们可以是单一的微生物物种，也可以是混合物；通常在想改善肠道微生物时摄取。这可能是由于摄入的微生物在你肠道的特定区域定居。另外有些微生物可能只是在肠道内消化自己喜欢的食物。通过其短暂的存在及所产生的化学物质，它们也可以影响这个地方的其他微生物及你的哺乳动物细胞。国际益生菌和益生元科学协会（其成员跨学术、工业和政府等领域）是关于益生菌食品和补充剂信息的有用来源。

大多数情况下，益生菌的使用一直侧重摄入含有微生物的食品或膳食补充剂，目的是改变肠道微生物的构成或功能。然而理论上讲，益生菌存在于皮肤、呼吸道和生殖道。或许不久的将来你会看到有关生殖益生菌的广告。在这种情况下益生菌可能是用来涂抹的，而不是摄入的。具有讽刺意味的是，当今社会大多数人只是把益生菌作为饮食补充偶然接触而已。然而情况并非总是如此。对我们的前辈来说，他们认为益生菌是饮食中不可或缺的一部分。每个地域和每一种文化中均有自己的饮食微生物来源。我们现在一般把这种食品称为发酵食品。

我们现在叫作益生菌的东西对健康可能有益，这一想法可以追溯到几个世纪以前。甚至在人类文明早期，人们已经通过使用各种发酵食品来利用益生菌让身体更健康。发酵是让诸如细菌或酵母这样的有机体将碳水化合物作为所需食物的过程。通常这可能是淀粉或者某种类型的糖。通过摄取这些食物，有机体产生各种多余的产品，通常是醇、酸或气体。这些特定的多余产品可以让食物变得更酸（pH降低）。食物本身pH和环境的变化产生一种保护功效，可以防止食物变质并抑制产生病原体的微生物生长。在没有制冷条件的情况下，可以让发酵食品储存时间更长，而且食用起来也更安全。对古代文明来说，这是一个巨大的好处，因为食物的供应是个生死攸关的问题。地球上几乎每个地方的土著人民都开发了发酵食品来维持其社会内部的生命和健康。

苏美尔人、巴比伦人、古中国人、古埃及人、古希腊人和古罗马人都使用过发酵。这些古文化所发酵的食物包括面包、酱油（如大豆酱油）、乳制品（牛奶和奶酪）、腌菜（如腌制的卷心菜、大头菜、瓜类和胡萝卜）、含酒精饮料（如葡萄酒和啤酒）、腌制的肉类（如香肠）和巧克力。今天我们所看到的发酵食品包括南非酸牛奶（阿玛西）、土耳其酸奶饮料（ayran）、各种奶酪、德国泡菜、朝鲜泡菜、味噌、腌鲱鱼、酱油、发酵面包、埃及腌菜（torshi）、印尼豆豉（tempeh）和传统制作的鳕鱼肝。非洲大多数地区有各种类型的发酵食品，这些食品从其祖先代代相传。每一种食物都是为当地出产的农产品量身定制的。

如果你正常的食谱中没有发酵食品，这并不奇怪。随着食品加工方式越来越西化，发酵食品的消费日渐衰减。另一个事实是政府与医疗机构所公布的国家食品指南中几乎没有发酵食品。研究人员推测，因为很多此类食物都是在家庭中制备，而非通过大型商业食品公司大规模生产，所以当涉及营养推介时，发酵食品根本就没有受到重视。

事实上，最近加拿大一组研究科学家不但仔细审查了贯穿每一种文化使用发酵食品的传统，而且将其几乎从每一个以政府为基础的营养指南中排除出来。在美国（通过美国农业部）、中国或日本的食物金字塔中你找不到它们。而印度似乎是个例外，印度为孕妇推荐了发酵食品。某些指南中偶尔提到过酸奶。从单纯注重作为哺乳动物的人到将人看作一个超级有机体进行喂养和照顾这一更为完善的观点来看，这正是某种需要转变的东西。我们应该抓住每一个安全的机会来支撑自己的超级有机体。

发酵食品、腌制食品和具有活性益生菌培养物的食品之间是有区别的。发酵食品具有富含益生菌或酵母的各种益处。在使用的时候微生物可能是活的，也可能是死的。微生物在食物中生长并代谢食物成分，产生微生物的代谢物。例如，乳制品中细菌的活性可以降低乳糖，从而使该产品对某些个人来说更容易消化。然而如果用巴氏杀菌法对“发酵”食品消过毒，就会杀死微生物的培养物。如果对食物过度加热，就不会摄取到活的益生菌。因此仔细查看食品标签上所标注的加工过程是有用的，可以确定食品是否含有活性培养物。当然如果有可能，在家里制作发酵食品是了解如何处理食品的一种方法。而且这也很可能更为经济。下面简单介绍一些最常见的发酵食品。

1. 德国泡菜（Sauerkraut）

对发酵食品我个人还有一些经验，虽然直到今天还是缺乏。与我们家庭关系最密切的是德国泡菜。我应当注明，虽然德国泡菜与德国文化紧密联系，但腌制卷心菜早在古罗马就存在，而且是成吉思汗和鞑靼军队的生活必需品。德国人可能是后来才采用的。航海的时候，荷兰船长和英国船长都带着德国泡菜，当作一种可以持久保持的生活必需品，用来防止坏血病。1768年英国海军上尉詹姆斯·库克（James Cook）在其大约为期三年的环球航行启程时，除尽其所能收集新鲜水果外，就带着几千磅德国泡菜。报告显示，一般水手拒绝吃泡菜，直到库克命令每天船长和军官的餐桌上必须有泡菜。最近相关人士正努力让德国泡菜的生产标准化，用特定的细菌来分离植物乳杆菌和肠膜明串珠菌[29]。

我自己家吃德国泡菜的经历就可以反映出不同社区文明所发生过的事情。家里父亲那边是19世纪50年代早期从德国移民到得克萨斯州的。德国泡菜是日常必备品。很快进入20世纪，当时我的曾祖父和曾祖母都可以说一口流利的德语，兴奋的时候我爸爸的奶奶也会蹦出几句上一辈才说的话。用德国泡菜还可做一种特殊的饼干，也是他们常吃的食物。

下一代是我的祖父，仍然可以说德语，而且在他年轻的时候，他是“一战”期间美国陆军车队的司机。在路上遇到德军的时候也偶尔要他帮忙翻译。后来他成了圣安东尼奥市的议员。德国泡菜在这个家庭中很受欢迎，包括我的父亲也会吃。父亲年轻的时候偶然会吃，但却没有学会怎么做，而母亲（有苏格兰-爱尔兰背景）对怎么做知之甚少。此外她总是抱怨，做一次费时太久，而且每次尝试后厨房里总会留下那种味道。

因此，我成长过程中对这种传统的、有刺鼻气味的食物总持有负面看法。我妻子的经历也差不多，小时候她只有在父亲周六用热狗就泡菜吃的时候才吃一次德国泡菜。她父亲过世后，这种食品和传统就从这个家庭消失了。我们家有个朋友是20世纪中期在加利福尼亚长大的，也有类似的经历，随着老一辈过世，德国泡菜也消失了。经过类似的经历，我们的饮食中已经见不到传统发酵食品了。

2.朝鲜泡菜（Kimchi）

朝鲜泡菜是朝鲜族的生活必需品，最初用白菜腌制，但后来也用其他蔬菜做基本原料。泡菜特别受欢迎，占据了朝鲜族历史很大一部分，因为它与健康促进如此相关，韩国的旅游组织网站均将其作为到韩国旅游的一大亮点来推销。除富含纤维外，它还含有多种维生素和矿物质，当然还有有助于发酵过程的活性乳酸菌。其中一种细菌就是以其命名的，叫作泡菜乳杆菌，还包括明串珠菌属和魏斯氏菌属细菌[30]。朝鲜泡菜千变万化，消费也随着国家地区和一年季节的不同而变化。韩国首尔甚至有一座泡菜博物馆，专门展览泡菜。

3. 康普茶（Kombucha）

在饮料类产品中，康普茶是一种有少量气泡的加糖红茶，已经有几千年的历史；同时也有绿茶的产品。这种饮料富含多种细菌和酵母，在不同的国家叫法也不同。据说最早起源于亚洲北部某个地方（可能是中国）。大多数制品的表面都有一层薄饼一样的膜，叫作SCOBY（细菌及酵母共生培养物），下面是冒泡的微酸液体。

已知康普红茶含有几种B族维生素，根据发酵时间的长短，还含有一些维生素C。虽然几个世纪以来康普茶被用于治疗各种各样的疾病，但实际对健康的影响仍有待确定。此外为避免胃酸过多和溃疡或过敏反应的风险，应适当谨慎小心。这种饮料在一些折扣连锁店及餐馆可以随时买到。在某些瓶装产品中，二次发酵一直是个问题，这会导致酒精含量高于预期。人们认为食用这种产品会产生各种积极的健康影响[31]。

4. 味噌（Miso）

味噌是最古老的含有益生菌的发酵食品之一，它源于日本，是一种含有盐分发酵的大豆食品。味噌的微生物部分是一种叫作米曲霉的真菌。有人认为大豆中的某些化学物质通过真菌的代谢会让味噌拥有某些好处。抗氧化剂就是这些真菌的代谢物之一。有些品牌的味噌在发酵的过程中添加了大麦和其他谷物以及其他微生物成分。这种食物通常以冷冻糊状销售，作为汤或其他食品的作料。为保持味噌中的活性培养物并避免加热杀死活性微生物，味噌通常在烹饪结束时添加，或者在食物冷却时添加。最近发现的味噌的特性之一是降解组胺[32]。

5. 印尼豆豉（Tempeh）

这种豆豉源于印尼，用全豆发酵而成，最初用大豆制作，后来的一些现代工艺用其他豆类代替。豆豉用少孢根霉真菌发酵，产生一种对某些肠道病原体有抵抗作用的天然抗生素。这种食物也具有很高的抗氧化功能[33]。

6. 格瓦斯（Kvass）

格瓦斯是一种俄罗斯饮料，传统上用一种酸面包制作，制作出来的东西类似啤酒，但不含酒精。然而在原料上有很多变化，可以用水果或蔬菜代替谷物。其中最受欢迎的是甜菜格瓦斯。这是非常好的益生菌来源，因为甜菜不但提供了有益的营养物质，而且添加了自己的糖分，而发酵过程中增加了益生菌。然后所需要的就是盐和水了。通常还会添加乳清来影响这种混合物中所生长的细菌类型。与格瓦斯相关的细菌中有干酪乳杆菌、肠膜明串珠菌和酿酒酵母[34]。

7. 南非酸牛奶（Amasi）

非洲也有自己各种各样的发酵食品。其中的益生菌奶制品饮料叫阿玛西，出现在几个非洲国家（如津巴布韦、肯尼亚、南非）的传统人群中。虽然不同国家的叫法可能相同，但混合物中确切的成分可能不同。然而产生乳酸的细菌似乎在微生物混合物中处于主导地位。建议的好处之一是吃阿玛西会降低腹泻疾病的患病率。这可能是通过对大肠杆菌的某些致病菌株的防御而发生。在对阿玛西的分析中，乳酸菌是主要的分离株，还有明串珠菌属和肠球菌的几个种类也很普遍[35]。

8. 吉开酒（Chicha）

中美洲和南美洲也有发酵食品传统。秘鲁的印加人喝一种用玉米酿制的玉米酒，叫黄吉开酒。中美洲和南美洲的其他地区使用不同的基础粮食，如木薯、土豆、藜麦、大米和菠萝。最近对吉开酒的分析发现了许多种代表性细菌种类（乳酸菌属、芽孢杆菌属、明串珠菌属、肠球菌属、链霉菌属、肠杆菌属、不动杆菌属、埃希氏菌属、克鲁诺杆菌属、克雷伯氏菌属）[36]。

以微生物群系为基础的饮食与普通健康饮食有什么不同？或许完全没什么两样。但以微生物群系为基础的饮食可能包括了一些发酵食品以自然的方式所提供的益生菌和微生物代谢物，其中包括旨在促进人体健康微生物伙伴成长和复活的益生元。这些益生元包括人体哺乳动物部分所消化的纤维和糖分，但也养育了人体特定的微生物。益生元可能囊括了以下东西：（1）抗性淀粉，例如在生香蕉中就有；（2）菊粉，是一组多糖成分，在洋葱、菊苣、大蒜和芦笋中就有；（3）低聚果糖，很多是菊粉分解的产物；和（4）低聚半乳糖，是乳糖分解的产物。在对大学中压力过大的学生所进行的人体试验中发现，使用益生元低聚半乳糖补充剂可以减少胃肠道疾病，缩短感冒的持续时间并降低其严重程度[37]。

运　动

你可能听说过运动对自己有好处。运动增强人的心肺功能和血液循环，并提高免疫和神经功能。有很多计划旨在鼓励一种生活方式：从儿童抓起，在校定期运动，成人后进入工作场所继续定期运动，老年人也得坚持锻炼[38]。对比微生物群系的其他方面，我们只是刚刚开始认识到环境条件，包括生活方式，如何影响我们合作伙伴的组成和多样性。

运动量似乎会影响肠道中拟杆菌类和厚壁菌类的比例，以及代谢物的微生物生产，如短链脂肪酸（丁酸盐、乙酸盐、丙酸盐）。运动太少可能导致不健康的微生物群系平衡或肠道渗漏，会让细菌代谢物进入身体某些区域，这些区域会增强而不是抑制炎症。过度运动加上严格的卡路里摄取限制（产生某种类似厌食的症状）会限制肠道有益细菌的数量[39]。介于两个极端之间的是快乐适度的饮食和运动，有助于维持个人微生物群系的免疫平衡并抗炎。

一些研究人员描述了运动对不依赖于饮食的微生物群系的影响[40]。事实上，当改善微生物群系时，运动可以减轻高脂肪饮食所产生的负面影响[41]。在对啮齿动物的研究中，自愿运动与强迫运动（是一种类型的压力源）对微生物群系以及炎症的水平产生了相反的影响，自愿运动有抗炎的效果[42]。强迫啮齿动物在跑步机上跑步（不允许其自愿选择）让它们累坏了，这否定了身体运动其他的好处且伤害了微生物群系。其差别可能类似于你选择使用健身房的跑步机或花一整夜来跳摇摆舞，而不是在暴雨时错过了公交且没有出租车而不得不跑着穿过伦敦或纽约。后者涉及身体运动但不太可能对自己的微生物群系有帮助。最后，在一项对小白鼠的研究中，运动被证明在一定程度上减轻接触多氯联苯（PCB）对肠道微生物产生的毒性影响[43]。

这些研究成果表明锻炼作为一种维持健康微生物群系方式的重要性。

完善微生物之美

在本书各章中我一直在讨论完善的自我假设、新生物学、医疗革命及自我护理的机遇，这都为扭转非传染性慢性病提供了方向。随着我们不只是简单地把自己当作个体，而是当作一个合作物种的社群（一个整体的生态系统），正在变化的东西太多了。但这为我们改善健康和福祉提供了一个黄金机遇。

我们才刚刚开始发现并珍惜自己体内的有机体，这让保持健康和生命成为可能。然而事实并不总是如此，而且为了说明我们的观点已经发生很大改变，这里有一个小插曲，是有关青霉素的发现者——亚历山大·弗莱明（Alexander Fleming）的故事。

20世纪30年代早期，在弗莱明工作过的圣玛利亚医学院，院长查尔斯·威尔逊（Charles Wilson）有机会建立一所新学校。作为其中一部分，弗莱明的导师、老板阿尔姆罗思·赖特（Almroth Wright）成立了一个病理研究所，依附于威尔逊的学校。1933年，新建筑落成。因为他们声望很高，同年12月12日国王乔治五世与玛丽王后亲自为他们剪彩。赖特想在预防接种上给人留下深刻的印象，弗莱明决定搞点儿艺术，他利用细菌和不同的原料开创了细菌绘画。

为了创作，弗莱明选择可吸水的纸片或吸墨纸打草稿，然后用自己培植在琼脂板上的有色细菌来填色。历尽艰险，总算使用不同颜色的细菌创作出新的艺术佳作……他创作了风景画、芭蕾舞演员、警卫和圣玛丽蓝百合花。他所有作品中最特别的，也是很适合这次皇家来访的，是一幅用细菌画的英国国旗。

当玛丽女王经过时，看到了这幅画，她并不高兴，且嗤之以鼻："是啊—— 但这有什么用呢？"[44]

微生物世界之美是一个新发现，但它是古老的，而且很大程度上是我们自己的。

关于益生菌的参考资料

当谈到益生菌及其食物益生元的时候，有几个可用的资源。国际益生菌益生元科学协会（ISAPP）是一个学术界和企业界的科学家所组成的协会，专注于益生菌和益生元，是寻找最新发展的首选[1]。其网站[2]http://www.isapp.net/Probiotics-and-Prebiotics/Resources上总是保持着益生菌和益生元最新最有用的资源指南。

此外，其网站链接到由初级保健网（一个初级医疗保健教育组织）[3]所开发的一个有用的益生菌指南：http://www.isapp.net/Portals/0/docs/News/merenstein%20sanders%20CME%20Probiotics.pdf。这一指南介绍了益生菌产品的菌株和生产来源的重要考虑因素，以及特定益生菌应用于特定疾病的证据。最近加拿大也开发了一个益生菌指南[4]（http://www.isapp.net/Portals/0/docs/clincial%20guide%20canada.pdf）。当你做出个人护理选择，涉及自己体内或体外的任何东西（食物、益生元和益生菌、药品及消费品）时，这些链接和内容信息为你提供了详细背景材料，你可以与你的健康专家一起选择。

以下是最近的研究及综述中[5]提及的当前和预期的益生菌清单：

嗜黏蛋白阿克曼菌（AKK菌，Akkermansia muciniphila）[6]

动物双歧杆菌（Bifidobacterium animalis）[7]

短双歧杆菌（Bifidobacterium breve）[8]

婴儿双歧杆菌（Bifidobacterium infantis）[9]

长双歧杆菌（Bifidobacterium longum）[10]

耐久球肠菌（Enterococcus durans）[11]

粪肠球菌（Enterococcus faecalis）[12]

柔嫩梭菌、普拉梭菌（Faecalibacterium prausnitzii）[13]

嗜酸乳杆菌（Lactobacillus acidophilus）[14]

噬淀粉乳杆菌（Lactobacillus amylovorus）[15]

干酪乳杆菌（Lactobacillus casei）[16]

发酵乳杆菌（Lactobacillus fermentum）[17]

加氏乳杆菌（Lactobacillus gasseri）[18]

瑞士乳杆菌（Lactobacillus helveticus）[19]

约氏乳杆菌（Lactobacillus johnsonii）[20]

开菲尔基质乳杆菌（Lactobacillus kefiranofaciens）[21]

拟干酪乳杆菌（Lactobacillus paracasei）[22]

植物乳杆菌[23]，注：少数既用于肠道，也用在呼吸道疏通[24]上的菌株之一（Lactobacillus plantarum）

罗伊氏乳杆菌（Lactobacillus reuteri）[25]

鼠李糖乳杆菌GG（Lactobacillus rhamnosus GG）[26]

戊糖片球菌（Pediococcus pentosaceus）[27]

布拉氏酵母菌（Saccharomyces boulardii）[28]

VSL # 3混合物（VSL#3 blend ）[29]

你可能听说过“心脏健康饮食”这个词，政府及私人团体等的建议是多吃水果、蔬菜及全谷物，减少肉和不健康脂肪的摄入量。目前很多西方国家所摄取的肉及脂肪太高。地中海地区的饮食习惯是这些饮食成平衡的一个模型，正如梅奥诊所建议的[30]。其他团体也发表了旨在支持生理系统、生理平衡和生理功能的饮食建议。这些以科学为基础的建议者包括:（1）罗纳德·沃森博士，亚利桑那州立大学营养免疫学家和教授,《腹部肥胖预防及治疗营养学》[31]的主要作者;（2）汤姆·马尔泰，营养学家及《排除饮食法》[32]的联合作者；和（3）苏珊·普雷斯科特，西澳大利亚大学儿科及儿童健康学院教授和临床免疫学家,《起源：现代健康危机早期解决方案》[33]的作者。神经健康基金会等其他团体也为一般生理学出版了饮食建议，侧重大脑与神经系统[34]。毫无疑问，不良饮食会导致微生物失调及各种非传染性慢性病[35]，而均衡的健康饮食会支撑微生物群系的良好平衡及身体健康[36]。

致　谢

如果没有其他许多人的远见卓识、支持、合作协助和专业知识，这本书就不会问世。如果人类超级有机体代表着成千上万个部件的阵容，那么这本关于超级有机体的书至少代表了几十人乃至几百人的阵容。感谢所有的人，以及甚至很多叫不出名字的人。永远感谢那些曾经帮助、引导、鼓励过我专心写作的人。

首先也是最重要的，我得感谢我的妻子贾尼丝。她不断鼓励我必须写出这本书，甚至在其他项目似乎注定要让这本书停滞不前的时候。在某些方面，我的主要角色只是一个拥有良好的聆听能力的人。这本书一动笔，在将我的科学术语转化成具有可读性的东西这一过程中，贾尼丝的渊博知识、编辑技能及写作能力就变得弥足珍贵。没有贾尼丝就不会有这本书。

特别感谢杜登出版社的编辑们，尤其是史蒂

芬·莫罗和亚当·奥布莱恩。他们很早就相信这个项目，给我提供了背景及机会，并随时准备给我专业指导，这对我写作本书非常有意义。他们的专业知识令人感到敬畏，他们追求完美的技能令人惊叹。

还要感谢我以前的研究生和博士后研究人员以及很多很多从事研究的同人，他们与我共度了几十年的职业生涯。他们对科学基础知识做出了巨大贡献，并是我自己的科学之旅中休戚相关的伙伴。

康奈尔大学我所在的部门在埃弗里·奥古斯特博士带领下的那种文化氛围及康奈尔大学整体的学术气息令人终生难忘。根据埃兹拉的康奈尔愿景，这应当是任何人都可以进来学到东西的地方。我觉得我的学术生涯充分利用了康奈尔大学为所有踏入校园的人提供的丰富的教育资源。对于未来读这本书的大学生来说，如果你对生活充满好奇，康奈尔大学就是你的理想之地。

最后，我要感谢我的父母、其他家庭成员以及很多老师。他们创造出一种让我拥抱整个世界的环境，使我可以追逐自己的梦想。我永远不会忘记他们对我所起到的作用及重要性，让世界在我面前徐徐展开。

注 释

序 言 医学新天地

1. See early English translation: Koch R. *Investigations into the Etiology of Traumatic Infective Diseases*. London, England: The New Sydenham Society, 1880. http://pds.lib.harvard.edu/pds/view/7027406. Accessed June 24, 2015; Blevins SM, Bronze MS. Robert Koch and the "golden age" of bacteriology. *Int J Infect Dis.* 2010,14(9):e744–751. doi: 10.1016/j.ijid.2009.12.003.
2. Oatman E. The drug that changed the world. *P&S:The College of Physicians & Surgeons of Columbia University*. Winter 2005,25(1). http://www.cumc.columbia.edu/psjournal/archive/winter-2005/drug.html. Accessed September 2, 2015.
3. Dormandy T. *The White Death—A History of Tuberculosis*. London, England: Hambledon Press, 1999.
4. Koehler CW. Consumption, the great killer. *thetimeline. mdd.* 2002,5(2):47–49. http://pubs.acs.org/subscribe/archive/mdd/v05/i02/html/02timeline.html. Accessed August 30, 2015.

5. Sucre R. The great white plague: the culture of death and the tuberculosis sanatorium. http://www.faculty.virginia.edu/blueridgesanatorium/death.htm. Accessed August 30, 2015.

6. Henderson J. Sanatorium, TX. *Handbook of Texas Online*. 2010. https://tshaonline.org/handbook/online/articles/hls16. Accessed August 30, 2015.

7. Wong A. When the last patient dies. *The Atlantic*. May 27, 2015. http://www.theatlantic.com/health/archive/2015/05/when-the-last-patient-dies/394163/. Accessed August 30, 2015.

8 . Waters MF, Rees RJ, Pearson JM, et al. Rifampicin for lepromatous leprosy: nine years' experience. *Br Med J*. 1978,1(6106):133–136; Zaffiri L, Gardner J, Toledo-Pereyra LH. History of antibiotics: From salvarsan to cephalosporins. *J Invest Surg*. 2012, 25(2):67–77.

9. Deadly diseases—polio. WCNY. http://www.pbs.org/wgbh/rxforsurvival/series/diseases/polio.html. Accessed August 31, 2015.

10. Meier P. The biggest public health experiment ever: the 1954 field trial of the Salk poliomyelitis vaccine. University of Chicago, 1972. http://www.medicine.mcgill.ca/epidemiology/hanley/c622/salk_trial.pdf. Accessed August 31, 2015.

11. Franklin D. Roosevelt. Whatever happened to polio? *Smithsonian National Museum of American History*. http://amhistory.si.edu/polio/howpolio/fdr.htm. Accessed August 31, 2015.

12. March of Dimes. Whatever happened to polio? *Smithsonian National Museum of American History*. http://amhistory.si.edu/howpolio/fdr.htm. Accessed August 31, 2015.

13. Meier P. The biggest public health experiment ever: the 1954 field trial of the Salk poliomyelitis vaccine. University of Chicago, 1972. http://www.medicine.mcgill.ca/epidemiology/hanley/c622/salk_trial.pdf. Accessed August 31, 2015.

14. Stein R. Finally, a map of all the microbes on your body. NPR. June 13, 2012. http://www.npr.org/sections/health-shots/2012/06/13/154913334/finally-a-map-of-all-the-microbes-on-your-body. Accessed August 31, 2015.

15. Mundasad S. Human microbiome project reveals largest microbial map. *BBC News*. June 13, 2012. http://www.bbc.com/news/health-18422288. Accessed August 30, 2015.

16. Bouslimani A, Porto C, Rath CM, et al. Molecular cartography of the human skin surface in 3D. *PNAS USA*. 2015,112(17): e2120–e2129. doi:10.1073/pnas.1424409112; Hilty M, Burke C, Pedro H, et al. Disordered microbial communities in asthmatic airways. *PLoS ONE*. 2010, 5(1):e8578. doi:10.1371/journal.pone.0008578.
17. Hummelen R, Fernandes AD, Macklaim JM, et al. Deep sequencing of the vaginal microbiota of women with HIV. *PLoS ONE*. 2010,5(8):e12078. doi:10.137/journal.pone.0012078; The Scientist Staff. The body's ecosystem. *The Scientist*. August 1, 2014. http://www.the-scientist.com/? articles.view/articleNo/40600/title/The-Body-s-Ecosystem/. Accessed August 31, 2015.
18. Weyrich LS, Dixit S, Farrer AG, et al. The skin microbiome: associations between altered microbial communities and disease. *Australas J Dermatol*. February 25, 2015. doi: 10.1111/ajd.12253; Skin. National Geographic. http://science.nationalgeographic.com/science/health-and-human-body/human-body/skin-article/. Accessed August 31, 2015.
19. Norton A. Scientists map the fungi on your feet. *U.S. News Health*. May 22, 2013. http://health.usnews.com/health-news/news/articles/2013/05/22/scientists-map-the-fungi-on-your-feet. Accessed August 31, 2015.
20. Paterlini M. There shall be order: the legacy of Linnaeus in the age of molecular biology. *EMBO Rep*. 2007, 8(9):814–816. doi:10.1038/sj.embor.7401061.
21. Gould SJ, *Ontogeny and Phylogeny*. Cambridge, MA: Harvard University Press, 1977.
22. The top 10 causes of death. World Health Organization Fact Sheet. http://who.int/mediacentre/factsheets/fs310/en/index2.html. Accessed August 31, 2015.
23. The top 10 causes of death. World Health Organization Fact Sheet. http://who.int/mediacentre/factsheets/ fs310/en/index2.html. Accessed August 31, 2015.
24. The top 10 causes of death. World Health Organization Fact Sheet. http://who.int/mediacentre/factsheets/ fs310/en/index2.html. Accessed August 31, 2015; Bloom DE, Caliero ET, Jane-Llopis E, et al. The global economic burden of non-communicable diseases. Geneva: World Economic Forum 2011. http://www.weforum.org/EconomicsOfNCD.
25. Global Status Report on NCDs. Chronic diseases and health promotion. World

Health Organization. http://www.who.int/chp/ncd_global_status_report/en/. Accessed June 23, 2015.

26. Global Status Report on NCDs. Chronic diseases and health promotion. World Health Organization. http://www.who.int/nmh/events/un_ncd_summit2011/political_declaration_en.pdf. Accessed June 23, 2015.

27. Allen V. Girl, 4, went into anaphylactic shock and lost consciousness on a plane after selfish passenger ignored three warnings not to eat nuts on board. Daily Mail.com. August 14, 2014. http://www.dailymail.co.uk/news/article-2724684/Nut-allergy-girl-went-anaphylactic-shock-plane-passenger-ignored-three-warnings-not-eat-nuts-board.html. Accessed June 18, 2015.

28. Davidson NK, Moreland P. Living with diabetes blog: traveling with diabetes—plan ahead. Mayo Clinic. http://www.mayoclinic.org/diseases-conditions/diabetes/expert-blog/traveling-with-diabetes/bgp-20056556. Accessed June 23, 2015.

29. Davidson NK, Moreland P. Living with diabetes blog: traveling with diabetes—plan ahead. Mayo Clinic.http://www.mayoclinic.org/diseases-conditions/diabetes/expert-blog/traveling-with-diabetes/bgp-20056556. Accessed June 18, 2015.

30. Autism spectrum disorder (ASD): data & statistics. Centers for Disease Control and Prevention. http://www.cdc.gov/ncbddd/autism/data.html. Accessed June 18, 2015.

31. Finkelstein EA, Khavjou OA, Thompson H, et al. Obesity and severe obesity forecasts through 2030. *Am J Prev Med*. 2012, 42(6):563–570. doi:10.1016/j.amepre.2011.10.026.

32. Cooperstein P. Obese man says airline made him book 2 tickets, then gave him seats 2 rows apart. *Business Insider*. October 14, 2013. http://www.businessinsider.com/obese-man-says-airline-made-him-book-2-tickets-then-gave-him-seats-2-rows-apart-2013-10. Accessed June 23, 2015.

33. Grenoble R. Airline flies obese man to destination—then refuses to fly him home. *Huff Post Travel*. November 9, 2013. http://www.huffingtonpost.com/2013/11/09/too-fat-to-fly-british-airways-kevin-chenais_n_4242407.html. Accessed June 23, 2015.

34. Engber D. The new Pixar movie goes out of its way to equate obesity with environmental collapse. *Slate*. July 10, 2008. http://www.slate.com/articles/health_and_science/green_room/2008/07/fate.html. Accessed June 23, 2015.
35. Luscombe R. Puerto Rico law would brand parents of obese children "child abusers." March 8, 2015. http://www.theguardian.com/world/2015/mar/08/puerto-rico-childhood-obesity-law-parents-abuse. Accessed June 23, 2015.
36. Cable A. Whiff of perfume could kill me. Daily Mail.com. http://www.dailymail.co.uk/health/article-299652/Whiff-perfume-kill-me.html. Accessed June 28, 2015.
37. Indoor environmental quality policy. Office of Health and Safety. Center for Disease Control and Prevention. http://www.drsteinemann.com/Resources/CDC%20Indoor%20Environmental%20Quality%20Policy.pdf. Accessed June 23, 2015.
38. Scent-free policy for the workplace, OSH answers fact sheets. Canadian Centre for Occupational Health and Safety. http://www.ccohs.ca/oshanswers/hsprograms/scent_free.html. Updated June 24, 2015. Accessed June 23, 2015.
39. Wendlandt A. What's in a scent? Perfume makers adapt to EU rules. Reuters. July 7, 2014. http://www.reuters.com/article/2014/07/07/us-perfume-regulation-insight-idUSKBN0FC0EB20140707. Accessed June 23, 2015.
40. Tadeo M. Iconic Chanel No. 5 perfume to reformulate under new EU regulations. *Independent*. May 29, 2014. http://www.independent.co.uk/news/business/news/iconic-chanel-no-5-perfume-to-reformulate-under-new-eu-regulations-9451331.html. Accessed June 18, 2015.
41. Tadeo M. Iconic Chanel No. 5 perfume to reformulate under new EU regulations. *Independent*. May 29, 2014. http://www.independent.co.uk/news/business/news/iconic-chanel-no-5-perfume-to-reformulate-under-new-eu-regulations-9451331.html. Accessed June 18, 2015.

第一章 旧生物学的终结

1. Dobzhansky TG. *The Biological Basis of Human Freedom*. New York, NY: Columbia University Press, 1956.

2. Dawkins R. *The Selfish Gene*. Oxford, UK: Oxford University Press, 1976.

3. The Human Genome Project Completion: Frequently Asked Questions. National Human Genome Research Institute. NIH. https://www.genome.gov/11006943. Accessed June 23, 2015.

4. Lander ES, Linton LM, Birren B, et al. Initial sequencing and analysis of the human genome. *Nature*. 2001,409(6822):860–921. doi:10.1038/3557062.

5. Cutter AD, Dey A, Murray RL. Evolution of the *Caenorhabditis elegans* genome. *Mol Biol Evol*. 2009, 26(6):1199–1234. doi:10.1093/molbev/msp048.

6. Dietert RR, Dietert J. The completed self: an immunological view of the human-microbiome superorganism and risk of chronic diseases. *Entropy*. 2012,14(11):2036–2065. doi:10.3390/e14112036.

7. Dawkins R. *The Selfish Gene*. Oxford, UK: Oxford University Press, 1976.

第二章　超级有机体生态学

1. Relman DA. Microbiology: learning about who we are. *Nature*. 2012,486(7402):194–195. doi:10.103/486194a.

2. Malaria: malaria parasites. *Centers for Disease Control and Prevention*. http://www.cdc.gov/malaria/about/biology/parasites.html. Accessed June 6, 2015.

3. Ter Steege H, Pitman NCA, Sabatier D, et al. Hyperdominance in the Amazonian tree flora. *Science*. 2013,342(6156). doi:10.1126/science.1243092.

4. Rainforests: exotic, diverse and highly threatened. *The Nature Conservancy*. http://www.nature.org/ourinitiatives/urgentissues/rainforests/rainforests-facts.xml. Accessed June 7, 2015.

5. Ochwang'i DO, Kimwele CN, Oduma JA, et al. Medicinal plants used in treatment and management of cancer in Kakamega County, Kenya. *J Ethnopharmacol*. 2014,151(3):1040–1055.

6. Qin S, Li J, Chen H-H, et al. Isolation, diversity, and antimicrobial activity of rare actinobacteria from medicinal plants of tropical rain forests in Xishuangbanna, China. *Appl Environ Microbiol*. 2009,75(19):6176–6186.

7. Chivian E, Bernstein A, eds. *Sustaining Life: How Human Health Depends on Biodiversity*. Oxford, UK: Oxford University Press, 2008.

8. Lang SS. Tom Eisner, "father of chemical ecology" and renowned Cornell biologist, dies at 81. *Cornell Chronicle*. March 27, 2011. http://www.news.cornell.edu/stories/2011/03/tom-eisner-father-chemical-ecology-dies-81. Accessed June 7, 2015.
9. Ghazoul J, Sheil D. *Tropical Rain Forest Ecology, Diversity, and Conservation*. Oxford, UK: Oxford University Press, 2010.
10. Newton AC. *Biodiversity Loss and Conservation in Fragmented Forest Landscapes*. Edinburgh, Scotland. Insititute of Ecology and Resource Management, University of Edinburgh, 2007.
11. Mueller RC, Paula FS, Mirza BS, et al. Links between plant and fungal communities across a deforestation chronosequence in the Amazon rainforest. *The ISME Journal*. 2014, 8(7):1548–1550.
12. Barott KL, Venn AA, Perez SO, et al. Coral host cells acidify symbiotic algal microenvironment to promote photosynthesis. *PNAS USA*. 112(2):607–612.
13. What species live in and around coral reefs? *National Ocean Service*. http://oceanservice.noaa.gov/facts/coral_species. html. Accessed June 7, 2015.
14. Mindell DP. Phylogenetic consequences of symbioses: Eukarya and Eubacteria are not monophyletic taxa. *Biosystems*. 1992, 27(1):53–62.
15. Pollock FJ, Lamb JB, Field SN, et al. Sediment and turbidity associated with offshore dredging increase coral disease prevalence on nearby reefs. *PLoS ONE*. 2014,9(7):e102498. doi:10.1371/journal.pone.0102498.
16. Littler MM, Littler DS, Brooks BL. Harmful algae on tropical coral reefs: bottom-up eutrophication and top-down herbivory. *Harmful Algae*. 2006,5(5):565-585.
17. Blaser MJ. The microbiome revolution. *J Clin Invest*. 2014,124(10):4162–4165.
18. Grice EA, Kong HH, Conlan S, et al. Topographical and temporal diversity of the human skin microbiome. *Science*. 2009,324(5931):1190–1192.
19. Qin J, Li R, Raes J, et al. A human gut microbial gene catalogue established by metagenomic sequencing. *Nature*. 2010,464:59–65.
20. Li J, Jia H, Cai X, et al. An integrated catalog of reference genes in the human gut microbiome. *Nature Biotechnology*. 2014,32:834–841.
21. Greenblum S, Carr R, Borenstein E. Extensive strain-level copy-number

variation across human gut microbiome species. *Cell*. 2015,160(4):583–594.

22. Bouslimani A, Porto C, Rath CM, et al. Molecular cartography of the human skin surface in 3D. *PNAS USA*. 2015,112(17):e2120–e2129.
23. The Scientist Staff. The body's ecosystem. *The Scientist*. August 1, 2014. http://www.the-scientist.com/? articles. view/articleNo/40600/title/The-Body-s-Ecosystem/. Accessed July 13, 2015.
24. Beales DL. Biome depletion in conjunction with evolutionary mismatches could play a role in the etiology of neurofibromatosis 1. *Med Hypotheses*. 2015,84(4):305–314.
25. Mouillot D, Bellwood DR, Baraloto C, et al. Rare species suport vulnerable functions in high-diversity ecosystems. *PLoS Biol*. 2013,11(5):e1001569. doi: 10.1371/jounral.pbio.1001569.
26. Everard A, Belzer C, Geurts L, et al. Cross-talk between *Akkermansia muciniphila* and intestinal epithelium controls diet-induced obesity. *PNAS USA*. 2013,110(22):9066–9071. doi: 10.1073/pnas.1219451110; Owens B. Gut microbe may fight obesity and diabetes. *Nature News*. 2013. doi:10.1038/nature.2013.12975.
27. Gordon HA, Pesti L. The gnotobiotic animal as a tool in the study of host microbial relationships. *Bacteriol Rev*. 1971,35(4):390–429.
28. Williams SCP. Gnotobiotics. *PNAS USA*. 2014,111(5):1661.
29. Gordon HA, Pesti L. The gnotobiotic animal as a tool in the study of host microbial relationships. *Bacteriol Rev*. 1971,35(4):390–429.
30. Hirayama K, Uetsuka K, Kuwabara Y, Tamura M, Itoh K. Vitamin K deficiency of germfree mice caused by feeding standard purified diet sterilized by gamma-irradiation. *Exp Anim*. 2007,56(4):273–278.
31. Gordon HA, Pesti L. The gnotobiotic animal as a tool in the study of host microbial relationships. *Bacteriol Rev*. 1971,35(4):390–429; Heneghan J, ed. *Germfree Research: Biological Effect of Gnotobiotic Environments*. New York, NY: Academic Press, 1973:1; Umesaki Y. Use of gnotobiotic mice to identify and characterize key microbes responsible for the development of the intestinal immune system. *Proc Jpn Acad Ser B Phys Biol Sci*. 2014,90(9):313–332.
32. A brief history of the use of microfloras in gnotobiotic rodents. Taconic. http://

www.taconic.com/prepare-your-model/preconditioning-solutions/microbiome-solutions/brief-history-of-the-use-of-microfloras-in-gnotobiotic-rodents.html. Accessed June 6, 2015.

33. Shirakawa H, Komai M, Kimura S. Antibiotic-induced vitamin K deficiency and the role of the presence of intestinal flora. *Int J Vitam Nutr Res*. 1990,60(3):245–251.

第三章　看不见的人类超级有机体

1. Li J, Jia H, Cai X, et al. An integrated catalog of reference genes in the human gut microbiome. *Nature Biotechnology*. 2014,32:834–841. doi: 10.1038/nbt.294; INRA News Office. Cataloguing 10 million human gut microbial genes: an unparalleled accomplishment. INRA Science & Impact,2014. http://www.inra.fr/en/Scientists-Students/Mechanisms-of-living-organisms/All-the-news/Cataloguing-10-million-human-gut-microbial-genes. Accessed July 14, 2015.
2. Weiner MS. *The Rule of the Clan: What an Ancient Form of Social Organization Reveals About the Future of Individual Freedom*. New York, NY: Macmillan, 2013.
3. Schatz E *Modern Clan Politics: The Power of "Blood" in Kazakhstan and Beyond*. Seattle, WA: University of Washington Press, 2004.
4. Blaser MJ. *Missing Microbes: How the Overuse of Antibiotics is Fueling Our Modern Plagues*. New York, NY: Henry Holt & Co, 2014.
5. Dietert RR, Dietert J. Impact of woman on the history of Scottish goldsmithing. *History Scotland Magazine*. 2011,11(6):48.
6. Narayan A. Matrilineal society. Encyclopedia Britannica. http://www.britannica.com/topic/matrilineal-society. Accessed July 3, 2015.
7. Divale WT, Harris M. Population, warfare, and the male supremacist complex. *American Anthropologist*. 1976,78(3):521–538. doi: 10.1525/aa.1976.78.3.02a00020.
8. Holden CJ, Sear R, Mace R. Matriliny as daughter-biased investment. *Evolution and Human Behavior*. 2003,24(2):99–112. doi:10.1016/S1090-5138(02)00122-8.
9. Claire. The birth of Elizabeth I. Tudor History since 2009. The Anne Boleyn Files.

2010. http://www.theanneboleynfiles.com/the-birth-of-elizabeth-i/. Accessed July 2, 2015.

10. Tsai T. China has too many bachelors. PRB. 2012. http://www.prb.org/Publications/Articles/ 012/china-census-excess-males.aspx. Accessed July 2, 2015; Poston DL, Conde E, DeSalvo B. China's unbalanced sex ratio at birth, millions of excess bachelors and societal implications. *Vulnerable Children and Youth Studies*. 2011,6(4):314–320.
11. Trivedi A, Timmons H. India's man problem. India Ink. *The New York Times*. 2013. http://india.blogs.nytimes.com/2013/01/16/indias-man-problem/. Accessed July 2, 2015.
12. Hesketh T, Lu L, Xing ZW. The consequences of son preference and sex-selective abortion in China and other Asian countries. *CMAJ*. 2011,183(12):1374–1377. doi:10.1503/cmaj.101368.
13. Agaard K, Ma J, Antony KM, et al. The placenta harbors a unique microbiome. *Sci Transl Med*. 2014,6(237):237ra65. doi: 10.1126/scitranslmed.3008599.
14. Zheng J, Xiao X, Zhang Q, et al. The placental microbiome varies in association with low birth weight in full-term neonates. *Nutrients*. 2015,7(8):6924–6937. doi: 10.3390/nu7085315.
15. Adlerberth I, Wold AE. Establishment of the gut microbiota in Western infants. *Acta Paediatr*. 2009,98(2):229–238. doi: 10.1111/j.1651-2227.2008.01060.x.
16. Dietert RR. Natural childbirth and breastfeeding as preventive measures of immune-microbiome dysbiosis and misregulated inflammation. *J Anc Dis Prev Rem*. 2013,1:103. doi: 10.4172/jadpr.1000103.
17. Dietert RR. Natural childbirth and breastfeeding as preventive measures of immune-microbiome dysbiosis and misregulated inflammation. *J Anc Dis Prev Rem*. 2013,1:103. doi: 10.4172/jadpr.1000103.
18. Grandjean P, Satoh H, Murata K, Eto K. Adverse effects of methylmercury: environmental health research implications. *Environ Health Perspect*. 2010,118:1137–1145. doi: 10.1289/ehp.0901757.
19. Marcobal A, Barboza M, Froehlich JW, et al. Consumption of human milk oligosaccharides by gut-related microbes. *J Agric Food Chem*. 2010,58(9):5334–5340. doi: 10.1021/jf9044205.

20. Chichlowski M, German JB, Lebrilla CB, Mills DA. The influence of milk oligosaccharides on microbiota of infants: opportunities for formulas. *Annu Rev Food Sci Technol.* 2011,2:331–351. doi: 10.1146/annurev-food-0225110-133743.
21. McGuire MK, McGuire MA. Human milk: Mother Nature's prototypical probiotic food? *Adv Nutr*. 2015,6(1):112–123. doi:10.3945/an.114.007435.
22. Soto A, Martin V, Jiménez E, et al. Lactobacilli and bifidobacteria in human breast milk: influence of antibiotherapy and other host and clinical factors. *J Pediatr Gastroenterol Nutr*. 2014,59(1):78–88. doi: 10.1097/MPG.0000000000000347.
23. Cabrera-Rubio R, Mira-Pascual L, Mira A, Collado, MC. Impact of mode of delivery on the milk microbiota composition of healthy women. *J Dev Orig Health Dis*. 2015,19:1–7.
24. Rautava S. Early microbial contact, the breast milk microbiome and child health. *J Dev Orig Health Dis*. 2015,8:1–10; McGuire MK, McGuire MA. Human milk: Mother Nature's prototypical probiotic food?*Adv Nutr*. 2015,6(1):112–123. doi: 10.3945/an.114.007435.
25. Dietert RR, Etzel RA, Chen D, et al. Workshop to identify critical windows of exposure for children's health: immune and respiratory systems work group summary. *Environ Health Perspect*. 2000,108(Suppl 3):483–490; Olszak T, An D, Zeissig S, et al. Microbial exposure during early life has persistent effects on natural killer T cell function. *Science*. 2012,336(6080):489–493, doi: 10.1126/science.1219328; Principles of pediatric environmental health: why are children often especially susceptible to the adverse effects of environmental toxicants? *Environ Health Med Edu. ATSDR*. 2012. http://www.atsdr.cdc.gov/csem/csem.asp? csem=27&po=3. Accessed September 4, 2015.
26. Lodwig EM, Hosie AHF, Bourdès A, et al. Amino-acid cycling drives nitrogen fixation in the legume—*Rhizobium* symbiosis. *Nature*. 2003,422(6933):722–726. doi: 10.1038/nature01527.
27. DeLeon-Rodriguez N, Lathem TL, Rodriguez-R LM, et al. Microbiome of the upper troposphere: species composition and prevalence, effects of tropical storms, and atmospheric implications. *PNAS USA*. 2013,110(7):2575–2580. doi:

10.1073/pnas.1212089110.

28. Vaishampayan P, Moissl-Eichinger C, Pukall R, et al. Description of Tersicoccus phoenicis gen. nov., sp. nov. isolated from spacecraft assembly clean room environments. *Int J Syst Evol Microbiol*. 2013,63(Pt 7):2463–2471. doi: 10.1099/jps.0.047134-0.
29. Vaishampayan PA, Rabbow E, Horneck G, Venkateswaran KJ. Survival of Bacillus pumilus spores for a prolonged period of time in real space conditions. *Astrobiology*. 2012,12(5):487–497. doi: 10.1089/ast.2011.0738.
30. Tito RY, Knights D, Metcalf J, et al. Insights from characterizing extinct hman gut microbiomes. *PLoS ONE*. 2012,7(12):e51146. doi: 10.1371/journal.pone.0051146.
31. Adler CJ, Dobney K, Weyrich LS, et al. Sequencing ancient calcified dental plaque shows changes in oral microbiota with dietary shifts of the Neolithic and Industrial revolutions. *Nature Genetics*. 2013,45(4):450–455. doi: 10.1038/ng.2536.
32. Sagan L. On the origin of mitosing cells. *J Theor Biol*. 1967,14(3):255–274.
33. Margulis L, Sagan D. *Acquiring Genomes: A Theory of the Origin of Species*. New York, NY: Basic Books,2002.
34. Tekle YI, Parfrey LW, Katz LA. Molecular data are transforming hypotheses on the origin and diversification of Eukaryotes. *Bioscience*. 2009,59(6):471–481. doi: 10.1525/bio.2009.59.6.5.
35. Crisp A, Boschetti C, Perry M, Tunnacliffe A, Micklem G. Expression of multiple horizontally acquired genes is a hallmark of both vertebrate and invertebrate genomes. *Genome Biology*. 2015,16:50. doi: 10.1186/s.13059015-0607-3.
36. Cullen WR. *Is Arsenic an Aphrodisiac?: The Sociochemistry of an Element*. London, England: Royal Society of Chemistry Publishing, 2008.
37. Gustafson RF. The Upas tree: Pushkin and Erasmus Darwin. *PMLA*. 1960,75(1):101–109.
38. Dietert RR, Silbergeld EK. Biomarkers for the 21st centery: listening to the microbiome. *Toxicol Sci*. 2015,144(2):208–216. doi:10.1093/toxsci/kfv013.
39. Maurice CF, Haiser HJ, Turnbaugh PJ. Xenobiotics shape the physiology

and gene expression of the active human gut microbiome. *Cell*. 2013,152(1–2):39–50. doi: 10.10168/j.cell.2012.10.052; Carmody RN, Turnbaugh PJ. Host-microbial interactions in the metabolism of therapeutic and diet-derived xenobiotics. *J Clin Invest*. 2014,124(10):4173–4181. doi: 10.1172/JCI72335.

40. Kurczy S. Lindsey Vonn race suit: how big an advantage at Vancouver Olympics? *The Christian Science Monitor*. February 26, 2010. http://www.csmonitor.com/World/Olympics/Olympics-blog/2010/0226/Lindsey-Vonn-race-suit-How-big-an-advantage-at-Vancouver-Olympics. Accessed October 10, 2015.
41. *Daily Mail* Reporter. Unsuitable: Team USA drop their high-tech speedskating suits after disappointing opening week at the Olymipics. Daily Mail.com. February 14, 2014. http://www.dailymail.co.uk/news/article-2559755/The-secret-suits-High-tech-speedskating-uniforms-created-space-engineers-main-complaint-shocking-U-S-performance-Sochi.html. Accessed October 10, 2015.
42. Chadwick N. Will success on the ice of Sochi rekindle enthusiasm for an Amsterdam Olympics?*The Amsterdam Herald*. March 1, 2014. http://www.amsterdamherald.com/index.php/election-2012-blog/1159-20140301-will-success-on-ice-of-sochi-rekindle-enthusiasm-amsterdam-olympics. Accessed October 10, 2015.
43. Murphy K, O'Shea CA, Ryan CA, et al. The gut mcirobiota composition in dichorionic triplet sets suggests a role for host genetic factors. *PLoS One*. 2015,10(4):e0122561. doi: 10.1371/journal.prone.0122561.
44. Stilling RM, Dinan TG, Cryan JF.The brain's Geppetto-microbes as puppeteers of neural function and behaviour?*J Neurovirol*. 2015.

第四章　有缺陷的世代

1. Kim JH, Scialli AR. Thalidomide: the tragedy of birth defects and the effective treatment of disease. *Toxicol Sci*. 2011,122 (1):1–6. doi: 10.1093/toxsci/krf088.
2. Green CR, Roane J, Hewitt A, et al. Frequent behavioural challenges in children with fetal alcohol spectrum disorder: a needs-based assessment reported by caregivers and clinicians. *J Popul Ther Clin Pharmacol.* 2014,21(3):e405–e420.
3. Birth defects: specific birth defects. Centers for Disease Control and Prevention.

http://www.cdc.gov/ncbddd/birthdefects/types.html. Accessed July 3, 2015.

4. Birth defects research. The Teratology Society. http://www.teratology.org/index.asp. Accessed July 3, 2015.
5. What are the types of birth defects? Eunice Kennedy Shriver National Institute of Child Health and Human Development. NIH. https://www.nichd.nih.gov/health/topics/ birthdefects/conditioninfo/pages/types.aspx. Accessed July 4, 2015.
6. Birth defects & other health conditions. March of Dimes. http://www.marchofdimes.org/baby/birth-defects.aspx. Accessed July 4, 2015.
7. Birth defect. Merriam-Webster. http://www.merriam-webster.com/dictionary/birth%20defect. Accessed July 4, 2015.
8. Orme CM, Boyden LM, Choate KA, Antaya RJ, King BA. Capillary malformation—arteriovenous malformation syndrome: review of the literature, proposed diagnostic criteria, and recommendations for management. *Pediatr Dermatol*. 2013,30(4):409–415. doi: 10.1111/pde.12112.
9. Dietert RR. The microbiome in early life: self-completion and microbiota protection as health priorities. *Birth Defects Res B Dev Reprod Toxicol*. 2014,101(4):333–340. doi: 10.1002/bdrb.21116.
10. Dietert RR. The microbiome in early life: self-completion and microbiota protection as health priorities. *Birth Defects Res B Dev Reprod Toxicol*. 2014,101(4):333–340. doi: 10.1002/bdrb.21116.
11. MacFabe DF, Cain NE, Boon F, Ossenkopp KP, Cain DP. Effects of the enteric bacterial metabolic product propionic acid on object-directed behavior, social behavior, cognition, and neuroinflammation in adolescent rats: relevance to autism spectrum disorder. *Behav Brain Res*. 2011,217(1):47–54. doi: 10.1016/j.bbr.2010.10.005; MacFabe DF. Short-chain fatty acid fermentation products of the gut microbiome: implications in autism spectrum disorders. *Microb Ecol Health Dis*. 2012,23:19260. doi: 10.3402/mehd.v23i0.19260; MacFabe DF. The propionic acid rodent model of autism. 2012. Video. Autism Canada. https://vimeo.com/79418104.
12. Alenghat T. Epigenomics and the microbiota. *Toxicol Pathol*. 2015,43(1):101–106. doi: 10.1177/0192623314553805; An D, Oh SF, Olszak T, et al. Sphingolipids from a symbiotic microbe regulate homeostasis of host

intestinal natural killer T cells. *Cell*. 2014,16:156(1–2):123–133. doi: 10.1016/j.cell.2013.11.042.

13. Powell S. Antibiotics, infants and food allergy. *University of South Carolina*. 2014. http://www.sc.edu/uofsc/stories/2014/07_love_bryan_infant_antibiotics.phpphp. Accessed June 22, 2015.
14. Love B. Food allergies antibiotic exposure. South Carolina College of Pharmacy. 2014. https://www.sccp.sc.edu/content/cpos-research-feature-bryan-love-%E2%80%93-food-allergies-antibiotic-exposure. Accessed September 4, 2015.
15. The U.S. government and global non-communicable diseases. Global Health Policy. The Henry J. Kaiser Family Foundation. 2014. http://kff.org/global-health-policy/fact-sheet/the-u-s-government-and-global-non-communicable-diseases/. Accessed June 21, 2015.
16. Noncommunicable diseases. Pan American Health Organization. World Health Organization. http://www.paho.org/hq/index.php?option=com_content&view=article&id=771&Itemid=852. Accessed June 21, 2015.
17. Non communicable diseases and disability: creating synergies, reducing inequalities, advancing development. 2013. NCD Alliance. http://ncdalliance.org/sites/default/files/rfiles/NCDs%20and%20Disability%20Final_0.pdf. Accessed June 21, 2015.
18. DePoy E, Gilson S. Disability as microcosm: the boundaries of the human body. *Societies*. 2012,2(4):302–316. doi: 10.3390/soc2040302.
19. "Bubble boy" 40 years later: look back at hearbreaking case. CBSNEWS. http://www.cbsnews.com/pictures/bubble-boy-40-years-later-look-back-at-heartbreaking-case/. Accessed July 5, 2015.
20. Stewart DD, Morgenstern J. *The Boy in the Plastic Bubble*. Movie. 1976. http://www.imdb.com/title/tt0074236/. Accessed July 5, 2015.
21. Bebinger M. Troubled future for young adults on autism spectrum. WBUR's *Common Health Reform and Reality*. 2014. http://commonhealth.wbur.org/2014/06/aging-out-autism-services. Accessed September 4, 2015.
22. Adult life planning—housing. Asperger/Autism Network http://www.aane.org/about_asperger_syndrome/adult_life_planning_housing.html. Accessed September 4, 2015; Kendall C. Asperger's syndrome in adults—living with

your adult child. *Asperger's Syndrome Newsletter*. http://www.aspergerssociety.org/aspergers-syndrome-in-adults-living-with-your-adult-child-90/. Accessed September 4, 2015.

23. Monsebraaten L. The autism project: York University students with Asperger's thrive in mentorship program. The Star.com. 2012. http://www.thestar.com/news/investigations/2012/11/17/the_autism_project_york_university_students_with_aspergers_thrive_in_mentorship_program.html. Accessed September 4, 2015.
24. Individuals with Disabilities Education Act cost impact on local school districts. Atlas. 2015. http://atlas.newamerica.org/individuals-disabilities-education-act-cost-impact-local-school-districts. Accessed September 4, 2015.
25. Stone RI, Wiener JM. Who will care for us? Addressing the long-term care workforce crisis. The Urban Institute. 2001. http://aspe.hhs.gov/daltcp/reports/ltcwf.htm. Accessed July 4, 2015.
26. Settlement agreement between the United States of America and Lesley University, DJ 202-36-231. January 2013. http://www.ada.gov/lesley_university_sa.htm. Accessed June 21, 2015.
27. Trotch C. Food for thought: applying the ADA to students with food allergies. *Natl Assoc of College and Univ Attorneys*. 2014,12(7). http://www.higheredcompliance.org/resources/FoodAllergies.pdf. Accessed June 21, 2015; Grasgreen A. Dining disabilities. *Inside Higher Ed*. 2013. https://www.insidehighered.com/news/2013/01/02/lesley-settlement-flags-food-allergies-and-campus-dining. Accessed June 21, 2015.
28. Stefka AT, Feehley T, Tripathi P, et al. Commensal bacteria protect against food allergen sensitization. *PNAS USA*. 2014,111(36):13145–13150. doi:1073/pnas.1412008111.
29. Nightingale CH. *Segregation: A Global History of Divided Cities.* Chicago, IL: University of Chicago Press, 2012; Bishop B. *The Big Sort: Why the Clustering of Like-Minded America is Tearing Us Apart*. New York, NY: Houghton Mifflin Harcourt, 2009.
30. Antony PJ. *Segregation Hurts: Voices of Youth with Disabilities and Their Families in India*. Rotterdam, the Netherlands: Sense Publishers, 2013; Gates B, ed. *Learning Disabilities: Towards Inclusion* (5th edition). London, UK:

Churchill Livingstone,2009.

31. NPR Staff. Learning with disabilities: one effort to shake up the classroom. NPR on WSKG Public Radio. 2014. http://www.npr.org/2014/04/27/307467382/learning-with-disabilities-one-effort-to-shake-up-the-classroom. Accessed June 22, 2015.

第五章　基因交换与基因开关

1. Freeman VJ. Studies on the virulence of bacteriophage-infected strains of Corynebacterium diphtheriae. *J Bacteriol*. 1951,61(6):675–688.

2. Akiba T, Koyama K, Ishiki Y, Kimura S, Fukushima T. On the mechanism of the development of multiple-drug-resistant clones of Shigella. *Jpn J Microbiol*. 1960,4(2):219–227.

3. Liu L, Chen X, Skogerbø G, et al. The human microbiome: a hot spot of microbial horizontal gene transfer. *Genomics*. 2012,100(5):265–270. doi: 10.1016/j.ygeno.2012.07.012.

4. De la Cruz F, Davies J. Horizontal gene transfer and the origin of species: lessons from bacteria. *Trends Microbiol*. 2000,8(3):128–133; Salzberg SL, White O, Peterson J, Eisen JA. Microbial genes in the human genome: lateral transfer or gene loss?*Science*. 2001,292(5523):1903–1906; Kurland CG, Canback B, Berg OG. Horizontal gene transfer: a critical view. *PNAS USA*. 2003,100(17):9658–9662. doi: 10.1073/pnas.1632870100.

5. Monroe, D. Jumping genes cross plant species boundaries. *PLoS Biol*. 2006,4(1):e35. doi: 10.1371/journal.pbio.0040035.

6. Crisp A, Boschetti C, Perry M, Tunnacliffe A, Micklem G. Expression of multiple horizontally acquired genes is a hallmark of both vertebrate and invertebrate genomes. *Genome Biology*. 2015,16:50. doi: 10.1186/s13059-15-0607-3.

7. Crisp A, Boschetti C, Perry M, Tunnacliffe A, Micklem G. Expression of multiple horizontally acquired genes is a hallmark of both vertebrate and invertebrate genomes. *Genome Biology*. 2015,16:50. doi:10.1186/s13059-15-0607-3.

8. Ginder GD. Epigenetic regulation of fetal globin gene expression in adult erythroid cells. *Transl Res*. 2015,165(1):115–125. doi: 10.101/j.trsl.2014.05.002.

9. Steliou K, Boosalis MS, Perrine SP, Sangerman J, Faller DV. Butyrate histone deacetylase inhibitors. *Biores Open Access.* 2012,1(4):192–198. doi: 10.1089/biores.2012.0223.
10. Bianchi N, Chiarabelli C, Zuccato C, et al. Erythroid differentiation ability of butyric acid analogues: identification of basal chemical structures of new inducers of foetal haemoglobin. *Eur J Pharmacol*. 2015,752:84–91. doi: 10.1016/j.ejphar.2015.02.018.
11. Hoffmann A, Zimmermann CA, Spengler D. Molecular epigenetic switches in neurodevelopment in health and disease. *Front Behav Neurosci*. 2015,9:120. doi: 10.3389/fnbeh.2015.00120.
12. Zovkic IB, Guzman-Karlsson MC, Sweatt JD. Epigenetic regulation of memory formation and maintenance. *Learn. Mem*. 2013,20(2):61–74. doi: 10.1101/lm.056575.112.
13. Van den Elsen PJ, Van Eggermond MC, Wierda RJ. Epigenetic control in immune function. *Adv Exp Med Biol*. 2011;711:36–49.
14. Wojcicka A, Piekielko-Witkowska A, Kedzierska H, et al. Epigenetic regulation of thyroid hormone receptor beta in renal cancer. *PLoS One*. 2014,9(5):e97624. doi: 10.1371/journal.pone.0097624; Ouni M, Belot MP, Castell AL, Fradin D, Bougnères P. The P2 promoter of the IGF1 gene is a major epigenetic locus for GH responsiveness. *Pharmacogenomics J*. 2015. doi: 10.1038/tpj.2015.26.
15. Guerrero-Bosagna C, Savenkova M, Hague MM, Nilsson E, Skinner MK. Environmentally induced epigenetic transgenerational inheritance of altered Sertoli cell transcriptome and epigenome: molecular etiology of male infertility. *PLoS One*. 2013,8(3):e59922. doi: 10.10371/jounral. pone.0059922; Meikar O, Da Ros M, Kotaja N. Epigenetic regulation of male germ cell differentiation. *Subcell Biochem*. 2013,61:119–138. doi: 10.1007/978-94-007-4525-4_6.
16. Dietert RR, Dietert J. *Strategies for Protecting Your Child's Immune System*. Hackensack, NJ: World Scientific Publishing Co, Pte. Ltd.,2010; Dietert RR. Developmental immunotoxicity, perinatal programming, and noncommunicable diseases: focus on human studies. *Adv Med.* 2014; Article ID 867805. doi: 10.1155/2014/867805.
17. Murgatroyd C, Spengler D. Epigenetics of early child development. *Front*

Psychiatry. 2011,2:16. doi: 10.3389/fpsyt.2011.00016; Godfrey KM, Costello PM, Lillycrop KA. The developmental environment, epigenetic biomarkers and long-term health. *J Dev Orig Health Dis*. 2015,6(5):399–406. doi: 10.1017/S204174415500121X; Lillycrop KA, Burdge GC. Maternal diet as a modifier of offspring epigentics. *J Dev Orig Health Dis*. 2015,6(2):88–95. doi: 10.1017/S204014415000124; Zhao Q, Hou J, Chen B, et al. Prenatal cocaine exposure impairs cognitive function of progeny via insulin growth factor II epigenetic regulation. *Neurobiol Dis*. 2015,82:54–65. doi: 10.1016/j.nbd.2015.05.014; Dietert RR. Transgenerational epigenetics of endocrine-disrupting chemicals. In: Tollefsbol T, ed. *Transgenerational Epigenetics*. San Diego, CA: Elsevier,2014:239–254; Remely M, Aumueller E, Jahn D, et al. Microbiota and epigenetic regulation of inflammatory mediators in type 2 diabetes and obesity. *Benef Microbes*. 2014,5(1):33–43. doi: 10.3920/BM2013.006; Interlandi J. The toxins that affected your great-grandparents could be in your genes. *Smithsonian Magazine*. 2013. http://www.smithsonianmag.com/innovation/the-toxins-that-affected-your-great-grandparents-could-be-in-your-genes-180947644/. Accessed July 13, 2015.

18. Dietert RR, Etzel RA, Chen D, et al. Workshop to identify critical windows of exposure for children's health: immune and respiratory systems work group summary. *Environ Health Perspect*. 2000,108(Suppl 3):483–490; Jernigan TL, Baaré WF, Stiles J, Madsen KS. Postnatal brain development: structural imaging of dynamic neurodevelopmental processes. *Prog Brain Res*. 2011,189:77–92. doi: 10.1016/B978-0-444-53884-0.00019-1; Harding R, Pinkerton KE, Plopper CG, eds. *The Lung: Development, Aging and the Environment*. San Diego, CA: Elsevier, 2014.
19. Barker DJ, Osmond C, Golding J, Kuh D, Wadsworth ME. Growth in utero, blood pressure in childhood and adult life, and mortality from cardiovascular disease. *BMJ*. 1989,298(6673):564–567; Barker DJ. The fetal and infant origins of adult disease. *BMJ*. 1990,301(6761):1111; Barker DJ. Fetal origins of cardiovascular disease. *Ann Med*. 1999,31(Suppl 1):3–6.
20. Paneth N, Susser M. Early origin of coronary heart disease (the "Barker hypothesis"). *BMJ*. 1995,310(6977):411–412.

21. Fox DA, Lucchini R, Aschner M, et al. Local effects and global impact in neurotoxicity and neurodegeneration: the Xi'an International Neurotoxicology Conference. *Neurotoxicology*. 2012,33(4):629–630. doi: 10.1016/j.neuro.2012.05.007; Walker CL, Ho SM. Developmental reprogramming of cancer susceptibility. *Nat Rev Cancer*. 2012,12(7):479–486. doi: 10.1038/nrc3220; Heindel JJ, Vandenberg LN. Developmental origins of health and disease: a paradigm for understanding disease cause and prevention. *Curr Opin Pediatr*. 2015,27(2):248–253. doi: 10.1097/MOP.0000000000000191; Bousquet J, Anto JM, Berkouk K, et al. Developmental determinants in non-communicable chronic diseases and ageing. *Thorax*. 2015,70(6):595–597. doi: 10.1136/thoraxjnl-2014-206304.
22. Crews D, Gillette R, Miller-Crews I, Skinner MK. Nature, nurture and epigenetics. *Mol Cell Endocrinol*. 2014,398(1–2):42–52. doi: 10.1016/j.mce.2014.07.013.
23. Crews D, Gillette R, Miller-Crews I, Skinner MK. Nature, nurture and epigenetics. *Mol Cell Endocrinol*. 2014,398(1–2):42–52. doi: 10.1016/j.mce.2014.07.013.
24. Skinner MK, Savenkova MI, Zhang B, Gore AC, Crews D. Gene bionetworks involved in the epigenetic transgenerational inheritance of altered mate preference: environmental epigenetics and evolutionary biology. *BMC Genomics*. 2014,15:377. doi: 10.1186/471-2164-15-377.
25. Lumey LH, Van Poppel FWA. The Dutch Famine of 1944–45: mortality and morbidity in past and present generations. *Soc Hist Med*. 1994,7(2):229–246.
26. Tobi EW, Goeman JJ, Monajemi R, et al. DNA methylation signatures link prenatal famine exposure to growth and metabolism. *Nature Communications*. 2014,26(5):5592. doi: 10.1038/ncomms6592.
27. Van Abeelen AF, Elias SG, Bossuyt PM, et al. Famine exposure in the young and the risk of type 2 diabetes in adulthood. *Diabetes*. 2012,61(9):2255–2260. doi: 10.2337/db11-1159.
28. Veenendaal MV, Painter RC, De Rooij SR, et al. Transgenerational effects of prenatal exposure to the 1944–45 Dutch famine. *BJOG*. 2013,120(5):548–553. doi: 10.1111/1471-0528.12136.

29. Kumar H, Lund R, Laiho A, et al. Gut microbiota as an epigenetic regulator: pilot study based on whole-genome methylation analysis. *MBio*. 2014,5(6):e02113-e02114. doi: 10.1128/mBio.02113-14; Khan S, Jena G. The role of butyrate, a histone deacetylase inhibitor in diabetes mellitus: experiental evidence for therapeutic intervention. *Epigenomics*. 2015,7(4):669–680. doi: 10.2217/epi.15.20.
30. Alenghat T. Epigenomics and the microbiota. *Toxicol Pathol*. 2015,43(1):101–106. doi: 10.1177/0192623314553805.

第六章　精准医疗的重新定位

1. Jain KK. Personalized medicine. *Curr Opin Mol Ther*. 2002,4(6):548–558.
2. Pucheril D. The history and future of personalized medicine. Managed Care. 2011. http://www.managedcaremag.com/content/history-and-future-personalized-medicine. Accessed September 7, 2015.
3. Novelli G. Personalized genomic medicine. *Intern Emerg Med*. 2010,5(Suppl 1):S81–S90. doi: 10.1007/s11739-010-0455-9.
4. Kaiser J. Obama gives East Room rollout to Precision Medicine Initiative. *Science Insider*. 2015. http://news.sciencemag.org/biology/2015/01/obama-gives-east-room-rollout-precision-medicine-initiative. Accessed September 7, 2015; Collins FS, Varmus H. A new initiative on precision medicine. *N Engl J Med*. 2015,372:793–795. doi: 10.1056/NEJMp1500523.
5. National Research Council (US) Committee on a Framework for Developing a New Taxonomy of Disease. *Toward Precision Medicine: Building a Knowledge Network for Biomedical Research and a New Taxonomy of Disease*. Washington, DC: National Academies Press, 2011.
6. Precision Medicine in Action. Public Health Genomics. 2015. Centers for Disease Control and Prevention. http://www.cdc.gov/genomics/public/features/precision_med.htm. Accessed September 7, 2015.
7. Rubin R. Precision medicine: the future or simply politics?*JAMA*. 2015,313(11):1089–1091. doi: 10.1001/jama.2015.0957.
8. Dietert RR, Dietert JM. The microbiome and sustainable healthcare. *Healthcare*.

2015,3:100–129. doi: 10.3390/healthcare3010100.
9. Brown E. Designer microbiome: MIT biologists program common gut bacteria. *Los Angeles Times*. July 11, 2015. http://www.latimes.com/science/sciencenow/la-sci-sn-designer-microbiome-20150709-story.html. Accessed July 15, 2015.
10. Goodman B. Use time with your doctor wisely. Arthritis Foundation. http://www.arthritis.org/living-with-arthritis/health-care/your-health-care-team/doctors-appointment-challenge.php. Accessed September 7, 2015.
11. Goodman B. Use time with your doctor wisely. Arthritis Foundation. http://www.arthritis.org/living-with-arthritis/health-care/your-health-care-team/doctors-appointment-challenge.php. Accessed September 7, 2015.

第七章　免疫系统出问题了

1. Dietert RR. Developmental immunotoxicity, perinatal programming, and noncommunicable diseases: focus on human studies. *Adv Med*. 2014. Article ID 867805. doi:10.1155/2014/867805.
2. The cost burden of autoimmune disease: the latest front in the war on healthcare spending. AARDA. NCAPG. 2011. http://www.diabetesed.net/page/_files/autoimmune-diseases.pdf. Accessed July 18, 2015.
3. More than 850 medicines in development for diseases that disproportionately strike women. *PhRMA*. 2011. http://www.phrma.org/media/releases/more-850-medicines-development-diseases-disproportionately-strike-women. Accessed July 19, 2015.
4. Highlights of changes from DSM-IV-TR to DSM-5. *Amer Psychc Pub*. http://www.dsm5.org/Documents/changes%20from%20dsm-iv-tr%20to%20dsm-5.pdf. Accessed July 18, 2015; DSM-5: changes to the diagnostic and statistical manual of mental disorders. Anxiety and Depression Association of America. http://www.adaa.org/understanding-anxiety/DSM-5-changes. Accessed July 18, 2015.
5. Isaacs H. *Jimmy Carter's Peanut Brigade*. Dallas, TX: Taylor Publishing Co,1977.
6. Emert J. Carter's peanut brigade recounts 1977 inauguration. WALB News 10. 2009. http://www.walb.com/story/9704379/carters-peanut-brigade-recounts-1977-inauguration. Accessed September 7, 2015.

7. Chirbas K. Elk Grove school district to ban peanut products from elementary schools. *The Sacramento Bee*. August 1, 2013. http://www.sacbee.com/news/local/health-and-medicine/article2578315.html. Accessed September 7, 2015.
8. Ginsberg L. The end of peanuts on planes? Airlines face a battle over nut allergies. Yahoo! Travel. 2014. https://www.yahoo.com/travel/airlines-and-nut-allergies-95399512052.html. Accessed September 7, 2015.
9. Dietert RR. Macrophages as targets of developmental immunotoxicity. *OA Immunology*. 2014,2(1):2; Bulger M, Palis J. Environmentally-defined enhancer populations regulate diversity of tissue-resident macrophages. *Trends Immunol*. 2015,36(2):61–62. doi: 10.1016/j.it.2014.12.002.
10. Khazan O. The secret to a tattoo's permanence: the immune system. *The Atlantic*. July 22, 2014. http://www.theatlantic.com/health/archive/2014/07/the-real-reason-tattoos-are-permanent/374825/. Accessed July 19, 2015.
11. Dietert RR, Dietert JM. *Strategies for Protecting Your Child's Immune System*. Hackensack, NJ: World Scientific Publishing,2010.
12. Dietert RR, Dietert JM. *Strategies for Protecting Your Child's Immune System*. Hackensack, NJ: World Scientific Publishing,2010.
13. Dietert RR. Macrophages as targets of developmental immunotoxicity. *OA Immunology*. 2014,2(1):2.
14. Cooper EL. Comparative immunolgy. *Integr Comp Biol*. 2003,43(2):278–280. doi: 10.1093/icb/43.2.278; Jarosz J, Gliński Z. Earthworm immune responses. *Folia Biol (Krakow)*. 1997,45(1–2):1–9.
15. German N, Doyscher D, Rensing C. Bacterial killing in macrophages and amoeba: do they all use a brass dagger?*Future Microbiol*. 2013,8(10):1257–1264. doi: 10.2217/fmb.13.100.
16. Dvořák J, Mančíková V, Piži V, et al. Microbial environment affects innate immunity in two closely related earthworm species Eisenia andrei and Eisenia fetida. *PLoS One*. 2013,8(11):e79257. doi: 10.1371/journal.pone.0079257.
17. Castleman BI. *Asbestos: Medical and Legal Aspects*. Aspen Publishers,1996.
18. Bienkowski B. Is your child coloring with asbestos?*Scientific American*. July 8, 2015. http://www.scientificamerican.com/article/is-your-child-coloring-with-asbestos/. Accessed July 16, 2015.

19. Cherrie JW, Tindall M, Cowie H. Exposure and risks from wearing asbestos mitts. *Part Fibre Toxicol*. 2005,2:5. doi: 10.1186/1743-89772-5.

20. Benzene. TOXNET. http://toxnet.nlm.nih.gov/cgi-bin/sis/search/a?dbs+hsdb:@term+@DOCNO+35. Accessed July 18, 2015; Durkee J. *Cleaning with Solvents, Science and Technology* (1st edition). Oxford, UK: William Andrew,2013.

21. Smith MT, Jones RM, Smith AH. Benzene exposure and risk of non-Hodgkin lymphoma. *Cancer Epidemiol Biomarkers Prev*. 2007,16(3):385–391; Pyatt DW, Stillman WS, Irons RD. Hydroquinone, a reactive metabolite of benzene, inhibits NF-kappa B in primary human CD4+T lymphocytes. *Toxicol Appl Pharmacol*. 1998,149(2):178–184.

22. Public health statement for carbon tetrachloride. *ATSDR Toxic Substances Portal*. August 2005. http://www.atsdr.cdc.gov/phs/phs.asp?id=194&tid=35. Accessed July 17, 2015; IRIS toxicological review of carbon tetrachloride (external review draft). *EPA Environmental Assessment*. http://cfpub.epa.gov/ncea/cfm/recordisplay.cfm?deid=119546. Accessed July 17, 2015.

23. Asbestos exposure and cancer risk. *National Cancer Institute*. http://www.cancer.gov/about-cancer/causes-prevention/risk/substances/asbestos/asbestos-fact-sheet. Accessed July 16, 2015.

24. Asbestos CAS ID#: 1332-21-4. A*TSDR Toxic Substances Portal*. http://www.atsdr.cdc.gov/substances /toxsubstance.asp?toxid=4. Accessed July 16, 2015.

25. Nagai H, Toyokuni S. Biopersistent, fiber-induced inflammation and carcinogenesis: lessons learned from asbestos toward safety of fibrous nanomaterials. *Arch Biochem Biophys*. 2010,502(1):1–7. doi: 10.1016/j.abb.2010.06.015.

26. Dostert C, Petrilli V, Bruggen R, et al. Innate immune activation through Nalp3 inflammasome sensing of asbestos and silica. *Science*. May 2008,320(5876):674–677. doi: 10.1126/science.1156995.

27. Chew SH, Toyokuni S. Malignant mesothelioma as an oxidative stress-induced cancer: an update. *Free Radic Biol Med*. 2015,86:166–178. doi: 10.1016/j.freeradbiomed.2015.05.002.

28. Nishimura Y, Maeda M, Kumagai-Takei N, et al. Altered functions of alveolar macrophages and NK cells involved in asbestos-related diseases. *Environ Health*

Prev Med. 2013,18(3):198–204. doi: 10.1007/s12199-013-0333-y.

29. Maeda M, Nishimura Y, Kumagai N, et al. Dysregulation of the immune system caused by silica and asbestos, *J Immunotoxicol*. 2010,7(4):268–278. doi: 10.3109/154769X.2010.512579.
30. Magouliotis DE, Tasiopoulou VS, Molyvdas PA, et al. Airways microbiota: hidden trojan horses in asbetos exposed individuals?*Med Hypotheses*. 2014,83(5):537–540. doi: 10.1016/j.mehy.2014.09.006.
31. Marshall BJ, Warren JR. Unidentified curved bacilli in the stomach of patients with pastritis and peptic ulceration. *Lancet*. 1984,1(8390):1311–1315; Pajares JM, Gisbert JP. Helicobacter pylori: its discovery and relevance for medicine. *Rev Esp Enferm Dig*. 2006,98(10):770–785.
32. Blaser M. *Missing Microbes*. New York, NY: Henry Holt and Company, LLC,2014.
33. Castillo-Rojas G, Cerbon MA, and Lopez-Vidal Y. Presence of Helicobacter pylori in a Mexican pre-Columbian mummy. *BMC Microbiol*. 2008,8:119. doi: 10.1186/1471-2180-8-119.
34. Strachan DP, Taylor EM, Carpenter RG. Family structure, neonatal infection, and hay fever in adolescence. *Arch Dis Child* 1996,74:422–426.
35. Amedeu A. Codolo G, Del Prete G, et al. The effect of Heliobacter pylori on asthma and allergy. *J. Asthma and Allergy* 2010,3:139–147. doi: 10.2147/JAA.S8971; Oertli M, Müller A. Helicobacter pylori targets dendritic cells to induce immune tolerance, promote persistence and confer protection against allergic asthma. *Gut Microbes*. 2012,3(6):566–571. doi: 10.4161/gmic.21750; Oertli M, Sundquist M, Hitzler I, et al. DC-derived Il-18 drives treg differentiation, murine Helicobacter pylori-specific immune tolerance, and asthma protection. *J Clin Invest*. 2012,122(3):1082–1096. doi: 10.1172/JCI61029; Arnold IC, Dehzad N, Reuter S, et al. Helicobacter pylori infection prevents allergic asthma in mouse models through the induction of regulatory T cells. *J Clin Invest*. 2011,121(8):3088–3093. doi: 10.1172/JCI45041; Arnold IC, Hitzler I, Muller A. The immunomodulatory properties of Helicobacter pylori confer protection against allergic and chronic inflammatory disorders. *Front Cell Infect Microbiol*. 2012,16(2):10. doi: 10.3389/fcimb.2012.00010; Engler DB, Loenardi I, Hartung

ML, et al. Helicobacter pylori-specific protection against inflammatory bowel disease requires the NLRP3 inflammasome and IL-18. *Inflamm Bowel Dis*. 2015,21(4):854–861. doi: 10.1097/MIB.0000000000000318.
36. Heller F, Fuss IJ, Nieuwenhuis EE, et al. Oxazolone colitis, a Th2 colitis model resembling ulcerative colitis, is mediated by IL-13-producing NK-T cells. *Immunity*. 2002,17(5):629–638.
37. Fuss IJ, Strober W. The role of IL-13 and NK T cells in experimental and human ulcerative colitis. *Mucosal Immunol*. 2008,1(Suppl 1):S31–S3. doi:10.1038/mi.2008.40.
38. An D, Oh SF, Olszak T, et al. Sphingolipds from a symbiotic microbe regulate homeostasis of host intestinal natural killer T cells. *Cell*. 2014,156:123–133. doi: 10.1016/j.cell.2013.11.042; Olszak T, An D, Zeissig S, et al. Microbial exposure during early life has persistent effects on natural killer T cell function. *Science*. 2012,336(6080):489–493. doi: 10.1126.science.1219328; Erturk-Hasdemir D, Kasper DL. Resident commensals shaping immunity. *Curr Opin Immunol*. 2013,25(4):450–455. doi: 10.1016/j.coi2013.06.001.
39. The pandemic: iInfluenza strikes. United States Department of Health and Human Services. http://www.flu.gov/pandemic/history/1918/the_pandemic. Accessed September 7, 2015.
40. The pandemic: influenza strikes. United States Department of Health and Human Services. http://www.flu.gov/pandemic/history/. Accessed July 18, 2015; Morens DM, Fauci AS. The 1918 influenza pandemic: insights for the 21st century, *J Infect Dis*. 2007,195(7):1018–1028.
41. Morens DM, Fauci AS. The 1918 influenza pandemic: insights for the 21st century, *J Infect Dis*. 2007,195(7):1018–1028; Morens DM, Taubenberger JK, Harvey HA, Memoli MJ. The 1918 influenza pandemic: lessons for 2009 and the future. *Crit Care Med*. 2010,38(Suppl 4):e10–e20.
42. Tracy KJ. *Fatal Sequence: The Killer Within*. Chicago, IL: University of Chicago Press, 2005.

第八章　疾病的模式

1. Obesity and overweight. *Centers for Disease Control and Prevention*. http://www.cdc.gov/nchs/fastats/obesity-overweight.htm. Accessed September 9, 2015.
2. NCHS Health E-Stat. Prevalence of overweight, obesity and extreme obesity among adults: United States, trends 1960–62 through 2005–2006. *Centers for Disease Control and Prevention*. http://www.cdc.gov/nchs/data/hestat/overweight/overweight_adult.htm. Accessed September 9, 2015.
3. Obesity and overweight. *Centers for Disease Control and Prevention*. http://www.cdc.gov/nchs/fastats/obesity-overweight.htm. Accessed September 9, 2015.
4. Scarpellini E, Tack J. Obesity and metabolic syndrome: an inflammatory condition. *Dig Dis*. 2012,30(2):148–153. doi: 10.1159-000336664; Olson S. Obesity's link to inflammation may unlock a switch responsible for bad fat. *Med Daily*. February 19, 2015. http://www.medicaldaily.com/obesitys-link-inflammation-may-unlock-switch-responsible-bad-fat-322692. Accessed September 9, 2015.
5. Schauer P, Chand B. Reducing obesity-related vomorbidities through bariatric surgery. *Bariatric Summit 2006 for the Comprehensive Management of Severe Obesity*. September 17–19, 2006. https://my.clevelandclinic.org/ccf/media/files/Bariatric_Surgery/rccoe.pdf. Accessed September 10, 2015; Mayo Clinic Staff. Complications. Diseases and conditions: obesity. Mayo Clinic. http://www.mayoclinic.org/diseases-conditions/obesity/basics/complications/con-20014834. Accessed September 10, 2015; Lalwani AK, Katz K, Liu YH, et al. Obesity is associated with sensorineural hearing loss in adolescents. *Laryngoscope*. December 12, 2013,3(12):3178–3184. doi: 10.1002/lary.24244; Kumar S, Han JL T, Qureshi AA. Obesity, waist circumference, weight change and the risk of psoriasis in US women. *J Eur Acad Dermatol Venereol*. 2013,27(10):1293–1298. doi: 10.1111/jdv.12001; Chuang YF, An Y, Bilget M, et al. Midlife adiposity predicts earlier onset of Alzheimer's dementia, neuropathology and presymptomatic cerebral amyloid accumulation. *Mol Psychiatry*. 2015. doi:10.1038/mp.2015.129; Pauli-Pott U, Neidhard J, Heinzel-Gutenbrunner M, Becker K. On the link between attention deficit/hyperactivity disorder and

obesity: do comorbid oppositional defiant and conduct disorder matter? *Eur Child Adolesc Psychiatry*. July 2014,23(7):531–537. doi: 10.1007/s00787-013-0489-4; Qin B, Yang M, Fu H, et al. Body mass index and the risk of rheumatoid arthritis: a systematic review and dose-response meta-analysis. *Arthritis Res Ther*. 2015,17(1):86. doi: 10.1186/s13075-015-0601-x; Gianfrancesco MA, Acuna B, Shen L, et al. Obesity during childhood and adolescence increases susceptibility to multiple sclerosis after accounting for established genetic and environmental risk factors. *Obes Res Clin Pract*. 2014,8(5):e435–e447. doi: 10.1016/j.orcp.2014.01.002; Behrens G, Matthews CE, Moore SC, et al. Body size and physical activity in relation to incidence of chronic obstructive pulmonary disease. *CMAJ*. 2014,186(12):e457–e469. doi: 10.1503/cmaj.140025; Hall ME, Do Carmo JM, Da Silva AA, et al. Obesity, hypertension, and chronic kidney disease. *Int J Nephrol Renovasc Dis*. 2014,7:75–88. doi: 10.2147/IJNRD.S39739.

6. Hilgendorf I, Swirski FK, Robbins CS. Monocyte fate in atherosclerosis. *Arterioscler Thromb Vasc Biol*. 2015,35(2):272–279. doi: 10.1161/ATVBAHA.114.303565.
7. Atherosclerosis: your arteries age by age. hardening of the arteries starts earlier than you may think. Heart Disease Health Center. *WebMD*. http://www.webmd.com/heart-disease/features/atherosclerosis-your-arteries-age-by-age?page=2. Accessed July 25, 2015; Kelishadi R. Inflammation-induced atherosclerosis as a target for prevention of cardiovascular diseases from early life. *Open Cardiovasc Med J*. 2010,4:24–29. doi: 10.2174/1874192401004020024.
8. Kelishadi R, Inflammation-induced atherosclerosis as a target for prevention of cardiovascular diseases from early life. *Open Cardiovasc Med J*. 2010,4:24–29. doi: 10.2174/1874192401004020024; Labayen I, Ortega FB, Sjostrom M, Ruiz JR. Early life origins of low-grade inflammation and atherosclerosis risk in children and adolescents. *J Pediatr*. 2009,155(5):673–677. doi: 10.1016/j.jpeds.2009.04.056.
9. Kataoka Y, Puri R, and Nicholl, SJ. Inflammation, plaque progression and vulnerability: evidence from intravascular ultrasound imaging. *Cardiovasc Diagn Ther*. 2015,5(4):280–289. doi: 10.3978/j.issn.2223-3652-2015-05-06.
10. Chistiakov DA, Bobryshev YV, Kozarov E, et al. Role of gut microbiota in the

modulation of atherosclerosis-associated immune response. *Front Microbiol*. 2015,6:671. doi: 10.3389/fmicb.2015.00671.

11. Ogura S, Shimosawa T. Oxidative stress and organ damages. *Curr Hypertens Rep*. 2014,16(8):452. doi: 10.1007/s11906-014-0452-x.
12. Chew SH, Toyokuni S. Malignant mesothelioma as an oxidative stress-induced cancer: sn update. *Free Radic Biol Med*. 2015,86:166–178. doi: 10.1016/j.freeradbiomed.2015.05.002.
13. Tan SY, Dee MK. Elie Metchnikoff (1845–1916): discoverer of phagocytosis. *Singapore Med J*. 2009,50(5):456–457. http://www.pasteur.fr/infosci/biblio/ressources/histoire/textes_integraux/metchnikoff/smjmetabio2009tan.pdf. Accessed September 8, 2015.
14. Leading causes of death. Centers for Disease Control and Prevention. http://www.cdc.gov/nchs/fastats/leading-causes-of-death.htm. Accessed July 25, 2015.
15. Sales and Marketing. Pharma. About.com. http://pharma.about.com/od/Sales_and_Marketing/a/The-Most-Prescribed-Medications-By-Drug-Class.htm. Accessed July 25, 2015.
16. Dietert RR, De Witt JC, Germolec DR, and Zelikoff JT. Breaking patterns of environmentally influenced disease for health risk reduction: immune perspectives. *EHP*. 2010,8(8):1091–1099. doi:10.1289/ehp.1001971.
17. Kollipara S. Comorbidities associated with type I Diabetes. *Diabetes*. 2010,25(1)19–21; Adriana F, Mozzillo E, Nugnes R, et al. Chapter 4type 1 diabetes mellitus and co-morbidities *in Type 1 Diabetes Complications*. Wagner D, ed. *InTech*,2011. doi: 10.5772/24457. Available from: http://www.intechopen.com/ books/type-1-diabetes-complications/type-1-diabetes-mellitus-and-co-morbidities. Accessed July 24, 2015; Farsani F, Souverein PC, Van der Vorst MMJ, et al. Chronic comorbidities in children with type I diabetes: a population-based cohort study. *Arch Dis Child*. 2015,100(8):763–768. doi:10.1136/archdischild-2014-307654; Butwicka A, Frisen L, Almqvist C, et al. Risks of psychiatric disorders and suicide attempts in children and adolescents with type I diabetes: a population-based cohort study. *Diabetes Care*. 2015,38(3):453–459. doi: 10.2337/dc14-0262.
18. Harding JL, Shaw JE, Peeters A, et al. Cancer risk among people with type Ⅰ

and type Ⅱ diabetes: disentangling true associations, detection bias, and reverse causation. *Diabetes Care*. 2015,38(2):264–270. doi: 10.2337-dc14-1996.

19. Lauret E, Rodrigo L. Celiac disease and autoimmune-associated conditions. *BioMed Res Int*. 2013. Article ID 127589. doi: 10.1155/2013/12589.
20. Dietert RR. Inflammatory bowel disease and celiac disease: environmental risks factors and consequences. In: Dietert RR, Luebke RW, eds. *Immunotoxicity, Immune Dysfunction and Chronic Diseases*. New York, NY: Humana Press, 2012:Chapter 12; Wagner G, Zeiler M, Berger G, et al. Eating disorders in adolescents with celiac disease: influence of personality characteristics and coping. *Eur Eat Disord Rev*. 2015. doi: 10.1002/erv.2376; Thompson JS, Lebwohl B, Reilly NR, et al. Increased incidence of eosinophilic esophagitis in children and adults with celiac disease. *J Clin Gastroenterol*. 2012,46(1):e6–e11. doi: 10.1097/MCG.0b013e318221aefd.
21. Blackmon K, Bluvstein J, MacAllister WSN, et al. Treatment resistant epilepsy in autism spectrum disorder: increased risk for females. *Autism Res*. 2015. doi: 10.1002/aur.1514.
22. Kang V, Wagner GC, Ming X. Gastrointestinal dysfunction in children with autism spectrum disorders. *Autism Res*. 2014,7(4):501–506.
23. Fadini CC, Lamônica DA, Fett-Conte AC, et al. Influence of sleep disorders on the behavior of individuals with autism spectrum disorder. *Front Hum Neurosci*. 2015,9:347.
24. Dietert RR, DeWitt JC, Germolec DR, Zelikoff JT. Breaking patterns of environmentally influenced disease for health risk reduction: immune perspectives. *Environ Health Perspect*. 2010,118(8):1091–1099.
25. Croen LA, Zerbo O, Qian Y, et al. The health status of adults on the autism spectrum. *Autism*. 2015,19(7):814–823.
26. Bay-Richter C, Linderholm KR, Lim CK, et al. A role for inflammatory metabolites as modulators of the glutamate N-methyl-D-aspartate receptor in depression and suicidality. *Brain Behav Immun*. 2015,43:110–117; Chant T. Depression may be caused by inflammation. *NOVA NEXT*. January 5, 2015. http://www.pbs.org/wgbh/nova/next/body/depression-may-caused-inflammation. Accessed September 9, 2015.

27. Vancampfort D, Mitchell AJ, De Hert M, et al. Type 2 diabetes in patients with major depressive disorder: a meta-analysis of prevalence estimates and predictors. *Depress Anxiety*. 2015,32(10):763–773; Carey M, Small H, Yoong SL, et al. Prevalence of comorbid depression and obesity in general practice: a cross-sectional survey. *Br J Gen Pract*. 2014,64(620):e122–e127; Dietert RR, DeWitt JC, Luebke RW. Reducing the prevalence of immune-based chronic disease. In: Dietert RR, Lubke RW. eds. *Immunotoxicity, Immune Dysfunction and Chronic Diseases*, New York, NY: Humana Press, 2012:Chapter 17.
28. Wehrwein P. Astounding increase in antidepressant use by Americans. *Harvard Health Publications*. Harvard Medical School. October 20, 2011. http://www.health.harvard.edu/blog/astounding-increase-in-antidepressant-use-by-americans-201110203624. Accessed July 29, 2015.
29. Machiels K, Joossens M, Sabino J, et al. A decrease of the butyrate-producing species Roseburia hominis and Faecalibacterium prausnitzii defines dysbiosis in patients with ulcerative colitis. *Gut*. 2014,63(8):1275–1283; Lourenço TG, Heller D, Silva-Boghossian CM, et al. Microbial signature profiles of periodontally healthy and diseased patients. *J Clin Periodontol*. 2014,41(11):1027–1036.
30. Zhao Y, Lukiw WJ. Microbiome-generated amyloid and potential impact on amyloidogenesis in Alzheimer's disease (AD). *J Nat Sci*. 2015,1(7). pii:e138.
31. Huang YJ, Boushey HA. The microbiome in asthma. *J Allergy Clin Immunol*. 2015,135(1):25–30.
32. Buie T. Potential etiologic factors of microbiome disruption in autism. *Clin Ther*. 2015,37(5):976–983.
33. Lin R, Zhou L, Zhang J, Wang B. Abnormal intestinal permeability and microbiota in patients with autoimmune hepatitis. *Int J Clin Exp Pathol*. 2015,8(5):5153–5160.
34. Xuan C, Shamonki JM, Chung A, et al. Microbial dysbiosis is associated with human breast cancer. *PLoS One*. 2014,9(1):e83744.
35. Org E, Mehrabian M, Lusis AJ. Unraveling the environmental and genetic interactions in atherosclerosis: central role of the gut microbiota. *Atherosclerosis*. 2015,241(2):387–399.
36. Verdu EF, Galipeau HJ, Jabri B. Novel players in coeliac disease pathogenesis:

role of the gut microbiota. *Nat Rev Gastroenterol Hepatol*. 2015,12(9):497–506.

37. Montemurno E, Cosola C, Dalfino G, et al. What would you like to eat, Mr CKD microbiota?A mediterranean diet, please! *Kidney Blood Press Res*. 2014,39(2–3):114–123.
38. Sze MA, Dimitrium PA, Suzukim M, et al. Host response to the lung microbiome in chronic obstructive pulmonary disease. *Am J Respir Crit Care Med*. 2015,192(4):438–445.
39. Gao Z, Guo B, Gao R, et al. Microbiota disbiosis is associated with colorectal cancer. *Front Microbiol*. 2015,6:20.
40. Schaubeck M, Clavel T, Calasan J, et al. Dysbiotic gut microbiota causes transmissible Crohn's disease-like ileitis independent of failure in antimicrobial defence. *Gut*. 2015. pii: gutjnl-2015-309333.
41. Jiang H, Ling Z, Zhang Y, et al. Altered fecal microbiota composition in patients with major depressive disorder. *Brain Behav Immun*. 2015,48:186–194.
42. Stefka AT, Feehley T, Tripathi P, et al. Commensal bacteria protect against food allergen sensitization. *Proc Natl Acad Sci USA*. 2014,111(36):13145–13150.
43. Jose PA, Raj D. Gut microbiota in hypertension. *Curr Opin Nephrol Hypertens*. 2015,24(5):403–409.
44. Gong H, Shi Y, Zhou X, et al. Microbiota in the throat and risk factors for laryngeal carcinoma. *Appl Environ Microbiol*. 2014,80(23):7356–7363.
45. Hosgood HD 3rd, Sapkota AR, Rothman N, et al. The potential role of lung microbiota in lung cancer attributed to household coal burning exposures. *Environ Mol Mutagen*. 2014,55(8):643–651.
46. Van Praet JT, Donovan E, Vanassche I, et al. Commensal microbiota influence systemic autoimmune responses. *EMBO J*. 201,34(4):466–474.
47. Abdul-Hai A, Abdallah A, Malnick SD. Influence of gut bacteria on development and progression of non-alcoholic fatty liver disease. *World J Hepatol*. 2015,7(12):1679–1684.
48. Tilg H, Adolph TE. Influence of the human intestinal microbiome on obesity and metabolic dysfunction. *Curr Opin Pediatr*. 2015,26(4):496–501.
49. Ohlsson C, Sjögren K. Effects of the gut microbiota on bone mass. *Trends Endocrinol Metab*. 2015,26(2):69–74.

50. Keshavarzian A, Green SJM, Engenm PA, et al. Colonic bacterial composition in Parkinson's disease. *Mov Disord*. 2015,30(10):1351–1360.
51. Lourenço TG, Heller D, Silva-Boghossian CMM, et al. Microbial signature profiles of periodontally healthy and diseased patients. *J Clin Periodontol*. 2014,41(11):1027–1036.
52. Yu H, Meng H, Zhou F, et al. Urinary microbiota in patients with prostate cancer and benign prostatic hyperplasia. *Arch Med Sci*. 2015,11(2):385–394.
53. Scher JU, Ubeda C, Artacho A, et al. Decreased bacterial diversity characterizes the altered gut microbiota in patients with psoriatic arthritis, resembling dysbiosis in inflammatory bowel disease. *Arthritis Rheumatol*. 2015,67(1):128–139.
54. Melli, LC, Do Carmo-Rodrigues MS, Araújo-Filho H, et al. Intestinal microbiota and allergic diseases: a systematic review. *Allergol Immunopathol* (Madr). 2015. pii: S0301-0546(15)00059-2.
55. Brusca SB, Abramson SB, and Scher JU. Microbiome and mucosal inflammation as extra-articular triggers for rheumatoid arthritis and autoimmunity. *Curr Opin Rheumatol*. 2014,26(1):101–107.
56. Severance EG, Gressitt KL, Stallings CR, et al. Discordant patterns of bacterial translocation markers and implications for innate immune imbalances in schizophrenia. *Schizophr Res*. 2013,148(1–3):130–137.
57. Highet AR, Berry AM, Bettelheim KA, Goldwater PN. Gut microbiome in sudden infant death syndrome (SIDS) differs from that in healthy comparison babies and offers an explanation for the risk factor of prone position. *Int J Med Microbiol*. 2014,304(5–6):735–741.
58. Alkanani AK, Hara N, Gottlieb PA, et al. Alterations in intestinal microbiota correlate with susceptibility to type 1 diabetes. *Diabetes*. 2015,64(10):3510–3520.
59. Upadhyaya S, Banerjee G. Type 2 diabetes and gut microbiome: at the intersection of known and unknown. *Gut Microbes*. 2015,6(2):85–92.
60. Lavelle A, Lennon G, O'Sullivan O, et al. Spatial variation of the colonic microbiota in patients with ulcerative colitis and control volunteers. *Gut*. 2015,64(10):1553–1561.

61. Xu W, Yang L, Lee P, et al. Mini-review: perspective of the microbiome in the pathogenesis of urothelial carcinoma. *Am J Clin Exp Urol*. 2014,2(1):57–61.
62. Duca FA, Sakar Y, Lepage P, et al. Replication of obesity and associated signaling pathways through transfer of microbiota from obese-prone rats. *Diabetes*. 2014,63(5):1624–1636.
63. Esposito D, Damsud T, Wilson M, et al. Black currant anthocyanins attenuate weight gain and improve glucose metabolism in diet-induced obese mice with intact, but not disrupted, gut microbiome. *J Agric Food Chem*. 2015,63(27):6172–6180.
64. Kim BS, Song MY, Kim H. The anti-obesity effect of Ephedra sinica through modulation of gut microbiota in obese Korean women. *J Ethnopharmacol*. 2014,152(3):532.
65. Gut bacteria may affect whether a statin drug lowers cholesterol. Science News. *Science Daily*. October 14, 2011. http://www.sciencedaily.com/releases/2011/10/111013184815.htm. Accessed July 25, 2015; Yoo DH, Kim IS, Van Le TK, et al. Gut microbiota-mediated drug interactions between lovastatin and antibiotics. *Drug Metab Dispos*. 2014,42(9):1508–1513.
66. Haiser HJ, Seim KL, Balskus EP, Turnbaugh PJ. Mechanistic insight into digoxin inactivation by Eggerthella lenta augments our understanding of its pharmacokinetics. *Gut Microbes*. 2014,5(2):233–238.
67. Iida N, Dzutsev A, Stewar CA, et al. Commensal bacteria control cancer response to therapy by modulating the tumor microenvironment. *Science*. 2013,342(6161):967–970; Viaud S, Saccheri F, Mignot G, et al. The intestinal microbiota modulates the anticancer immune effects of cyclophosphamide. *Science*. 2013,342(6161):971–976; Karin M, Jobin C, Balkwill F. Chemotherapy, immunity and microbiota—a new triumvirate?*Nat Med*. 2014,20:126–127.

第九章　非传染性慢性病的六个成因

1. Chai G, Governale L, McMahon AW, et al. Trends of outpatient prescription drug utilization in US children, 2002–2010. *Pediatrics*. 2012,130:23–31.
2. Vangay P, Ward T, Gerber JS, and Knights D. Antibiotics, pediatric dysbiosis, and

disease. *Cell Host Microbe*. 2015,17(5):553–564; Saari A, Virta LJ, Sankilampi U, et al. Antibiotic exposure in infancy and risk of being overweight in the first 24 months of life. *Pediatrics*. 2015,135(4):617–626.

3. Dietert RR, Dietert JM. The microbiome and sustainable healthcare *Healthcare*. 2015,3(1):100–129; Llor C, Bjerrum L. Antimicrobial resistance: risk associated with antibiotic overuse and initiatives to reduce the problem. *Ther. Adv. Drug Saf.* 2014,5(6):229–241; Venekamp RP, Sanders S, Glasziou PP, et al. Antibiotics for acute otitis media in children. *Cochrane Database Syst. Rev*. 2013,1:CD000219; Milligan S, McCrery S. Should children with acute otitis media routinely be treated with antibiotics?No: most children older than two years do not require antibiotics. *Am. Fam. Physician*. 2013,88(7). Online Accessed August 5, 2015.
4. Antibiotic resistance threats in the United States, 2013. Centers for Disease Control and Prevention. http://www.cdc.gov/drugresistance/threat-report-2013/. Accessed September 10, 2015.
5. Vangay P, Ward T, Gerber JS, Knights D. Antibiotics, pediatric dysbiosis, and disease. *Cell Host Microbe*. 2015,17(5):553–564.
6. Dibner JJ, Richards JD. Antibiotic growth promoters in agriculture: history and mode of action. *Poult Sci*. 2005,84(4):634–643.
7. Strom S. Antibiotics eliminated in hatcher, Perdue says. *The New York Times*. September 3, 2014. http://www.nytimes.com/2014/09/04/business/perdue-eliminates-antibiotic-use-in-its-hatcheries.html. Accessed September 9, 2015.
8. Grow B, Huffstutter PJ. Major poultry farms routinely feed antibiotics to chickens. *Huff Post Green*. September 15, 2014. http://www.huffingtonpost.com/2014/09/15/poultry-farms-antibiotics-chickens_n_5822438.html. Accessed September 9, 2015.
9. Dietert RR, Golemboski KA, Austic RE. Environment-immune interactions. *Poult Sci*. 1994,73(7):1062–1076.
10. Spotts PN. Controlling bacteria on the farm. *The Christian Science Monitor*. June 25, 1998. http://www.csmonitor.com/1998/0625/062598.feat.feat.7.html. Accessed September 10, 2015; Spotts P. Overuse of antibiotics in farm animals is the focus of government health agencies. Ideas, Science, *The Christian Science Monitor*. June 25, 1998. https://www.organicconsumers.org/old_articles/Toxic/

antibiotic.htm. Accessed September 10, 2015.
11. LeBlanc JG, Milani C, De Giori GS, et al. Bacteria as vitamin suppliers to their host: a gut microbiota perspective. *Curr Opin Biotechnol*. 2013,24(2):160–168.
12. Sonnenburg ED, Sonnenburg JL. Starving our microbial self: the deleterious consequences of a diet deficient in microbiota-accessible carbohydrates. *Cell Metab*. 2014,20(5):779–786.
13. Cyril S, Oldroyd JC, Renzaho A. Urbanisation, urbanicity, and health: a systematic review of the reliability and validity of urbanicity scales. *BMC Public Health*. 2013,13:513.
14. History of Edinburgh Castle. Edinburgh Castle. http://www.edinburghcastle.co.uk/history/. Accessed July 20, 2015.
15. Graham HG. *The Social Life of Scotland in the Eighteenth Century*. London, UK: Adam and Charles Black,1906.
16. Life and death in Old Edinburgh. The Edinburgh Dungeon. http://www.thedungeons.com/edinburgh/en/downloads/edinburgh_schools_resource_life_and_death.pdf. Accessed July 21, 2015.
17. Fortescue WI. James Ker, member of parliament for Edinburgh, 1747–1754. *The Book of the Old Edinburgh Club*. 2014,10:17–44.
18. Thomson TA. *Biographical Dictionary of Eminent Scotsmen* (volume 5). Glasgow, UK: Blackie,1854.
19. The Scots Peerage. Paul JB, ed. *The Genealogist* (volume 2). Exeter, UK: William Pollard & Company,1878; Thomas TA. *A Biographical Dictionary of Eminent Scotsmen* (volume 5). Glasgow, Scotland: Blackie,1854.
20. The Scots Peerage. Paul JB, ed. *The Genealogist* (volume 2). Exeter, UK: William Pollard & Company,1878.
21. City of Edinburgh vouncil area—demographic factsheet. National Records of Scotland. http://www.nrscotland.gov.uk/files/statistics/council-area-data-sheets/city-of-edinburgh-factsheet.pdf. Accessed July 20, 2015.
22. World's population increasingly urban with more than half living in urban areas. *United Nations Department of Economic and Social Affairs. July* 10, 2014. http://www.un.org/en/development/desa/news/population/world-urbanization-prospects-2014.html. Accessed July 20, 2015.

23. Giles-Corti B, Badland H, Mavoa S, et al. Reconnecting urban planning with health: a protocol for the development and validation of national liveability indicators associated with noncommunicable disease risk behaviours and health outcomes. *Public Health Res Pract*. 2014,25(1). pii: e2511405; Cooper R, Boyko CT, Cooper C. Design for health: the relationship between design and noncommunicable diseases. *J Health Commun*. 2011,Suppl 2:134–157; Smit W, De Lannoy A, Dover RV. Making unhealthy places: The built environment and non-communicable diseases in Khayelitsha, *Cape Town. Health Place*. 2015,35:11–18.
24. Geronimus AT. To mitigate, resist, or undo: addressing structural influences on the health of urban populations. In: Hynes HP, Lopez R, eds. *Urban Health: Teadings in the Social, Built and Physical Environments of U.S. Cities*. Burlington, MA: Jones & Bartlett Learning,2009.
25. Viehmann A, Hertel S, Fuks K. Long-term residential exposure to urban air pollution, and repeated measures of systemic blood markers of inflammation and coagulation. *Occup Environ Med*. 2015,72(9):656–663.
26. Ghosh R, Lurmann F, Perez L, et al. Near-roadway air pollution and coronary heart disease: burden of disease and potential impact of a greenhouse gas reduction strategy in Southern California. *Environ Health Perspect*. July 7, 2015. doi:10.1289/ehp.1408865; Cesaroni G, Badaloni C, Gariazzo C, et al. Long-term exposure to urban air pollution and mortality in a cohort of more than a million adults in Rome. *Environ Health Perspect*. 2013,121(3):324–331; Perez L, Declercq C, Iñiguez C, et al. Chronic burden of near-roadway traffic pollution in 10 European cities (APHEKOM network). *Eur Respir J*. 2013,42(3):594–560; Matsui EC. Environmental exposures and asthma morbidity in children living in urban neighborhoods. *Allergy*. 2014,69(5):553–558.
27. Leon Hsu HH, Mathilda Chiu YH,Coull BA, et al. Prenatal particulate air pollution and asthma onset in urban children. Identifying sensitive windows and sex differences. *Am J Respir Crit Care Med*. 2015,192(9):1052–1059.
28. Jerrett M, McConnell R, Wolch J, et al. Traffic-related air pollution and obesity formation in children: a longitudinal, multilevel analysis. *Environ Health*. 2014,13:49; Ponticiello BG, Capozzella A, Di Giorgio V, et al. Overweight and

urban pollution: preliminary results. *Sci Total Environ*. 2015,518–519:61–64.

29. Weller C. This Chinese megacity has more people than Canada or Australia. *Business Insider, Australia*. July 9, 2015. http://www.businessinsider.com.au/chinese-megacity-has-more-people-than-canada-argentina-or-australia-2015-7. Accessed July 20, 2015.
30. Johnson I. Yanjiao: ambitious supercity of 130 million people developing around Beijing. *The Economic Times*. July 20, 2015. http://economictimes.indiatimes.com/news/international/business/ yanjiao-ambitious-supercity-of-130-million-people-developing-around-beijing/articleshow/48142531.cms. Accessed July 20, 2015.
31. Von Mutius E. 99th Dahlem conference on infection, inflammation and chronic inflammatory disorders: farm lifestyles and the hygiene hypothesis. *Clin Exp Immunol*. 2010,160(1):130–135.
32. Riedler J, Braun-Fahrländer C, Eder W, et al. Exposure to farming in early life and development of asthma and allergy: a cross-sectional survey. *Lancet*. 2001,358(9288):1129–1133; Ege MJ, Herzum I, Büchele G, et al. Prenatal exposure to a farm environment modifies atopic sensitization at birth. *J Clin Allergy Immunol*. 2008,122(2):407–412; Nicolaou N, Siddique N, Custovic A. Allergic disease in urban and rural populations: increasing prevalence with increasing urbanization. *Allergy*. 2005,60(11):1357–1360; Growing up on a farm directly affects regulation of the immune system, study finds. *Science News*. February 8, 2012. http://www.sciencedaily.com/releases/2012/02/120208132549.htm. Accessed September 10, 2015; Growing up on livestock farm halves risk of inflammatory bowel diseases. *Science Daily*. July 11, 2014. http://www.sciencedaily.com/releases/2014/07/140711101347.htm. Accessed September 10, 2015.
33. Busch A. "*Green Acres" Moving from Hooterville to Hollywood*. Movie, Broadway Play in the Works. *Deadline Hollywood*. May 2, 2014. http://deadline.com/2014/05/green-acres-movie-broadway-show-722481/. Accessed July 23, 2015.
34. Von Ehrenstein OS, Von Mutius E, Illi S, et al. Reduced risk of hay fever and asthma among children of farmers. *Clin Exp Allergy*. February 2000,30(2):187–

193; Riedler J, Braun-Fahrländer C, Eder W, et al. Exposure to farming in early life and development of asthma and allergy: a cross-sectional survey. *Lancet*. 2001,358(9288):1129–1133; Von Mutius E, Radon K. Living on a farm: impact on asthma induction and clinical course. *Immunol Allergy Clin North Am*. August 2008,28(3):631–647.

35. Schröder PC, Li J, Wong GW, Schaub B. The rural-ruban enigma of allergy: what can we learn from studies around the world?*Pediatr Allergy Immunol*. March 2015,26(2):95–102. doi: 10.1111/pai.12341; Lluis A, Depner M, Gaugler B, et al. Increased regulatory T-cell numbers are associated with farm milk exposure and lower atopic sensitization and asthma in childhood. *J Allergy Clin Immunol*. 2014,133(2):551–559; Pfefferle PI, Büchele G, Blümer N, et al. Cord blood cytokines are modulated by maternal farming activities and consumption of farm dairy products during pregnancy: the PASTURE Study. *J Allergy Clin Immunol*. 2010,125(1):108–115.
36. Schuijs MJ, Willart MA, Vergote K, et al. Farm dust and endotoxin protect against allergy through A20 induction in lung epithelial cells. *Science*.2015, 349(6252):1106–1110.
37. Thysen AH, Larsen JM, Rasmussen MA, et al. Prelabor cesarean section bypasses natural immune cell maturation. *J Allergy Clin Immunol*. 2015,136(4):1123–1125; Mesquita DN, Barbieri MA, Goldani HA, et al. Cesarean section is associated with increased peripheral and central adiposity in young adulthood: cohort study. *PLoS One*. 2013,8(6):e66827; Jakobsson HE, Abrahamsson TR, Jenmalm MC, et al. Decreased gut microbiota diversity, delayed Bacteroidetes colonisation and reduced Th1 responses in infants delivered by caesarean section. *Gut*. 2014,63(4):5595 – 66; Dietert RR. Natural childbirth and breastfeeding as preventive measures of immune-microbiome dysbiosis and misregulated inflammation. *J Anc Dis Prev Rem*. 2013,1:103.
38. Miniello VL, Colasanto A, Cristofori F, et al. Gut microbiota biomodulators, when the stork comes by the scalpel. *Clin Chim Acta*. February 8, 2015. doi: 10.1016/j.cca.2015.01.022.
39. Dietert RR. Natural childbirth and breastfeeding as preventive measures of immune-microbiome dysbiosis and misregulated inflammation. *J Anc Dis Prev*

Rem. 2013,1:103.

40. Cesarean section—a brief history, part Ⅰ. US National Library of Medicine. http://www.nlm.nih.gov/exhibition/cesarean/part1.html. Accessed July 22, 2015.
41. Cesarean section—a brief history, part Ⅰ. US National Library of Medicine. http://www.nlm.nih.gov/exhibition/cesarean/ part1.html. Accessed July 22, 2015.
42. Recent trends in cesarean delivery in the United States. NCHS Data Brief. Centers for Disease Control and Prevention. http://www.cdc.gov/nchs/data/databriefs/db35.htm. Accessed July 22, 2015.
43. Recent trends in cesarean delivery in the United States. NCHS Data Brief. Centers for Disease Control and Prevention. http://www.cdc.gov/nchs/data/databriefs/db35.htm. Accessed July 22, 2015.
44. Karlström A, Lindgren H, Hildingsson I. Maternal and infant outcome after caesarean section without recorded medical indication: findings from a Swedish case-control study. *BJOG*. 2013,120:479–486.
45. Bragg F, Cromwell DA, Edozien LC, et al. Variation in rates of caesarean section among English NHS trusts after accounting for maternal and clinical risk: cross sectional study. *BMJ*. 2010,341:c5065. doi: 10.1136/bmj.c5065.
46. Bragg F, Cromwell DA, Edozien LC, et al. Variation in rates of caesarean section among English NHS trusts after accounting for maternal and clinical risk: cross sectional study. *BMJ*. 2010,341:c5065.
47. Births—method of delivery fact stats. Centers for Disease Control and Prevention. http://www.cdc.gov/nchs/fastats/ delivery.htm. Accessed July 22, 2015.
48. Ajeet S, Nandkishore K. The boom in unnecessary caesarean surgeries is jeopardizing women's health. *Health Care Women Int*. 2013,34:513–521.
49. Teixeira C, Correia S, Victora CG, Barros H. The Brazilian preference: cesarean delivery among immigrants in Portugal. *PLoS One*. 2013,8(3):e60168.
50. Lumbiganon P, Laopaiboon M, Gülmezoglu AM, et al. Method of delivery and pregnancy outcomes in Asia: the WHO global survey on maternal and perinatal health 2007–08. *Lancet*. 2010,375(9713):490–499.
51. Bäckhed F, Roswall J, Peng Y, et al. Dynamics and stabilization of the human gut microbiome during the first year of life. *Cell Host Microbe*. 2015,17(5):690–703.

52. Frese SA, Mills DA. Birth of the infant gut microbiome: moms deliver twice! *Cell Host Microbe*. 2015,17(5):543–544.

53. Mastromarino P, Capobianco D, Miccheli A, et al. Administration of a multistrain probiotic product (VSL#3) to women in the perinatal period differentially affects breast milk beneficial microbiota in relation to mode of delivery. *Pharmacol Res*. 2015,95–96:63–70.

54. Dietert RR, Dietert J. *Strategies for Protecting Your Child's Immune System*. Singapore: World Scientific Publishing,2010.

55. Jakobsson HE, Abrahamsson TR, Jenmalm MC, et al. Decreased gut microbiota diversity, delayed Bacteroidetes colonisation and reduced Th1 responses in infants delivered by caesarean section. *Gut*. 2014,63(4):559–566.

56. Puff R, D'Orlando O, Heninger AK, et al. Compromised immune response in infants at risk for type 1 diabetes born by caesarean section. *Clin Immunol*. 2015,160(2):282–285.

57. Van Berkel AC, Den Dekker HT, Jaddoe VW, et al. Mode of delivery and childhood fractional exhaled nitric oxide, interrupter resistance and asthma: the Generation R study. *Pediatr Allergy Immunol*. 2015,26(4):330–336.

58. Sevelsted A, Stokholm J, Bønnelykke K, Bisgaard H. Cesarean section and chronic immune disorders. *Pediatrics*. 2015,135(1):e92–e98.

59. Kuhle S, Tong OS, Woolcott CG. Association between caesarean section and childhood obesity: a systematic review and meta-analysis. *Obes Rev*. 2015,16(4):295–303.

60. Curran EA, O'Neill SM, Cryan JF, et al. Research review: Birth by caesarean section and development of autism spectrum disorder and attention-deficit/hyperactivity disorder: a systematic review and meta-analysis. *J Child Psychol Psychiatry*. 2015,56(5):500–508.

61. Horta BL, Gigante DP, Lima RC, et al. Birth by caesarean section and prevalence of risk factors for non-communicable diseases in young adults: a birth cohort study. *PLoS ONE*. 2013,8(9):e74301.

62. Mårild K, Stephansson O, Montgomery S, et al. Pregnancy outcome and risk of celiac disease in offspring: a nationwide case-control study. *Gastroenterology*. 2012,142(1):39–45.

63. Koplin J, Allen K, Gurrin L, et al. Is caesarean delivery associated with sensitization to food allergens and IgE-mediated food allergy: a systematic review. *Pediatr Allergy Immunol*. 2008,19(8):682–687.
64. Lee SY, Yu J, Ahn KM, et al. Additive effect between IL-13 polymorphism and cesarean section delivery/prenatal antibiotics use on atopic dermatitis: a birth cohort study (COCOA). *PLoS One*. 2014,9(5):e96603.
65. Fintel B, Samaras TS, Carias E. The thalidomide tragedy: lessons for drug safety and regulation. *HELIX*. July 28, 2009. https://helix.northwestern.edu/article/thalidomide-tragedy-lessons-drug-safety-and-regulation. Accessed July 23, 2015.
66. Asbestos health effects. *ATSDR*. http://www.atsdr.cdc.gov/asbestos/asbestos/health_effects/. Accessed July 23, 2015.
67. Lamphear BP, Hornung R, Khoury J, et al. Low-Level Environmental Lead Exposure and Children's Intellectual Function: An International Pooled Analysis. Environ Health Perspect. 2005,113(7): 894-899; Wells EM, Bonfield TL, Dearborn DG, Jackson LW. The relationship of blood lead with immunoglobulin E, eosinophils, and asthma among children: NHANES 2005–2006. *Int J Hyg Environ Health*. 2014,217(2–3):196–204.
68. Menard S, Guzylack-Piriou L, Leveque M, et al. Food intolerance at adulthood after perinatal exposure to the endocrine disruptor bisphenol A. *FASEB J*. 2014,28(11):4893–4900; Strakovsky RS, Wang H, Engeseth NJ, et al. Developmental bisphenol A (BPA) exposure leads to sex-specific modification of hepatic gene expression and epigenome at birth that may exacerbate high-fat diet-induced hepatic steatosis. *Toxicol Appl Pharmacol*. 2015,284(2):101–112; Mileva G, Baker SL, Konkle AT, Bielajew C. Bisphenol-A: epigenetic reprogramming and effects on reproduction and behavior. *Int J Environ Res Public Health*. 2014,11(7):7537–7561.
69. Gross L. Flame retardants in consumer products are linked to health and cognitive problems. *The Washington Post*. April 15, 2013.http://www.washingtonpost.com/national/health-science/flame-retardants-in-consumer-products-are-linked-to-health-and-cognitive-problems/2013/04/15/f5c7b2aa-8b34-11e2-9838-d62f083ba93f_story.html. Accessed July 23, 2015.
70. Cranor CF, *Legally Poisoned: How the Law Puts Us at Risk from Toxicants*.

Cambridge, MA: Harvard University Press,2013.
71. Chassaing B, Koren O, Goodrich JK, et al. Dietary emulsifiers impact the mouse gut microbiota promoting colitis and metabolic syndrome. *Nature*. 2015,519(7541):92–96.
72. Kastl KG, Betz CS, Siedek V, Leunig A. Effect of carboxymethylcellulose nasal packing on wound healing after functional endoscopic sinus surgery. *Am J Rhinol Allergy*. 2009,23(1):80–94.
73. Clair E, Linn L, Travert C, et al. Effects of Roundup(®) and glyphosate on three food microorganisms: Geotrichum candidum, Lactococcus lactis subsp. cremoris and Lactobacillus delbrueckii subsp. bulgaricus. *Curr Microbiol*. 2012,64(5):486–491; Shehata AA, Kühnert M, Haufe S, Krüger M. Neutralization of the antimicrobial effect of glyphosate by humic acid in vitro. *Chemosphere*. 2014,104:258–261.

第十章　正视精准医疗

1. Tirrell M. Medicine's next frontier: the microbiome. *Biotech and Pharmaceuticals*. June 19, 2015. http://www.cnbc.com/2015/06/19/medicines-next-frontier-the-microbiome.html. Accessed July 28, 2015.
2. House L. Would you "seed" your baby?The surprising post-birth trend on the rise that sees mothers who have c-sections bathe newborns in vaginal fluid. *Daily Mail Australia*. June 24, 2015. http://www.dailymail.co.uk/femail/article-3136832/Would-seed-baby-alarming-post-birth-trend-rise-Australia-sees-mothers-C-sections-bathe-newborns-vaginal-fluid.html. Accessed September 10, 2015.
3. Cabrera-Rubio R, Collado MC, Laitinen K, et al. The human milk microbiome changes over lactation and is shaped by maternal weight and mode of delivery. *Am J Clin Nutr*. 2012,96(3):544–551.
4. Wall R, Cryan JF, Ross RP, et al. Bacterial neuroactive compounds produced by psychobiotics. *Adv Exp Med Biol*. 2014,817:221–239.
5. Kantak PA, Bobrow DN, Nyby JG. Obsessive-compulsive-like behaviors in house mice are attenuated by a probiotic (Lactobacillus rhamnosus GG). *Behav*

Pharmacol. 2014,25(1):71–79.

6. Mohammadi AA, Jazayeri S, Khosravi-Darani K, et al. The effects of probiotics on mental health and hypothalamic-pituitary-adrenal axis: a randomized, double-blind, placebo-controlled trial in petrochemical workers. *Nutr Neurosci*. 2015. doi: http://dx.doi.org/10.1179/1476830515Y.0000000023.
7. Nelson MH, Diven MA, Huff LW, Paulos CM. Harnessing the microbiome to enhance cancer immunotherapy. *J Immunol Res*. 2015,2015:368736.
8. Ohashi Y, Sumitani K, Tokunaga M, et al. Consumption of partially hydrolysed guar gum stimulates Bifidobacteria and butyrate-producing bacteria in the human large intestine. *Benef Microbes*. 2015,6(4):451–455.
9. Pruszynska-Oszmalek E, Kolodziejski PA, Stadnicka K, et al. In ovo injection of prebiotics and synbiotics affects the digestive potency of the pancreas in growing chickens. *Poult Sci*. 2015,94(8):1909–1916.
10. Sharon G, Garg N, Debelius J, et al. Specialized metabolites from the microbiome in health and disease. *Cell Metab*. 2014,20(5):719–730.
11. Vicari E, La Vignera S, Castiglione R, et al. Chronic bacterial prostatitis and irritable bowel syndrome: effectiveness of treatment with rifaximin followed by the probiotic VSL#3. *Asian J Androl*. 2014,16(5):735–739.
12. Giacomin P, Croese J, Krause L, et al. Suppression of inflammation by helminths: a role for the gut microbiota?*Philos Trans R Soc Lond B Biol Sci*. 2015,370(1675). pii: 20140296; Afifi MA, Jiman-Fatani AA, El Saadany S, Fouad MA. Parasites-allergy paradox: disease mediators or therapeutic modulators. *J Microscopy and Ultrastruct*. 2015,3:53–61.
13. Dhiman RK, Rana B, Agrawal S, et al. Probiotic VSL#3 reduces liver disease severity and hospitalization in patients with cirrhosis: a randomized, controlled trial. *Gastroenterology*. 2014,147(6):1327–1337.
14. Mardini HE, Grigorian AY. Probiotic mix VSL#3 is effective adjunctive therapy for mild to moderately active ulcerative colitis: a meta-analysis. *Inflamm Bowel Dis*. 2014,20(9):1562–1567.
15. Sanaie S, Ebrahimi-Mameghani M, Mahmoodpoor A, et al. Effect of a probiotic preparation (VSL#3) on cardiovascular risk parameters in critically-ill patients. *J Cardiovasc Thorac Res*. 2013,5(2):67–70.

16. Miccheli A, Capuani G, Marini F, et al. Urinary (1)H-NMR-based metabolic profiling of children with NAFLD undergoing VSL#3 treatment. *Int J Obes*. 2015,39(7):1118–1125.
17. Wong RK, Yang C, Song GH, et al. Melatonin regulation as a possible mechanism for probiotic (VSL#3) in irritable bowel syndrome: a randomized double-blinded placebo study. *Dig Dis Sci*. 2015,60(1):186–194.
18. Cosenza L, Nocerino R, Di Scala C, et al. Bugs for atopy: the Lactobacillus rhamnosus GG strategy for food allergy prevention and treatment in children. *Benef Microbes*. 2015,6(2):225–232.
19. Tang ML, Ponsonby AL, Orsini F, et al. Administration of a probiotic with peanut oral immunotherapy: A randomized trial. *J Allergy Clin Immunol*. 2015,135(3):737–744.
20. Vaghef-Mehrabany E, Alipour B, Homayouni-Rad A, et al. Probiotic supplementation improves inflammatory status in patients with rheumatoid arthritis. *Nutrition*. 2014,30(4):430–435.
21. Dao MC, Everard A, Aron-Wisnewsky J, et al. Akkermansia muciniphila and improved metabolic health during a dietary intervention in obesity: relationship with gut microbiome richness and ecology. *Gut*. June 22, 2015. pii: gutjnl-2014-308778.
22. Easton J. Fecal "transplant" helps one-year-old beat relentless infection. *Science Life*. January 2, 2013. http://sciencelife.uchospitals.edu/2013/01/02/fecal-transplant-helps-one-year-old-beat-relentless-infection/. Accessed July 28, 2015; Kahn SA, Young S, Rubin DT. Colonoscopic fecal microbiota transplant for recurrent Clostridium difficile infection in a child. *Am J Gastroenterol*. 2012,107(12):1930–1931.
23. Patel NC, Griesbach CL, DiBaise JK, Orenstein R. Fecal microbiota transplant for recurrent Clostridium difficile infection: Mayo Clinic in Arizona experience. *Mayo Clin Proc*. 2013,88(8):799–805.
24. Orally delivered microbial therapy has potential beyond CDI. Clinical Updates. Mayo Clinic. http://www.mayoclinic.org/medical-professionals/clinical-updates/digestive-diseases/ orally-delivered-microbial-therapy-has-potential-beyond-cdi. Accessed July 30, 2015.

25. Youngster I, Russell GH, Pindar C, et al. Oral, capsulized, frozen fecal microbiota transplantation for relapsing Clostridium difficile infection. *JAMA*. 2014,312(17):1772–1778.
26. Moayyedi P, Surette MG, Kim PT, et al. Fecal microbiota transplantation induces remission in patients with active ulcerative colitis in a randomized controlled trial. *Gastroenterology*. 2015,149(1):102–109; Hays B. Fecal transplants used successfully to treat ulcerative colitis. *UPI*. July 3, 2015. http://www.upi.com/Health_News/ 2015/07/03/Fecal-transplants-used-successfully-to-treat-ulcerative-colitis/8371435935830/. Accessed July 20, 2015; Berman J. Inflammatory bowel disease "cure" with fecal transplant. *Voice of America*. January 22, 2015. http://www.voanews.com/content/inflammatory-bowel-disease-cured-with-fecal-transplant/2609711.html. Accessed July 30, 2015.
27. Surana NK, Kasper DL. The yin yang of bacterial polysaccharides: lessons learned from B. fragilis PSA. *Immunol Rev*. 2012,245(1):13–26.
28. MacFabe DF. Enteric short-chain fatty acids: microbial messengers of metabolism, mitochondria, and mind: implications in autism spectrum disorders. *Microb Ecol Health Dis*. 2015,26:28177; Valvassori SS, Varela RB, Arent CO, et al. Sodium butyrate functions as an antidepressant and improves cognition with enhanced neurotrophic expression in models of maternal deprivation and chronic mild stress. *Curr Neurovasc Res*. 2014,11(4):359–366; Sharma S, Taliyan R, Singh S. Beneficial effects of sodium butyrate in 6-OHDA induced neurotoxicity and behavioral abnormalities: modulation of histone deacetylase activity. *Behav Brain Res*. 2015,291:306–314.
29. Fukami H, Tachimoto H, Kishi M, et al. Acetic acid bacterial lipids improve cognitive function in dementia model rats. *J Agric Food Chem*. 2010,58(7):4084-4089.

第十一章　你，这个不稳定的有机物

1. 2,4,6-Tribromoanisole (TBA) Programs. *Pharma Resource Group Inc*. http://www.pharmarg.com/tribromoanisole.html#.VkZ8w_3lvIU. Accessed November 13, 2015.

2. Brennan J. More than just "blue" : the world's top 10 smelly cheeses. *Fine Dining Lovers*. October 2, 2012. https://www.finedininglovers.com/stories/blue-cheese-list-smelly-cheeses/. Accessed July 31, 2015; Sourabié AM, Spinnler HE, Bourdat-Deschamps M, et al. S-methyl thioesters are produced from fatty acids and branched-chain amino acids by brevibacteria: focus on L-leucine catabolic pathway and identification of acyl-CoA intermediates. *Appl Microbiol Biotechnol*. 2012,93(4):1673–1683.
3. "Sniffer" to unlock secrets of chocolate. *The Press New Zealand*. September 21, 2008. http://www.stuff.co.nz/the-press/637889/Sniffer-to-unlock-secrets-of-chocolate. Accessed July 31, 2015.
4. Gupta C, Prakash D, Gupta SJ. A biotechnological approach to microbially based perfumes and flavours. *Microbiol Exp*. 2015,2(1):00034.
5. Estape N. Perfume: why does it smell different on each person?*The Healthy Skin Blog*. January 31, 2013. http://www.thehealthyskinblog.org/perfume-why-does-it-smell-different-on-each-person/. Accessed August 1, 2015.
6. Geirnaert A, Steyaert A, Eeckhaut V, et al. Butyricicoccus pullicaecorum, a butyrate producer with probiotic potential, is intrinsically tolerant to stomach and small intestine conditions. *Anaerobe*. 2014,30:70-74; Eeckhaut V, Machiels K, Perrier C, et al. Butyricicoccus pullicaecorum in inflammatory bowel disease. *Gut*. 2013,62(12):1745–1752.
7. Butyric acid, a very smelly molecule. *The Chronicle Flask*. November 28, 2014. https://thechronicleflask. wordpress.com/2014/11/29/butyric-acid-a-very-smelly-molecule/. Accessed July 31, 2015.
8. Gadbois S, Reeve C. Canine olfaction, scent, sign and situation. In: Horowitz A, ed. *Domestic Dog Cognition and Behavior*. Berlin, Germany: Springer-Verlag, 2014:Chapter 1.
9. Frequently asked questions about medical assistance & diabetic alert dogs. Dogs4Diabetics, Inc. http://www.dogs4diabetics.com/about-us/faq/. Accessed July 30, 2015.
10. Sonoda H, Kohnoe1 S, Yamazato T, et al. Colorectal cancer screening with odour material by canine scent detection. *Gut*. 2011,60:814–819.
11. McCulloch M, Jezierski T, Broffman M, et al. Diagnostic accuracy of canine

scent detection in earl-yand late-stage lung and breast cancers. *Integr Cancer Ther*. 2006,5(1):30–39.

12. Horvath G, Järverud GA, Järverud S, Horváth I. Human ovarian carcinomas detected by specific odor. *Integr Cancer Ther*. 2008,7(2):76–80.
13. Willis CM, Britton LE, Harris R, et al. Volatile organic compounds as biomarkers of bladder cancer: sensitivity and specificity using trained sniffer dogs. *Cancer Biomark*. 2010–2011,8(3):145–153.
14. Butyric acid, a very smelly molecule. *The Chronicle Flask*. November 28, 2014. https://thechronicleflask.wordpress. com/2014/11/29/butyric-acid-a-very-smelly-molecule/. Accessed July 31, 2015.
15. Kauhanen E, Harri M, Nevalainen A, Nevalainen T. Validity of detection of microbial growth in buildings by trained dogs. *Environ Int*. 2002,28:153–157.
16. Bomers MK, Van Agtmael MA, Luik H, et al. Using a dog's superior olfactory sensitivity to identify Clostridium difficile in stools and patients: proof of principle study. *BMJ*. 2012,345:e7396.
17. Chiacchia K. Search-and-rescue dogs function and deployment. Allegheny Mountain Rescue Group. http://www.amrg.info/canine-sar/become-a-sar-dog-handler/16-canine-sar/canine-sar/24-search-and-rescue-dogs-function-and-deployment. Accessed August 2, 2015.
18. Van De Werfhorst LC, Murray JL, Reynolds S, et al. Canine scent detection and microbial source tracking of human waste contamination in storm drains. *Water Environ Res*. 2014,86(6):550–558.
19. Van De Werfhorst LC, Murray JL, Reynolds S, et al. Canine scent detection and microbial source tracking of human waste contamination in storm drains. *Water Environ Res*. 2014,86(6):550–558; Jensen M. Bacteria sniffing canines help track sources of contamination in Kirkland's Juanita Creek and Seattle's Thornton Creek. *Kirkland Patch*. May 5, 2014. http://patch.com/washington/kirkland/bacteria-sniffing-canines-help-track-sources-of-contamination-in-kirklands-juanita-creek-and-seattles-thornton-creek. Accessed August 5, 2015.
20. Giant rats to sniff out tuberculosis. *Daily News*. December 15, 2003. https://www.newscientist.com/article/dn4488-giant-rats-to-sniff-out-tuberculosis/. Accessed August 1, 2015.

21. Swift N. The adventures of M.D. Levitt, M.D. *Annals of Improbable Res*. 2006,12(3):26.
22. Singh K, Connors SL, Maclin EA, et al. Sulforaphane treatment of autism spectrum disorder (ASD). *Proc Nat Acad Sci*. 2014,111(43):15550–15555.
23. Shelly, et al. Axillary odor: experimental strudy of the role of bacteria, apocrine sweat, and deodorants. AMA Arch of Derm Syphilol. 1953,68(3):430–446.
24. Algar J. Your own personal germ cloud: how your microbes follow you around. *Tech Times*. August 29, 2014. http://www.techtimes.com/articles/14373/20140829/your-own-personal-germ-cloud-how-your-microbes-follow-you-around.htm. Accessed August 2, 2015; Lax S, Smith DP, Hampton-Marcell J, et al. Longitudinal analysis of microbial interaction between humans and the indoor environment. *Science*. 2014,345(6200):1048–1052.
25. Campbell C, Gries R, Kashkin G, Gries G. Organosulphur constituents in garlic oil elicit antennal and behavioural responses from the yellow fever mosquito. *J Appl Entomol*. 2011,135:374–381.
26. Verhulst NO, Qiu YT, Beijleveld H, et al. Composition of human skin microbiota affects attractiveness to malaria mosquitoes. *PLoS One*. 2011,6(12):e28991.
27. Bouslimani A, Porto C, Rath CM, et al. Molecular cartography of the human skin surface in 3D. *Proc Natl Acad Sci USA*. 2015,112(17):e2120–e2129.
28. Bouslimani A, Porto C, Rath CM, et al. Molecular cartography of the human skin surface in 3D. *Proc Natl Acad Sci USA*. 2015,112(17):e2120–e2129.
29. Cooks RG, Jarmusch AK, Ferreira CR, Pirro V. Skin molecule maps using mass spectrometry. *Proc Natl Acad Sci USA*. 2015,112(17):5261–5262.
30. Troccaz M, Gaïa N, Beccucci S, et al. Mapping axillary microbiota responsible for body odours using a culture-independent approach. *Microbiome*. 2015,3(1):3.
31. Callewaert C, Buysschaert B, Vossen E, et al. Artificial sweat composition to grow and sustain a mixed human axillary microbiome. *J Microbiol Methods*. 2014,103:6–8.
32. Zaura E, Mira A. Editorial: the oral microbiome in an ecological perspective. *Front Cell Infect Microbiol*. 2015,5:39.
33. Oral chroma: aiming to set the standard in halitosis measuring devices. *Abimedical.* http://www.abimedical.com/en/medical/product_01.html. Accessed

August 1, 2015.

34. Muñoz-González C, Cueva C, Ángeles Pozo-Bayón M, and Moreno-Arribas MV. Ability of human oral microbiota to produce wine odorant aglycones from odourless grape glycosidic aroma precursors. *Food Chem*. 2015,187:112–119.

35. Piombino P, Genovese A, Esposito S, et al. Saliva from obese individuals suppresses the release of aroma compounds from wine. *PLoS ONE*. 2014,9(1):e85611.

36. Allaker RPJ. Investigations into the micro-ecology of oral malodour in man and companion animals. *J Breath Res*. 2010,4(1):017103.

37. Stumpf RM, Wilson BA, Rivera A, et al. The primate vaginal microbiome: comparative context and implications for human health and disease. *Am J Phys Anthropol*. 2013,152(Suppl 57):119–134.

38. Ravel J, Brotman RM, Gajer P, et al. Daily temporal dynamics of vaginal microbiota before, during and after episodes of bacterial vaginosis. *Microbiome*. 2013,1(1):29.

39. Nikolaitchouk N. *The Female Genital Tract Microbiota: Composition, Relation to Innate Immune Factors, and Effects of Contraceptives*. Vastra Frolunda, Sweden: University of Gothenburg,2009. https://gupea.ub.gu.se/bitstream/2077/20102/1/gupea_2077_20102_1.pdf. Accessed August 2, 2015; Nelson DB, Bellamy S, Odibo A, et al. Vaginal symptoms and bacterial vaginosis (BV): how useful is self-report? Development of a screening tool for predicting BV status. *Epidemiol Infect.* 2007,135(8):1369–1375.

40. Chaban B, Links MG, Jayaprakash TP, et al. Characterization of the vaginal microbiota of healthy Canadian women through the menstrual cycle. *Microbiome*. 2014,2:23.

41. Srinivasan S, Fredricks DN. The human vaginal bacterial biota and bacterial vaginosis. *Interdiscip Perspect Infect Dis*. 2008,2008:750479.

42. Cerda-Molina AL, Hernández-López L, De la O CE, et al. Changes in men's salivary testosterone and cortisol levels, and in sexual desire after smelling female axillary and vulvar scents. *Front Endocrinol* (*Lausanne*). 2013,4:159.

43. Vence T. Parsing the penis microbiome. *The Scientist*. May 29, 2014. http://www.the-scientist.com/?articles.view/articleNo/40092/title/Parsing-the-Penis-

Microbiome/. Accessed August 2, 2015.

44. Yandell K. Circumcision alters the penis microbiome. *The Scientist*. April 18, 2013. http://www.the-scientist.com/?articles.view/articleNo/35145/title/Circumcision-Alters-the-Penis-Microbiome/. Accessed August 2, 2015.

45. Vence T. Parsing the penis microbiome. *The Scientist*. May 29, 2014. http://www.the-scientist.com/?articles.view/articleNo/40092/title/Parsing-the-Penis-Microbiome/. Accessed August 2, 2015.

46. Fishy smell around penis: causes and solutions. *Health Anxiety & Panic Headquarters Symptoms Explained by Doctors*. http://www.scarysymptoms.com/2012/01/fishy-smell-around-penis-causes-and.html. Accessed August 2, 2015.

47. Wongchoosuk C, Lutz M, Kerdcharoen T. Detection and classification of human body odor using an electronic nose. *Sensors (Basel)*. 2009,9(9):7234–7249.

48. Bach JP, Gold M, Mengel D, et al. Measuring compounds in exhaled air to detect Alzheimer's disease and Parkinson's disease. *PLoS ONE*. 2015,10(7):e0132227.

49. De Meij TG, Larbi IB, Van der Schee MP, et al. Electronic nose can discriminate colorectal carcinoma and advanced adenomas by fecal volatile biomarker analysis: proof of principle study. *Int J Cancer*. 2014,134(5):1132–1138.

50. Arasaradnam RP, Covington JA, Harmston C, Nwokolo CU. Review article: next generation diagnostic modalities in gastroenterology—gas phase volatile compound biomarker detection. *Aliment Pharmacol Ther*. 2014,39(8):780–789.

51. Pluznick JL, Protzko RJ, Gevorgyan H, et al. Olfactory receptor responding to gut microbiota-derived signals plays a role in renin secretion and blood pressure regulation. *Proc Natl Acad Sci USA*. 2013,110(11):4410–4415.

52. Svoboda E. Scents and sensibility. *Psychology Today*. March 27, 2014. https://www.psychologytoday.com/articles/200712/scents-and-sensibility. Accessed August 1, 2015.

53. Svoboda E. Scents and sensibility. *Psychology Today*. March 27, 2014. https://www.psychologytoday.com/articles/200712/scents-and-sensibility. Accessed August 1, 2015.

54. Bolnick DI, Snowberg LK, Caporaso JG, et al. Major histocompatibility complex class IIb polymorphism influences gut microbiota composition and diversity.

Mol Ecol. October 2014,23(19):4831–4845.

55. Prada PA, Curran AM, Furton KG. *Human Scent Evidence*. Boca Raton, FL: CRC Press,2014.
56. Lin P, Bach M, Asquith M, et al. HLA-B27 and human β2-microglobulin affect the gut microbiota of transgenic rats. *PLoS ONE*. 2014,9(8):e105684.

第十二章 超级有机体洗心革面

1. Arumugam M, Raes J, Pelletier E, et al. Enterotypes of the human gut microbiome. *Nature*. 2011,473(7346):174–180.
2. Keim B. Gut-bacteria mapping finds three global varieties. *WIRED*. April 20, 2011. http://www.wired.com/2011/04/gut-bacteria-types/. Accessed Aug. 2, 2015; Bushman FD, Lewis JD, Wu GD. Diet, gut enterotypes and health: is there a link?*Nestle Nutr Inst Workshop Ser*. 2013,77:65–73.
3. Lim MY, Rho M, Song YM, et al. Stability of gut enterotypes in Korean monozygotic twins and their association with biomarkers and diet. *Sci Rep*. 2014,4:7348.
4. Knights D, Ward TL, McKinlay CE, et al. Rethinking "enterotypes" . *Cell Host Microbe*. 2014,16(4):433–437.
5. Hill C, Guarner F, Reid G, et al. Expert consensus document. The International Scientific Association for Probiotics and Prebiotics consensus statement on the scope and appropriate use of the term probiotic. *Nat Rev Gastroenterol Hepatol*. 2014,11(8):506–514.
6. Ritchie ML, Romanuk TN. A meta-analysis of probiotic efficacy for gastrointestinal diseases. *PLoS ONE*. 2012,7:e34938; Hill C, Guarner F, Reid G, et al. Expert consensus document. The International Scientific Association for Probiotics and Prebiotics consensus statement on the scope and appropriate use of the term probiotic. *Nat Rev Gastroenterol Hepatol*. 2014,11(8):506–514.
7. Hill C, Guarner F, Reid G, et al. Expert consensus document. The International Scientific Association for Probiotics and Prebiotics consensus statement on the scope and appropriate use of the term probiotic. *Nat Rev Gastroenterol Hepatol*. 2014,11(8):506–514.

8. Chung H, Pamp SJ, Hill JA, et al. Gut immune maturation depends on colonization with a host-specific microbiota. *Cell*. 2012,149(7):1578–1593.
9. Kolho KL, Korpela K, Jaakkola T, et al. Fecal microbiota in pediatric inflammatory bowel disease and its relation to inflammation. *Am J Gastroenterol*. 2015,110(6):921–930; Yang T, Santisteban MM, Rodriguez V, et al. Gut dysbiosis is linked to hypertension. *Hypertension*. 2015,65(6):1331–1340; Huang YJ, Nariya S, Harris JM, et al. The airway microbiome in patients with severe asthma: Associations with disease features and severity. *J Allergy Clin Immunol*. 2015,136(4):874–884.
10. Marlicz W, Loniewski I, Grimes DS, Quigley EM. Nonsteroidal anti-inflammatory drugs, proton pump inhibitors, and gastrointestinal injury: contrasting interactions in the stomach and small intestine. *Mayo Clin Proc*. 2014,89(12):1699–1709.
11. Gut bacteria may affect whether a statin drug lowers cholesterol. *Science Daily*. October 14, 2011. http://www.sciencedaily.com/releases/2011/10/111013184815.htm. Accessed August 3, 2015.
12. Björklund M, Ouwehand AC, Forssten SD, et al. Gut microbiota of healthy elderly NSAID users is selectively modified with the administration of Lactobacillus acidophilus NCFM and lactitol. *Age (Dordr)*. 2012,34(4):987–999.
13. Ursel, LK, Knight R. Xenobiotics and the human gut microbiome: metatranscriptomics reveal the active players. *Cell Metab*. 2013,17(3):317–318; McNulty NP, Yatsunenko T, Hsiao A, et al. The impact of a consortium of fermented milk strains on the gut microbiome of gnotobiotic mice and monozygotic twins. *Sci Transl Med*. 2011,3(106):106ra106.
14. German JB. The future of yogurt: scientific and regulatory needs. *Am J Clin Nutr*. 2014,99(5):1271S–1278S.
15. Kumar N, Behera B, Sagiri SS, et al. Bacterial vaginosis: etiology and modalities of treatment—a brief note. *J Pharm Bioallied Sci*. 2011,3(4):496–503.
16. Vaughn AR, Sivamani RK. Effects of fermented dairy products on skin: a systematic review. *J Altern Complement Med*. 2015,21(7):380–385.
17. Terai T, Okumura T, Imai S, et al. Screening of probiotic candidates in human oral bacteria for the prevention of dental disease. *PLoS ONE*.

2015,10(6):e0128657.

18. Zemanick ET, Sagel SD, Harris JK. The airway microbiome in cystic fibrosis and implications for treatment. *Curr Opin Pediatr*. 2011,23(3):319–324.
19. Festi D, Schiumerini R, Eusebi LH, et al. Gut microbiota and metabolic syndrome. *World J Gastroenterol*. 2014,20(43):16079–16094.
20. Nurmi E, Rantala M. New aspects of Salmonella infection in broiler production. *Nature*. 1973,241(5386):210–211.
21. Patterson JA, Burkholder KM. Application of prebiotics and probiotics in poultry production. *Poult Sci*. 2003,82(4):627–663.
22. Wolfenden AW, Pixley CM, Higgins JP, et al. Evaluation of spray application of a *Lactobacillus*-based probiotic on *Salmonella enteritidis* colonization in broiler chickens. *Int J Poult Sci*. 2007,6(7):493–496.
23. Schneitz C. Competitive exculsion in poultry—30 years of research. *Food Control*. 2005,16(8):657–667.
24. Direct-fed microbials (probiotics) in calf diets. *A BAMN Publication*. http://www.aphis.usda.gov/animal_health/nahms/dairy/downloads/bamn/BAMN11_Probiotics.pdf. Accessed August 5, 2015.
25. Zhang WH, Jiang Y, Zhu QF, et al. Sodium butyrate maintains growth performance by regulating the immune response in broiler chickens. *Br Poult Sci*. 2011,52(3):292–301; Fang CL, Sun H, Wu J, et al. Effects of sodium butyrate on growth performance, haematological and immunological characteristics of weanling piglets. *J Anim Physiol Anim Nutr*. 2014,98:680–685.
26. Honneffer JB, Minamoto Y, Suchodolski JS. Microbiota alterations in acute and chronic gastrointestinal inflammation of cats and dogs. *World J Gastroenterol*. 2014,20(44):16489–16497; Suchodolski JS, Dowd SE, Wilke V, et al. 16S rRNA gene pyrosequencing reveals bacterial dysbiosis in the duodenum of dogs with idiopathic inflammatory bowel disease. *PLoS ONE*. 2012,7(6):e39333; Rodrigues Hoffmann A, Patterson AP, Diesel A, et al. The skin microbiome in healthy and allergic dogs. *PLoS ONE*. 2014,9(1):e83197.
27. Strompfová V, Plachá I, Čobanovál K, et al. Experimental addition of *Eleutherococcus senticosus* and probiotic to the canine diet. *Open Life Sciences*. 2012,7(3):436–447.

28. Grześkowiak Ł, Endo A, Beasley S, Salminen S. Microbiota and probiotics in canine and feline welfare. *Anaerobe*. 2015,34:14–23.
29. Raditic DM. Complementary and integrative therapies for lower urinary tract diseases. *Vet Clin North Am Small Anim Pract*. 2015,45(4):857–878.
30. Rossi G, Pengo G, Caldin M, et al. Comparison of microbiological, histological, and immunomodulatory parameters in response to treatment with either combination therapy with prednisone and metronidazole or probiotic VSL#3 strains in dogs with idiopathic inflammatory bowel disease. *PLoS ONE*. 2014,9(4):e94699.
31. Rossi G, Pengo G, Caldin M, et al. Comparison of microbiological, histological, and immunomodulatory parameters in response to treatment with either combination therapy with prednisone and metronidazole or probiotic VSL#3 strains in dogs with idiopathic inflammatory bowel disease. *PLoS ONE*. 2014,9(4):e94699.
32. Suchodolski JS, Foster ML, Sohail MU, et al. The fecal microbiome in cats with diarrhea. *PLoS ONE*. 2015,10(5):e0127378.
33. Cook AK. How to manage feline chronic diarrhea, part Ⅱ: treatment. *DVM 360*. July 1, 2010. http://veterinarymedicine.dvm360.com/how-manage-feline-chronic-diarrhea-part-ii-treatment. Accessed August 4, 2015; Levy D. The use of probiotics in cats with renal failure. *The Nest*. http://pets.thenest.com/use-probiotics-cats-renal-failure-11104.html. Accessed August 4, 2015.
34. Cornell University College of Veterinary Medicine. *The Feline Health Center*. http://www.vet.cornell.edu/fhc/health_information/brochure_ibd.cfm. Accessed August 4, 2015.
35. Accepted claims about the nature of probiotic microorganisms in food. *Health Canada*. April 2009. http://www.hc-sc.gc.ca/fn-an/label-etiquet/claims-reclam/probiotics_claims-allegations_probiotiques-eng.php. Accessed August 4, 2015.

第十三章　与你的微生物群系私语

1. Cani PD, Everard A. Talking microbes: when gut bacteria interact with diet and host organs. *Mol Nutr Food Res*. July 16, 2015. doi: 10.1002/mnfr.201500406.

2. Abrahamsson TR, Jakobsson HE, Andersson AF, et al. Low gut microbiota diversity in early infancy precedes asthma at school age. *Clin Exp Allergy*. 2014,44(6):842–850; Scher JU, Ubeda C, Artacho A, et al. Decreased bacterial diversity characterizes the altered gut microbiota in patients with psoriatic arthritis, resembling dysbiosis in inflammatory bowel disease. *Arthritis Rheumatol*. 2015,67(1):128–139; Shankar V, Hamilton MJ, Khoruts A, et al. Species and genus level resolution analysis of gut microbiota in Clostridium difficile patients following fecal microbiota transplantation. *Microbiome*. 2014,2:13; Hullar MA, Lampe JW. The gut microbiome and obesity. *Nestle Nutr Inst Workshop Ser*. 2012,73:67–79.
3. Clemente JC, Pehrsson EC, Blaser MJ, et al. The microbiome of uncontacted Amerindians. *Sci Adv*. 2015,1(3). pii: e1500183.
4. Hurtado AM, Lambourne CA, James P, et al. Human rights, biomedical science, and infectious diseases among south american indigenous groups. *Annu. Rev. Anthropol*. 2005,34:639–665; Hames R, Kusara J. The nexus of Yanomamo growth, health and demography. In: Salzano FM, Magdalena Hurtado A, eds. *Lost Paradises and the Ethics of Research and Publication*. New York, NY: Oxford University Press,2003:Chapter 7.
5. Goering L. Invasion of gold miners threat to Brazilian tribe. *Chicago Tribune*. September 3, 1996. http://articles.chicagotribune.com/1996-09-03/news/9609030156_1_miners-yanomami-land-brazilian-tribe. Accessed September 14, 2015.
6. Mancilha-Carvalho JJ, Souza e Silva NA. The Yanomami Indians in the INTERSALT study. *Arq Bras Cardiol*. 2004,80(3):289–300; Mancilha-Carvalho JJ, Crews DE. Lipid profiles of Yanomamo Indians. *Prevent Med*. 1990,19:66–75.
7. Hidalgo G, Marini E, Sanchez W, et al. The nutrition transition in the Venezuelan Amazonia: increased overweight and obesity with transculturation. *Amer J Human Biol.* 2014,26(5):710–712.
8. Kahouli I, Tomaro-Duchesneau C, Prakash S. Probiotics in colorectal cancer (CRC) with emphasis on mechanisms of action and current perspectives. *J. Med. Microbiol*. 2013, 62:1107–1123.
9. Mima K, Nishihara R, Qian ZR, et al. Fusobacterium nucleatum in colorectal

carcinoma tissue and patient prognosis. *Gut*. 2015. pii: gutjnl-2015-310101.

10. Gao Z, Guo B, Gao R, et al. Probiotics modify human intestinal mucosa-associated microbiota in patients with colorectal cancer. *Mol Med Rep*. 2015,12(4):6119–6127.
11. Nakayama J, Watanabe K, Jiang J, et al. Diversity in gut bacterial community of school-age children in Asia. *Sci Rep*. 2015,5:8397.
12. Ruengsomwong S, Korenori Y, Sakamoto N, et al. Senior Thai fecal microbiota comparison between vegetarians and non-vegetarians using PCR-DGGE and real-time PCR. *J Microbiol Biotechnol*. 2014,24:1026–1033.
13. La-Ongkham O, Nakphaichit M, Leelavatcharamas V, et al. Distinct gut microbiota of healthy children from two different geographic regions of Thailand. *Arch Microbiol*. 2015,197(4):561–573.
14. Kemppainen KM, Ardissone AN, Davis-Richardson AG, et al. Early childhood gut microbiomes show strong geographic differences among subjects at high risk for type 1 diabetes. *Diabetes Care*. 2015,38(2):329–332.
15. Li J, Quinque D, Horz HP, et al. Comparative analysis of the human saliva microbiome from different climate zones: Alaska, Germany, and Africa. *BMC Microbiol*. 2014,14:316.
16. Rutherford ST, Bassler BL. Bacterial quorum sensing: its role in virulence and possibilities for its control. *Cold Spring Harb Perspect Med*. 2012,2(11). pii: a012427.
17. Sturme MH, Francke C, Siezen RJ, et al. Making sense of quorum sensing in lactobacilli: a special focus on *Lactobacillus plantarum* WCFS1. *Microbiology*. 2007,153(Pt 12):3939–3947.
18. Viswanathan VK. Sensing bacteria, without bitterness?*Gut Microbes*. 2013,4(2):91–93.
19. LaSarre B, Federle MJ. Exploiting quorum sensing to confuse bacterial pathogens. *Microbiol Mol Biol Rev*. 2013,77(1):73–111.
20. Ivanova K, Fernandes MM, Mendoza E, Tzanov T. Enzyme multilayer coatings inhibit *Pseudomonas aeruginosa* biofilm formation on urinary catheters. *Appl Microbiol Biotechnol*. 2015,99(10):4373–4385.
21. Aggarwal C, Jimenez JC, Lee H. Identification of quorum-sensing inhibitors

disrupting signaling between Rgg and short hydrophobic peptides in Streptococci. *MBio*. 2015,6(3):e00393–e15.

22. Hsiao A, Ahmed AM, Subramanian S, et al. Members of the human gut microbiota involved in recovery from *Vibrio cholerae* infection. *Nature*. 2014,515(7527):423–426.
23. Barrangou R, Horvath P. The CRISPR system protects microbes against phages, plasmids. *Microbe* 2009,4(5):224–230.
24. Doudna JA, Charpentier E. Genome editing. The new frontier of genome engineering with CRISPR-Cas9. *Science*. 2014,346(6213):1258096.
25. Zimmer C. Breakthrough DNA editor borne of bacteria. *Quanta Magazine*. February 6, 2015. https://www.quantamagazine.org/20150206-crispr-dna-editor-bacteria/. Accessed October 11, 2015.
26. Virus-cutting enzyme helps bacteria remember a threat. *Science News*. February 20, 2015. http://newswire.rockefeller.edu/2015/02/20/virus-cutting-enzyme-helps-bacteria-remember-a-threat/. Accessed August 6, 2015.
27. Hynes AP, Villion M, Moineau S. Adaptation in bacterial CRISPR-Cas immunity can be driven by defective phages. *Nat Commun*. 2014,5:4399.
28. Paez-Espino D, Morovic W, Sun CL, et al. Strong bias in the bacterial CRISPR elements that confer immunity to phage. *Nature Comm*. 2013,4:1430.
29. Levy A, Goren MG, Yosef I, et al. CRISPR adaptation biases explain preference for acquisition of foreign DNA. *Nature*. 2015,520(7548):505–510.
30. Ratner HK, Sampson TR, Weiss DS. I can see CRISPR now, even when phage are gone: a view on alternative CRISPR-Cas functions from the prokaryotic envelope. *Curr Opin Infect Dis*. 2015,28(3):267–274.
31. The CRISPR revolution. *Science AAAS*. http://www.sciencemag.org/site/extra/crispr/?intcmp=HP-COLLECTION-PROMO-crispr. Accessed August 7, 2015.

第十四章　微生物对大脑的影响

1. Jensen T. Democrats and Republicans differ on conspiracy theory beliefs. *Public Policy Polling*. April 2, 2013. http://www.publicpolicypolling.com/pdf/2011/PPP_Release_National_ConspiracyTheories_040213.pdf. Accessed August 11, 2015.

2. Dinan TG, Stilling RM, Stanton C, Cryan JF. Collective unconscious: how gut microbes shape human behavior. *J Psychiatr Res* 2015,63:1–9.
3. Stilling RM, Dinan TG, Cryan JF. The brain's Geppetto-microbes as puppeteers of neural function and behaviour? *J Neurovirol*. 2015. doi: 10.1007/s13365-015-0355-x.
4. Jackson AC. Diabolical effects of rabies encephalitis. *J Neurovirol*. 2015. doi:10.1007/s13365-015-0351-1.
5. Stilling RM, Dinan TG, Cryan JF. The brain's Geppetto-microbes as puppeteers of neural function and behaviour? *J Neurovirol*. 2015. doi: 10.1007/s13365-015-0355-x.
6. Hadhazy A. Think twice: how the gut's "second brain" influences mood and well-being. *Scientific American*. February 12, 2010. http://www.scientificamerican.com/article/gut-second-brain/. Accessed August 11, 2015.
7. Stilling RM, Bordenstein SR, Dinan TG, Cryan JF. Friends with social benefits: host-microbe interactions as a driver of brain evolution and development?*Front Cell Infect Microbiol*. 2014,4:147.
8. Alcock J, Maley CC, and Aktipis CA. Is eating behavior manipulated by the gastrointestinal microbiota? Evolutionary pressures and potential mechanisms. *BioEssays* 2014,36:940–949.
9. Manach C, Scalbert A, Morand C, et al. Polyphenols: food sources and bioavailability. *Am J Clin Nutr*. 2004,79(5):727–747.
10. Cardona F, Andrés-Lacueva C, Tulipan S, et al. Benefits of polyphenols on gut microbiota and implications in human health. *J Nutr Biochem*. 2013,24(8):1415–1422.
11. Alcock J. Maley CC, Aktipis CA. Is eating behavior manipulated by the gastrointestinal microbiota?Evolutionary pressures and potential mechanisms. *BioEssays*. 2014,36: 940–949; Rezzi S, Ramadan Z, Martin FP, et al. Human metabolic phenotypes link directly to specific dietary preferences in healthy individuals. *J Proteome Res*. 2007,6(11):4469–4477.
12. De Filippo C, Cavalieri D, Di Paola M, et al. Impact of diet in shaping gut microbiota revealed by a comparative study in children from Europe and rural Africa. *Proc Natl Acad Sci USA*. August 17, 2010,107(33):14691–14696.

13. Norris V, Molina F, Gewirtz AT. Hypothesis: bacteria control host appetites. *J Bacteriol*. 2013,195(3):411–416.
14. Alcock J, Maley CC, Aktipis CA. Is eating behavior manipulated by the gastrointestinal microbiota? Evolutionary pressures and potential mechanisms. *BioEssays*. 2014,36:940–949.
15. Norris V, Molina F, Gewirtz AT. Hypothesis: bacteria control host appetites. *J Bacteriol*. 2013,195(3):411–416.
16. Lyte M. Microbial endocrinology: host-microbiota neuroendocrine interactions influencing brain and behavior. *Gut Microbes*. 2014,5(3):381–389.
17. Lyte M. Microbial endocrinology: host-microbiota neuroendocrine interactions influencing brain and behavior. *Gut Microbes*. 2014,5(3):381–389; Dinan TG, Stilling RM, Stanton C, Cryan JF. Collective unconscious: how gut microbes shape human behavior. *J Psychiatr Res*. 2015,63:1–9; Thomas CM, Hong T, van Pijkeren JP, et al. Histamine derived from probiotic *Lactobacillus reuteri* suppresses TNF via modulation of PKA and ERK signaling. *PLoS ONE*. 2012,7(2):e31951.
18. http://www.scientificamerican.com/article/gut-second-brain/. Accessed August 11, 2015; Berger M, Gray JA, Roth BL. The expanded biology of serotonin, *Annu Rev Med*. 2009,60:355–366.
19. Yano JM, Yu K, Donaldson GP, et al. Indigenous bacteria from the gut microbiota regulate host serotonin biosynthesis. *Cell*. 2015,161(2):264–276; Ridaura V, Belkaid Y. Gut microbiota: the link to your second brain. *Cell*. 2015,161(2):193–194.
20. Stilling RM, Dinan TG, Cryan JF. Microbial genes, brain & behaviour—epigenetic regulation of the gut-brain axis. *Genes Brain Behav*. 2014,13(1):69–86; Borre YE, Moloney RD, Clarke G. The impact of microbiota on brain and behavior: mechanisms & therapeutic potential. *Adv Exp Med Biol*. 2014,817:373–403.
21. Stilling RM, Ryan FJ, Hoban AE, et al. Microbes & neurodevelopment—absence of microbiota during early life increases activity-related transcriptional pathways in the amygdala. *Brain Behav Immun*. 2015,50:209–220.
22. Desbonnet L, Clarke G, Shanahan F, et al. Microbiota is essential for social

development in the mouse. *Mol Psychiatry*. 2014,19(2):146–148.

23. Stilling RM, Bordenstine SR, Dinan TG, Cryan JF. Friends with social benefits: host-microbe interactions as a driver of brain evolution and development? *Front Cell Infect Microbiol*. 2014,4:147. doi: 10.3389/fcimb.2014.00147.
24. Dinan TG, Stilling RM, Stanton C, Cryan JF. Collective unconscious: how gut microbes shape human behavior. *J Psychiatr Res*. 2015,63:1–9.
25. Desbonnet L, Clarke G, Traplin A, et al. Gut microbiota depletion from early adolescence in mice: implications for brain and behaviour. *Brain Behav Immun*. 2015,48:165–173.
26. Dinan TG, Stilling RM, Stanton C, Cryan JF. Collective unconscious: how gut microbes shape human behavior. *J Psychiatr Res*. 2015,63:1–9.
27. Galland L. The gut microbiome and the brain. *J Med Food*. 2014,17(12):1261–1272.
28. Groeger D, O'Mahony L, Murphy EF, et al. *Bifidobacterium infantis* 35624 modulates host inflammatory processes beyond the gut. *Gut Microbes*. 2013,4(4):325–339.
29. Brooks M. Top 10 most prescribed, top-selling drugs. Medscape Medical News, *WebMD*. August 5, 2014. http://www.webmd.com/news/20140805/top-10-drugs. Accessed August 13, 2015.
30. Aripiprazole. *MedlinePlus*. http://www.nlm.nih.gov/medlineplus/druginfo/meds/a603012.html. Accessed August 17, 2015.
31. Pritchard C, Rosenorn-Lanng E. Neurological deaths of American adults (55–74) and the over 75's by sex compared with 20 Western countries 1989–2010: cause for concern. *Surg Neurol Int*. 2015,6:123.
32. 2015 Alzheimer's disease facts and figures. Alzheimer's Assocation. http://www.alz.org/facts/. Accessed August 14, 2015.
33. CDC estimates 1 in 68 children has been identified with autism spectrum disorder. Centers for Disease Control and Prevention. March 27, 2014. http://www.cdc.gov/media/releases/2014/p0327-autism-spectrum-disorder.html. Accessed August 14, 2015.
34. Children's mental health—new report. Centers for Disease Control and Prevention. http://www.cdc.gov/features/childrensmentalhealth/. Accessed

August 14, 2015.

35. Savignac HM, Tramullas M, Kiely B, et al. Bifidobacteria modulate cognitive processes in an anxious mouse strain. *Behav Brain Res*. 2015,287:59–72.

36. Savignac HM, Kiely B, Dinan TG, Cryan JF. Bifidobacteria exert strain-specific effects on stress-related behavior and physiology in BALB/c mice. *Neurogastroenterol Motil*. 2014,26(11):1615–1627.

37. Langkamp-Henken B, Rowe CC, Ford AL, et al. *Bifidobacterium bifidum* R0071 results in a greater proportion of healthy days and a lower percentage of academically stressed students reporting a day of cold/flu: a randomised, double-blind, placebo-controlled study. *Br J Nutr*. 2015,113(3):426–434. doi: 10.1017/S0007114514003997.

38. Hilimire MR, DeVylder JE, Forestell CA. Fermented foods, neuroticism, and social anxiety: an interaction model. *Psychiatry Res*. 2015,228(2):203–208.

39. Mohammadi AA, Jazayeri S, Khosravi-Darani K, et al. The effects of probiotics on mental health and hypothalamic-pituitary-adrenal axis: a randomized, double-blind, placebo-controlled trial in petrochemical workers. *Nutr Neurosci*. April 16, 2015. http://dx.doi.org/10.1179/1476830515Y.0000000023. doi: 10.1179/1476830515Y.0000000023.

40. Tarr AJ, Galley JD, Fisher SE, et al. The prebiotics 3'Sialyllactose and 6'Sialyllactose diminish stressor-induced anxiety-like behavior and colonic microbiota alterations: evidence for effects on the gut-brain axis. *Brain Behav Immun*. 2015,50:166–177.

41. Yu ZT, Chen C, Newburg DS. Utilization of major fucosylated and sialylated human milk oligosaccharides by isolated human gut microbes. *Glycobiology*. 2013,23(11):1281–1292.

42. Tarr AJ, Galley JD, Fisher SE, et al. The prebiotics 3'Sialyllactose and 6'Sialyllactose diminish stressor-induced anxiety-like behavior and colonic microbiota alterations: evidence for effects on the gut-brain axis. *Brain Behav Immun*. 2015,50:166–177.

43. Schmidt K, Cowen PJ, Harmer CJ, et al. Prebiotic intake reduces the waking cortisol response and alters emotional bias in healthy volunteers. *Psychopharmacology (Berl)*. 2015,232(10):1793–1801.

44. Vandenplas Y, Zakharova I, Dmitrieva Y. Oligosaccharides in infant formula: more evidence to validate the role of prebiotics. *Br J Nutr*. 2015,113(9):1339–1344.
45. Giovannini M, Verduci E, Gregori D, et al. Prebiotic effect of an infant formula supplemented with galacto-oligosaccharides: randomized multicenter trial. *J Am Coll Nutr*. 2014,33(5):385–393.
46. Dinan TG, Stilling RM, Stanton C, Cryan JF. Collective unconscious: how gut microbes shape human behavior. *J. Psychiatr Res*. 2015,63:1–9.

第十五章　你不会伤害我吧?

1. Bisphenol A (BPA). National Institute of Environmental Health Sciences. https://www.niehs.nih.gov/health/topics/agents/sya-bpa/. Accessed August 8, 2015; Toxicological profile for Bisphenol A. California Environmental Protection Agency. September 2009. http://www.opc.ca.gov/webmaster/ftp/project_pages/MarineDebris_OEHHA_ToxProfiles/Bisphenol%20A%20Final.pdf. Accessed August 8, 2015.
2. Braniste V, Jouault A, Gaultier E, et al. Impact of oral bisphenol A at reference doses on intestinal barrier function and sex differences after perinatal exposure in rats. *Proc Natl Acad Sci USA*. 2010,107(1):448–453.
3. Bisphernol A: EU ban on baby bottles to enter into force tomorrow. European Commission. January 2011. http://europa.eu/rapid/press-release_IP-11-664_en.htm. Accessed August 8, 2015.
4. Summary of bisphernol A (BPA) regulation (2nd edition). *Modern Testing Services*. May 29, 2013. http://www.mts-global.com/en/technical_update/CPIE-018-13.html. Accessed August 8, 2015; Walsh B. Why the FDA hasn't banned potentially toxic BPA (yet). *Time*. April 3, 2012. http://content.time.com/time/health/article/0,8599,2110902,00.html. Accessed August 8, 2015.
5. Environment. European Union. http://europa.eu/pol/env/index_en.htm. Accessed August 8, 2015.
6. Food additives alter gut microbes, cause diseases in mice. NIH Research Matters. March 16, 2015. http://www.nih.gov/news-events/nih-research-matters/food-

additives-alter-gut-microbes-cause-diseases-mice#.Vk3xrquBIrg.email. Accessed August 8, 2015.

7. Food additives alter gut microbes, cause diseases in mice. NIH Research Matters. March 16, 2015. http://www.nih.gov/news-events/nih-research-matters/food-additives-alter-gut-microbes-cause-diseases-mice#.Vk3xrquBIrg.email. Accessed August 8, 2015.

8. Wilson ID, Nicholson JK. The modulation of drug efficacy and toxicity by the gut microbiome. In: Kochhar S, Martin F-P, eds. *Metabonomics and Gut Microbiota in Nutrition and Disease, Molecular and Integrative Toxicology*. New York, NY: Humana Press,2015.

9. Myhr AI. The pecautionary principle in GMO regulations. In: Traavic T, Chiang LL, eds. *Biosafety First*. Trondheim, Norway: Tapir Academic Publishers, 2007:Chapter 29; Germany joins ranks of anti-GMO countries. EurActiv.com. April 15, 2009. http://www.euractiv.com/cap/germany-joins-ranks-anti-gmo-cou-news-221725. Accessed August 17, 2015.

10. Lima IS, Baumeier NC, Rosa RT, et al. Influence of glyphosate in planktonic and biofilm growth of *Pseudomonas aeruginosa. Braz. J. Microbiol*. 2014,45(3):971–975.

11. Druille M, Cabello MN, Garcia Parisi PA, et al. Glyphosate vulnerability explains changes in root-symbionts propagules viability in pampean grasslands. *Agric Ecosys Environ* 2015,202:48–55.

12. Kurenback B, Marjoshi D, Amábile-Cuevas CF, et al. Sublethal exposure to commercial formulations of the herbicides dicamba, 2,4-dichlorophenoxyacetic acid, and glyphosate cause changes in antibiotic susceptibility in *Escherichia coli* and *Salmonella enterica* serovar typhimurium. *MBio*. 2015,6(2):e00009–15.

13. Shehata AA, Schrödl W, Aldin AA, et al. The effect of glyphosate on potential pathogens and beneficial members of poultry microbiota in vitro. *Curr Microbiol*. 2013,66(4):350–358.

14. Schrödl W, Krüger S, Konstantinova-Müller T, et al. Possible effects of glyphosate on Mucorales abundance in the rumen of dairy cows in Germany. *Curr Microbiol.* 2014,69:817–823; Ackermann W, Coenen M, Schrödl W, et al. The influence of glyphosate on the microbiota and production of botulinum

neurotoxin during ruminal fermentation. *Curr. Microbiol*. 2015,70:374–382; Krueger M, Shehata AA, Schroedl W, Rodloff A. Glyphosate suppresses the antagonistic effect of *Enterococcus* spp. on *Clostridium botulinum*. *Anaerobe*. 2013,20:74–78.

15. Venugopalan V, Shriner KA, Wong-Beringer A. Regulatory oversight and safety of probiotic use. *Emerging Infectious Diseases*. 2010:16(11). http://wwwnc.cdc.gov/eid/article/16/11/10-0574_article. Accessed August 10, 2015.
16. Lactobacillus acidophilus. University of Maryland Medical Center. http://umm.edu/health/medical/altmed/supplement/lactobacillus-acidophilus. Accessed August 10, 2015.
17. DeLancey S. FDA: DDS probiotic products seized. *FDA News Release. FDA*. June 7, 2011. http://www.fda.gov/NewsEvents/Newsroom/PressAnnouncements/ucm258155.htm. Accessed August 10, 2015.
18. Bubnov RV, Spivak MY, Lazarenko LM, et al. Probiotics and immunity: provisional role for personalized diets and disease prevention. *EPMA J*. 2015,6(1):14.
19. Mueller NT, Bakacs E, Combellick J, et al. The infant microbiome development: mom matters. *Trends Mol Med*. 2015,21(2):109–117.
20. Fasano A. Intestinal permeability and its regulation by zonulin: diagnostic and therapeutic implications. *Clin Gastroenterol Hepatol*. 2012,10(10):1096–1100; Venkatesh M, Mukherjee S, Wang H, et al. Symbiotic bacterial metabolites regulate gastrointestinal barrier function via the xenobiotic sensor PXR and Toll-like receptor 4. *Immunity*. 2014,41(2):296–310.
21. Mathur R, Barlow GM. Obesity and the microbiome. *Expert Rev Gastroenterol Hepatol*. 2015,9(8):1087–1099.
22. Flichy-Fernández AJ, Ata-Ali J, Alegre-Domingo T, et al. The effect of orally administered probiotic *Lactobacillus reuteri*-containing tablets in peri-implant mucositis: a double-blind randomized controlled trial. *J Periodontal Res*. 2015,50(6):775–785.
23. Martínez-Peña MD, Castro-Escarpulli G, Aguilera-Arreola MG. Lactobacillus species isolated from vaginal secretions of healthy and bacterial vaginosis-intermediate Mexican women: a prospective study. *BMC Infect Dis*.

2013,13:189.

24. Percopo CM, Rice TA, Brenner TA, et al. Immunobiotic Lactobacillus administered post-exposure averts the lethal sequelae of respiratory virus infection. *Antiviral Res*. 2015,121:109–119.

25. Zelaya H, Tada A, Vizoso-Pinto MG, et al. Nasal priming with immunobiotic *Lactobacillus rhamnosus* modulates inflammation-coagulation interactions and reduces influenza virus-associated pulmonary damage. *Inflamm Res*. 2015,64(8):589–602.

26. Satoh T, Murata M, Iwabuchi NM, et al. Effect of *Bifidobacterium breve* B-3 on skin photoaging induced by chronic UV irradiation in mice. *Benef Microbes*. 2015,6(4):497–504.

27. Ra J, Lee DE, Kim SH, et al. Effect of oral administration of *Lactobacillus plantarum* HY7714 on epidermal hydration in ultraviolet B-irradiated hairless mice. *J Microbiol Biotechnol*. 2014,24(12):1736–1743.

28. Nodake Y, Matsumoto S, Miura R, et al. Pilot study on novel skin care method by augmentation with *Staphylococcus epidermidis*, an autologous skin microbe—a blinded randomized clinical trial. *J Dermatol Sci*. 2015,79(2):119-126.

29. Beganović J, Pavunc AL, Gjuračić K, et al. Improved sauerkraut production with probiotic strain *Lactobacillus plantarum* L4 and *Leuconostoc mesenteroides* LMG 7954. *Journal of Food Science*. 2011,76(2):M124–129.

30. Jung JY, Lee SH, Kim JM, et al. Metagenomic analysis of kimchi, a traditional Korean fermented food. *Appl. Environ. Microbiol*. 2011,77(7):2264–2274.

31. Vīna I, Semjonovs P, Linde R, Deniņa I. Current evidence on physiological activity and expected health effects of kombucha fermented beverage. *J Med Food*. 2014,17(2):179–188. doi:10.1089/jmf.2013.0031.

32. Tsai Y-H. Degradation of histamine by *Lactobacillus plantarum* D103 isolated from miso, a fermented soybean food. International Association for Food Protection. *2015 Annual Conference*. Abstract # P2-215.

33. Watanabe N, Fujimoto K, Aoki H. Antioxidant activities of the water-soluble fraction in tempeh-like fermented soybean (GABA-tempeh). *Int J Food Sci Nutr*. 2007,58(8):577–587.

34. Dlusskaya E, Jänsch A, Schwab C, Gänzle M. Microbial and chemical analysis

of a kvass fermentation. *Eur Food Res Technol*. 2008,227:261–266.

35. Osvik RD, Superstad S, Breines E, et al, Bacterial diversity of amasi, a South African fermented milk product, determined by clone library and denaturing gradient gel electrophoresis analysis. *Afr J Microbiol Res*. 2013,7(32):4146–4158.
36. Puerari C, Magalhães-Guedes KT, Schwan RF. Physicochemical and microbiological characterization of chicha, a rice-based fermented beverage produced by Umutina Brazilian Amerindians. *Food Microbiol*. 2015,46:210–217.
37. Hughes C, Davoodi-Semiromi Y, Colee JC, et al. Galactooligosaccharide supplementation reduces stress-induced gastrointestinal dysfunction and days of cold or flu: a randomized, double-blind, controlled trial in healthy university students. *Amer J Clin Nutr*. 2011,93:1305–1311.
38. Get active. Let's move! letsmove.gov. http://www.letsmove.gov/get-active. Accessed August 9, 2015; Physical activity. In: Workplace Health Promotion. Centers for Disease Control and Prevention. http://www.cdc.gov/workplacehealthpromotion/implementation/topics/physical-activity.html. Accessed August 9, 2015; Belza B, PRC-HAN Physical Activity Conference Planning Workgroup. Moving Ahead: Strategies and tools to plan, conduct, and maintain effective community-based physical activity programs for older adults: a brief guide. Centers for Disease Control and Prevention. Atlanta, GA,2007. http://www.cdc.gov/aging/pdf/community-based_physical_activity_programs_for_older_adults.pdf. Accessed August 9, 2015.
39. Bermon S, Petriz B, Kajėnienė A, et al. The microbiota: an exercise immunology perspective. *Exerc Immunol Rev*. 2015,21:70–79.
40. Kang SS, Jeraldo PR, Kurti A, et al. Diet and exercise orthogonally alter the gut microbiome and reveal independent associations with anxiety and cognition. *Mol Neurodegener*. 2014,9:36.
41. Evans CC, LePard K, Kwak JW, et al. Exercise prevents weight gain and alters the gut microbiota in a mouse model of high fat diet-induced obesity. *PLoS ONE*. 9(3):e92193.
42. Allen JM, Berg Miller ME, Pence BD, et al. Voluntary and forced exercise

differentially alters the gut microbiome in C57BL/6J mice. *J Appl Physiol*. 2015,118(8):1059–1066.
43. Choi JJ, Eum SY, Rampersaud EM, et al. Exercise attenuates PCB-induced changes in the mouse gut microbiome. *Environ Health Perspect*. 2013,121:725–730.
44. Maurois A. *The Life of Sir Alexander Fleming, Discoverer of Penicillin*. New York, NY: E.P. Dutton & Co., 1956; Brown, K. *Penicillin Man: Alexander Fleming and the Antibiotic Revolution*. The History Press, Kindle version,2013.

关于益生菌的参考资料

1. FDA reconsiders IND requirement for food research. International Scientific Association for Probiotics and Prebiotics. ISAPP Annual Meeting. http://www.isapp.net/Home. Accessed August 10, 2015.
2. FDA reconsiders IND requirement for food research. International Scientific Association for Probiotics and Prebiotics. ISAPP Annual Meeting. http://www.isapp.net/Probiotics-and-Prebiotics/Resources. Accessed August 10, 2015.
3. Probiotics for GI Health in 2012: issues and updates. *Primary Issues*. http://www.isapp.net/Portals/0/docs/News/merenstein%20sanders%20CME%20Probiotics.pdf. Accessed August 10, 2015.
4. Skokovic-Sunjic D. Clinical guide to probiotic supplements available in Canada (2015 edition). Indications, dosage forms, and clinical evidence to date. Alliance for Educataion on Probiotics. http://www.isapp.net/Portals/0/docs/clincial%20guide%20canada.pdf. Accessed August 10, 2015.
5. Varankovich NV, Nickerson MT, Korber DR. Probiotic-based strategies for therapeutic and prophylactic use against multiple gastrointestinal diseases. *Front Microbiol*. 2015,6:685; Bubnov et al. *EPMA J*. July 14, 2015,6(1):14.
6. Dao MC, Everard A, Aron-Wisnewsky J, et al. *Akkermansia muciniphila* and improved metabolic health during a dietary intervention in obesity: relationship with gut microbiome richness and ecology. *Gut*. June 22, 2015. pii: gutjnl-2014-308778.
7. Centanni M, Turroni S, Rampelli S, et al. *Bifidobacterium animalis* ssp. lactis BI07 modulates the tumor necrosis factor alpha-dependent imbalances of the

enterocyte-associated intestinal microbiota fraction. *FEMS Microbiol Lett*. 2014,357(2):157–163.

8. Izumi H, Minegishi M, Sato Y, et al. *Bifidobacterium breve* alters immune function and ameliorates DSS-induced inflammation in weanling rats. *Pediatr Res*. 2015,78(4):407–416.

9. Zuo L, Yuan KT, Yu L, et al. *Bifidobacterium infantis* attenuates colitis by regulating T cell subset responses. *World J Gastroenterol*. 2014,20(48):18316–18329.

10. Elian SD, Souza EL, Vieira AT, et al. *Bifidobacterium longum* subsp. infantis BB-02 attenuates acute murine experimental model of inflammatory bowel disease. *Benef Microbes*. 2015,6(3):277–286.

11. Avram-Hananel L, Stock J, Parlesak A, et al. *E durans* strain M4-5 isolated from human colonic flora attenuates intestinal inflammation. *Dis Colon Rectum*. 2010,53(12):1676–1686.

12. Wang S, Hibberd ML, Pettersson S, et al. *Enterococcus faecalis* from healthy infants modulates inflammation through MAPK signaling pathways. *PLoS ONE*. 2014,9(5):e97523.

13. Quévrain E, Maubert MA, Michon C, et al. Identification of an anti-inflammatory protein from *Faecalibacterium prausnitzii*, a commensal bacterium deficient in Crohn's disease. *Gut*. June 4, 2015. pii: gutjnl-2014-307649.

14. Inoue Y, Kambara T, Murata NM, et al. Effects of oral administration of *Lactobacillus acidophilus* L-92 on the symptoms and serum cytokines of atopic dermatitis in Japanese adults: a double-blind, randomized, clinical trial. *Int Arch Allergy Immunol*. 2014,165(4):247–254.

15. Finamore A, Roselli M, Imbinto A, et al. *Lactobacillus amylovorus* inhibits the TLR4 inflammatory signaling triggered by enterotoxigenic Escherichia coli via modulation of the negative regulators and involvement of TLR2 in intestinal Caco-2 cells and pig explants. *PLoS ONE*. 2014,9(4):e94891.

16. Alipour B, Homayouni-Rad A, Vaghef-Mehrabany E, et al. Effects of *Lactobacillus casei* supplementation on disease activity and inflammatory cytokines in rheumatoid arthritis patients: a randomized double-blind clinical trial. *Int J Rheum Dis*. 2014,17(5):519–527.

17. Jin P, Chen Y, Lv L, et al. *Lactobacillus fermentum* ZYL0401 attenuates lipopolysaccharide-induced Hepatic TNF-α expression and liver injury via an IL-10-and PGE2-EP4-dependent mechanism. *PLoS ONE*. 2015,10(5):e0126520.
18. Spaiser SJ, Culpepper T, Nieves C, et al. *Lactobacillus gasseri* KS-13, *Bifidobacterium bifidum* G9-1, and *Bifidobacterium longum* MM-2 ingestion induces a less inflammatory cytokine profile and a potentially beneficial shift in gut microbiota in older adults: a randomized, double-blind, placebo-controlled, crossover study. *J Am Coll Nutr*. 2015,34(6):459–469; Miyoshi M, Ogawa A, Higurashi S, Kadooka Y. Anti-obesity effect of *Lactobacillus gasseri* SBT2055 accompanied by inhibition of pro-inflammatory gene expression in the visceral adipose tissue in diet-induced obese mice. *Eur J Nutr*. 2014,53(2):599–606.
19. Luo J, Wang T, Liang S, et al. Ingestion of Lactobacillus strain reduces anxiety and improves cognitive function in the hyperammonemia rat. *Sci China Life Sci*. 2014,57(3):327–335.
20. Xin J, Zeng D, Wang H, et al. Preventing non-alcoholic fatty liver disease through *Lactobacillus johnsonii* BS15 by attenuating inflammation and mitochondrial injury and improving gut environment in obese mice. *Appl Microbiol Biotechnol*. 2014,98(15): 6817–6829.
21. Hong WS, Chen YP, Dai TY, et al. Effect of heat-inactivated kefir-isolated *Lactobacillus kefiranofaciens* M1 on preventing an allergic airway response in mice. *J Agric Food Chem*. 2011,59(16):9022–9031.
22. Simeoli R, Mattace Raso G, Lama A, et al. Preventive and therapeutic effects of *Lactobacillus paracasei* B21060-based synbiotic treatment on gut inflammation and barrier integrity in colitic mice. *J Nutr*. 2015,145(6):1202–1210.
23. Hulst M, Gross G, Liu Y, et al. Oral administration of *Lactobacillus plantarum* 299v modulates gene expression in the ileum of pigs: prediction of crosstalk between intestinal immune cells and sub-mucosal adipocytes. *Genes Nutr*. 2015,10(3):461.
24. Percopo CM, Rice TA, Brenner TA, et al. Immunobiotic Lactobacillus administered post-exposure averts the lethal sequelae of respiratory virus infection. *Antiviral Res*. 2015,121:109–119.
25. İnce G, Gürsoy H, İpçi ŞD. Clinical and biochemical evaluation of lozenges

containing *Lactobacillus reuteri* as an adjunct to non-surgical periodontal therapy in chronic periodontitis. *J Periodontol*. 2015,86(6):746–754.

26. Cosenza L, Nocerino R, Di Scala C, et al. Bugs for atopy: the *Lactobacillus rhamnosus* GG strategy for food allergy prevention and treatment in children. *Benef Microbes*. 2015,6(2):225–232.
27. Kawahara M, Nemoto M, Nakata T, et al. Anti-inflammatory properties of fermented soy milk with *Lactococcus lactis* subsp. lactis S-SU2 in murine macrophage RAW264.7 cells and DSS-induced IBD model mice. Int *Immunopharmacol*. 2015,26(2):295–303.
28. Everard A, Matamoros S, Geurts L, et al. *Saccharomyces boulardii* administration changes gut microbiota and reduces hepatic steatosis, low-grade inflammation, and fat mass in obese and type 2 diabetic db/db mice. *MBio*. 2014,5(3):e01011–14.
29. Salim SY, Young PY, Lukowski CM, et al. VSL#3 probiotics provide protection against acute intestinal ischaemia/reperfusion injury. *Benef Microbes*. 2013,4(4):357–365.
30. Mediterranean diet: a heart-healthy eating plan. Healthy lifestyle nutrition and healthy eating. Mayo Clinic. http://www.mayoclinic.org/healthy-lifestyle/nutrition-and-healthy-eating/in-depth/mediterranean-diet/art-20047801. Accessed August 10, 2015.
31. Watson RR, Zuckerman M, Zuckerman E. *Nutrition in the Prevention and Treatment of Abdominal Obesity*. San Diego, CA: Academic Press,2014.
32. Segerstein A, Malterre T. *The Elimination Diet*. New York, NY: Grand Central Life & Style,2015.
33. Prescott S. *Origins: Early-Life Solutions to the Modern Health Crisis*. Perth, Australia: University of Western Australia Press,2015.
34. Healthy child guide. The Neurological Health Foundation (NHF). http://www.neurologicalhealth.org/. Accessed August 10, 2015.
35. Schulz MD, Atay C, Heringer J, et al. High-fat-diet-mediated dysbiosis promotes intestinal carcinogenesis independently of obesity. *Nature*. 2014,514(7523):508–512.
36. Jeffery UB, O'Toole PW. Diet-microbiota interactions and their implications for healthy living. *Nutrients*. 2013,5(1):234–252 .

新知
文库

01《证据：历史上最具争议的法医学案例》[美]科林·埃文斯 著 毕小青 译

02《香料传奇：一部由诱惑衍生的历史》[澳]杰克·特纳 著 周子平 译

03《查理曼大帝的桌布：一部开胃的宴会史》[英]尼科拉·弗莱彻 著 李响 译

04《改变西方世界的26个字母》[英]约翰·曼 著 江正文 译

05《破解古埃及：一场激烈的智力竞争》[英]莱斯利·罗伊·亚京斯 著 黄中宪 译

06《狗智慧：它们在想什么》[加]斯坦利·科伦 著 江天帆、马云霏 译

07《狗故事：人类历史上狗的爪印》[加]斯坦利·科伦 著 江天帆 译

08《血液的故事》[美]比尔·海斯 著 郎可华 译 张铁梅 校

09《君主制的历史》[美]布伦达·拉尔夫·刘易斯 著 荣予、方力维 译

10《人类基因的历史地图》[美]史蒂夫·奥尔森 著 霍达文 译

11《隐疾：名人与人格障碍》[德]博尔温·班德洛 著 麦湛雄 译

12《逼近的瘟疫》[美]劳里·加勒特 著 杨岐鸣、杨宁 译

13《颜色的故事》[英]维多利亚·芬利 著 姚芸竹 译

14《我不是杀人犯》[法]弗雷德里克·肖索依 著 孟晖 译

15《说谎：揭穿商业、政治与婚姻中的骗局》[美]保罗·埃克曼 著 邓伯宸 译 徐国强 校

16《蛛丝马迹：犯罪现场专家讲述的故事》[美]康妮·弗莱彻 著 毕小青 译

17《战争的果实：军事冲突如何加速科技创新》[美]迈克尔·怀特 著 卢欣渝 译

18《最早发现北美洲的中国移民》[加]保罗·夏亚松 著 暴永宁 译

19《私密的神话：梦之解析》[英]安东尼·史蒂文斯 著 薛绚 译

20《生物武器：从国家赞助的研制计划到当代生物恐怖活动》[美]珍妮·吉耶曼 著 周子平 译

21《疯狂实验史》[瑞士]雷托·U. 施奈德 著 许阳 译

22《智商测试：一段闪光的历史，一个失色的点子》[美]斯蒂芬·默多克 著 卢欣渝 译

23《第三帝国的艺术博物馆：希特勒与“林茨特别任务”》[德]哈恩斯－克里斯蒂安·罗尔 著 孙书柱、刘英兰 译

24 《茶：嗜好、开拓与帝国》[英] 罗伊·莫克塞姆 著　毕小青 译

25 《路西法效应：好人是如何变成恶魔的》[美] 菲利普·津巴多 著　孙佩奴、陈雅馨 译

26 《阿司匹林传奇》[英] 迪尔米德·杰弗里斯 著　暴永宁、王惠 译

27 《美味欺诈：食品造假与打假的历史》[英] 比·威尔逊 著　周继岚 译

28 《英国人的言行潜规则》[英] 凯特·福克斯 著　姚芸竹 译

29 《战争的文化》[以] 马丁·范克勒韦尔德 著　李阳 译

30 《大背叛：科学中的欺诈》[美] 霍勒斯·弗里兰·贾德森 著　张铁梅、徐国强 译

31 《多重宇宙：一个世界太少了？》[德] 托比阿斯·胡阿特、马克斯·劳讷 著　车云 译

32 《现代医学的偶然发现》[美] 默顿·迈耶斯 著　周子平 译

33 《咖啡机中的间谍：个人隐私的终结》[英] 吉隆·奥哈拉、奈杰尔·沙德博尔特 著
毕小青 译

34 《洞穴奇案》[美] 彼得·萨伯 著　陈福勇、张世泰 译

35 《权力的餐桌：从古希腊宴会到爱丽舍宫》[法] 让 – 马克·阿尔贝 著　刘可有、刘惠杰 译

36 《致命元素：毒药的历史》[英] 约翰·埃姆斯利 著　毕小青 译

37 《神祇、陵墓与学者：考古学传奇》[德] C. W. 策拉姆 著　张芸、孟薇 译

38 《谋杀手段：用刑侦科学破解致命罪案》[德] 马克·贝内克 著　李响 译

39 《为什么不杀光？种族大屠杀的反思》[美] 丹尼尔·希罗、克拉克·麦考利 著　薛绚 译

40 《伊索尔德的魔汤：春药的文化史》[德] 克劳迪娅·米勒 – 埃贝林、克里斯蒂安·拉奇 著
王泰智、沈惠珠 译

41 《错引耶稣：〈圣经〉传抄、更改的内幕》[美] 巴特·埃尔曼 著　黄恩邻 译

42 《百变小红帽：一则童话中的性、道德及演变》[美] 凯瑟琳·奥兰丝汀 著　杨淑智 译

43 《穆斯林发现欧洲：天下大国的视野转换》[英] 伯纳德·刘易斯 著　李中文 译

44 《烟火撩人：香烟的历史》[法] 迪迪埃·努里松 著　陈睿、李欣 译

45 《菜单中的秘密：爱丽舍宫的飨宴》[日] 西川惠 著　尤可欣 译

46 《气候创造历史》[瑞士] 许靖华 著　甘锡安 译

47 《特权：哈佛与统治阶层的教育》[美] 罗斯·格雷戈里·多塞特 著　珍栎 译

48 《死亡晚餐派对：真实医学探案故事集》[美] 乔纳森·埃德罗 著　江孟蓉 译

49 《重返人类演化现场》[美] 奇普·沃尔特 著　蔡承志 译

50 《破窗效应：失序世界的关键影响力》[美] 乔治·凯林、凯瑟琳·科尔斯 著　陈智文 译

51 《违童之愿：冷战时期美国儿童医学实验秘史》[美] 艾伦·M. 霍恩布鲁姆、朱迪斯·L. 纽曼、格雷戈里·J. 多贝尔 著　丁立松 译

52 《活着有多久：关于死亡的科学和哲学》[加] 理查德·贝利沃、丹尼斯·金格拉斯 著　白紫阳 译

53 《疯狂实验史Ⅱ》[瑞士] 雷托·U. 施奈德 著　郭鑫、姚敏多 译

54 《猿形毕露：从猩猩看人类的权力、暴力、爱与性》[美] 弗朗斯·德瓦尔 著　陈信宏 译

55 《正常的另一面：美貌、信任与养育的生物学》[美] 乔丹·斯莫勒 著　郑嬿 译

56 《奇妙的尘埃》[美] 汉娜·霍姆斯 著　陈芝仪 译

57 《卡路里与束身衣：跨越两千年的节食史》[英] 路易丝·福克斯克罗夫特 著　王以勤 译

58 《哈希的故事：世界上最具暴利的毒品业内幕》[英] 温斯利·克拉克森 著　珍栎 译

59 《黑色盛宴：嗜血动物的奇异生活》[美] 比尔·舒特 著　帕特里曼·J. 温 绘图　赵越 译

60 《城市的故事》[美] 约翰·里德 著　郝笑丛 译

61 《树荫的温柔：亘古人类激情之源》[法] 阿兰·科尔班 著　苜蓿 译

62 《水果猎人：关于自然、冒险、商业与痴迷的故事》[加] 亚当·李斯·格尔纳 著　于是 译

63 《囚徒、情人与间谍：古今隐形墨水的故事》[美] 克里斯蒂·马克拉奇斯 著　张哲、师小涵 译

64 《欧洲王室另类史》[美] 迈克尔·法夸尔 著　康怡 译

65 《致命药瘾：让人沉迷的食品和药物》[美] 辛西娅·库恩等 著　林慧珍、关莹 译

66 《拉丁文帝国》[法] 弗朗索瓦·瓦克 著　陈绮文 译

67 《欲望之石：权力、谎言与爱情交织的钻石梦》[美] 汤姆·佐尔纳 著　麦慧芬 译

68 《女人的起源》[英] 伊莲·摩根 著　刘筠 译

69 《蒙娜丽莎传奇：新发现破解终极谜团》[美] 让-皮埃尔·伊斯鲍茨、克里斯托弗·希斯·布朗 著　陈薇薇 译

70 《无人读过的书：哥白尼〈天体运行论〉追寻记》[美] 欧文·金格里奇 著　王今、徐国强 译

71 《人类时代：被我们改变的世界》[美] 黛安娜·阿克曼 著　伍秋玉、澄影、王丹 译

72 《大气：万物的起源》[英] 加布里埃尔·沃克 著　蔡承志 译

73 《碳时代：文明与毁灭》[美] 埃里克·罗斯顿 著　吴妍仪 译

74 《一念之差：关于风险的故事与数字》［英］迈克尔·布拉斯兰德、戴维·施皮格哈尔特 著 威治 译

75 《脂肪：文化与物质性》［美］克里斯托弗·E. 福思、艾莉森·利奇 编著 李黎、丁立松 译

76 《笑的科学：解开笑与幽默感背后的大脑谜团》［美］斯科特·威姆斯 著 刘书维 译

77 《黑丝路：从里海到伦敦的石油溯源之旅》［英］詹姆斯·马里奥特、米卡·米尼奥－帕卢埃洛 著 黄煜文 译

78 《通向世界尽头：跨西伯利亚大铁路的故事》［英］克里斯蒂安·沃尔玛 著 李阳 译

79 《生命的关键决定：从医生做主到患者赋权》［美］彼得·于贝尔 著 张琼懿 译

80 《艺术侦探：找寻失踪艺术瑰宝的故事》［英］菲利普·莫尔德 著 李欣 译

81 《共病时代：动物疾病与人类健康的惊人联系》［美］芭芭拉·纳特森－霍洛威茨、凯瑟琳·鲍尔斯 著 陈筱婉 译

82 《巴黎浪漫吗？——关于法国人的传闻与真相》［英］皮乌·玛丽·伊特韦尔 著 李阳 译

83 《时尚与恋物主义：紧身褡、束腰术及其他体形塑造法》［美］戴维·孔兹 著 珍栎 译

84 《上穷碧落：热气球的故事》［英］理查德·霍姆斯 著 暴永宁 译

85 《贵族：历史与传承》［法］埃里克·芒雄－里高 著 彭禄娴 译

86 《纸影寻踪：旷世发明的传奇之旅》［英］亚历山大·门罗 著 史先涛 译

87 《吃的大冒险：烹饪猎人笔记》［美］罗布·沃乐什 著 薛绚 译

88 《南极洲：一片神秘的大陆》［英］加布里埃尔·沃克 著 蒋功艳、岳玉庆 译

89 《民间传说与日本人的心灵》［日］河合隼雄 著 范作申 译

90 《象牙维京人：刘易斯棋中的北欧历史与神话》［美］南希·玛丽·布朗 著 赵越 译

91 《食物的心机：过敏的历史》［英］马修·史密斯 著 伊玉岩 译

92 《当世界又老又穷：全球老龄化大冲击》［美］泰德·菲什曼 著 黄煜文 译

93 《神话与日本人的心灵》［日］河合隼雄 著 王华 译

94 《度量世界：探索绝对度量衡体系的历史》［美］罗伯特·P. 克里斯 著 卢欣渝 译

95 《绿色宝藏：英国皇家植物园史话》［英］凯茜·威利斯、卡罗琳·弗里 著 珍栎 译

96 《牛顿与伪币制造者：科学巨匠鲜为人知的侦探生涯》［美］托马斯·利文森 著 周子平 译

97 《音乐如何可能？》［法］弗朗西斯·沃尔夫 著 白紫阳 译

98 《改变世界的七种花》［英］詹妮弗·波特 著 赵丽洁、刘佳 译

99 《伦敦的崛起：五个人重塑一座城》[英] 利奥·霍利斯 著　宋美莹 译

100 《来自中国的礼物：大熊猫与人类相遇的一百年》[英] 亨利·尼科尔斯 著　黄建强 译

101 《筷子：饮食与文化》[美] 王晴佳 著　汪精玲 译

102 《天生恶魔？：纽伦堡审判与罗夏墨迹测验》[美] 乔尔·迪姆斯代尔 著　史先涛 译

103 《告别伊甸园：多偶制怎样改变了我们的生活》[美] 戴维·巴拉什 著　吴宝沛 译

104 《第一口：饮食习惯的真相》[英] 比·威尔逊 著　唐海娇 译

105 《蜂房：蜜蜂与人类的故事》[英] 比·威尔逊 著　暴永宁 译

106 《过敏大流行：微生物的消失与免疫系统的永恒之战》[美] 莫伊塞斯·贝拉斯克斯－曼诺夫 著　李黎、丁立松 译

107 《饭局的起源：我们为什么喜欢分享食物》[英] 马丁·琼斯 著　陈雪香 译　方辉 审校

108 《金钱的智慧》[法] 帕斯卡尔·布吕克内 著　张叶　陈雪乔 译　张新木 校

109 《杀人执照：情报机构的暗杀行动》[德] 埃格蒙特·科赫 著　张芸、孔令逊 译

110 《圣安布罗焦的修女们：一个真实的故事》[德] 胡贝特·沃尔夫 著　徐逸群 译

111 《细菌》[德] 汉诺·夏里修斯 里夏德·弗里贝 著　许嫚红 译

112 《千丝万缕：头发的隐秘生活》[英] 爱玛·塔罗 著　郑嬿 译

113 《香水史诗》[法] 伊丽莎白·德·费多 著　彭禄娴 译

114 《微生物改变命运：人类超级有机体的健康革命》[美] 罗德尼·迪塔特 著　李秦川 译